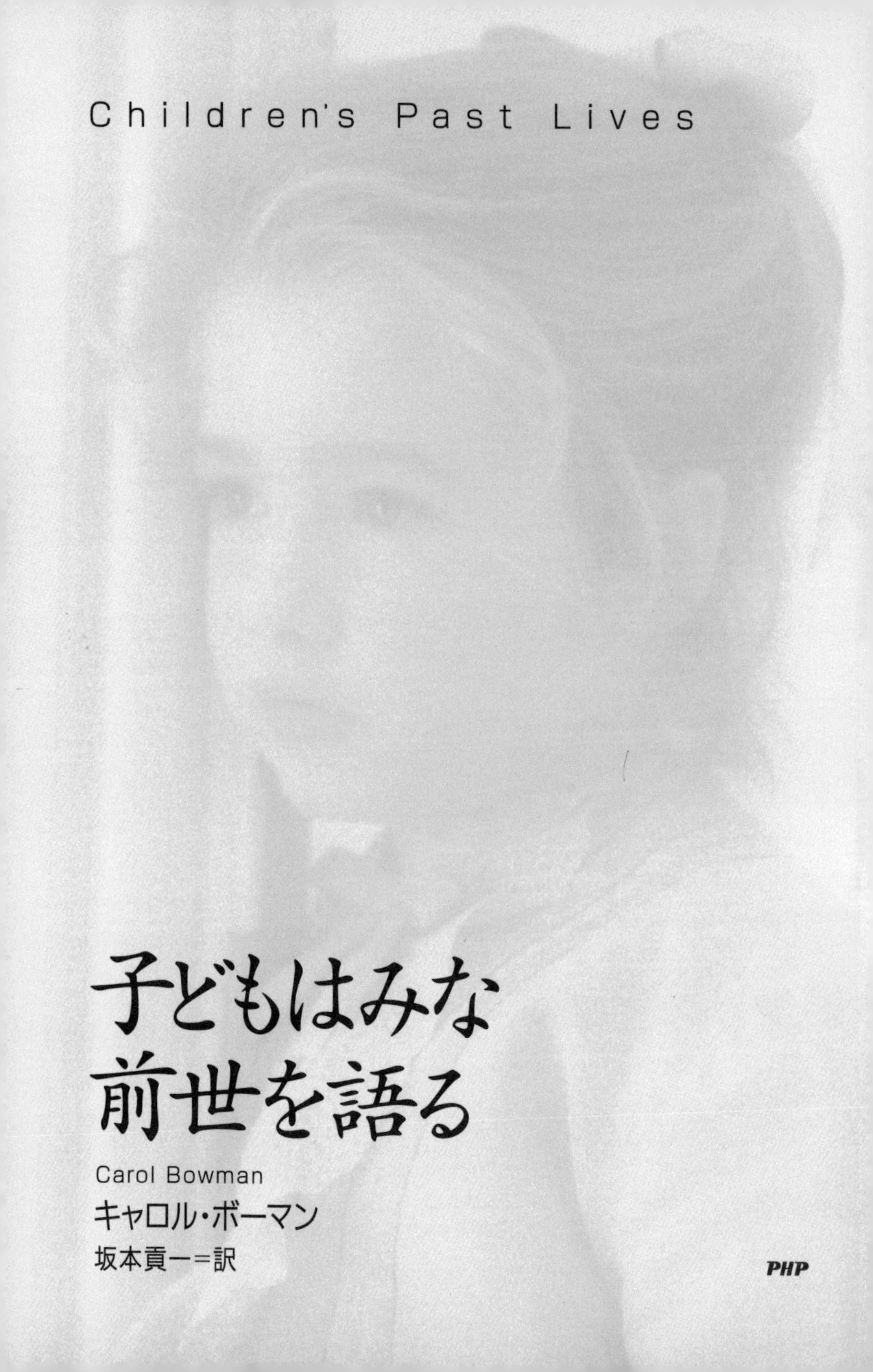

Children's Past Lives

子どもはみな前世を語る

Carol Bowman

キャロル・ボーマン

坂本貢一＝訳

PHP

子どもたちは語る

子どもが前世の記憶を語ると、その影響は波紋のように広がります。その中心には、その行為によって直接癒《いや》され、変化を遂げた子どもがいて、すぐそばに立っている親たちは、その体験の真実――深く刻み込まれてきた信念をたちどころに追い払ってしまうほどにパワフルな真実――に、思わず感動を覚えることになります。

さらには、その場にはいなかった親類や友人たち、およびその出来事を聞かされた人たち、あるいは本などで読んだ人たちでさえ、子どもが語った前世の記憶によって、何らかの新しい理解へと導かれます。子どもたちの前世の記憶には、いくつもの人生を変えてしまうパワーがあるのです。

もしも子どもが、以前にも生きていたことがあるということを、無邪気に当たり前のこととして語り、死んでから生まれ変わるまでの間にどんなことが起こるのかを穏やかに語ったとしたら、それは、私たちの魂は決して死なないという真実の直接的な証拠です。この種の記憶は、おそらく、輪廻転生《りんねてんせい》の存在を裏付ける、これまでで最も確かな証拠だと言えるでしょう。

キャロル・ボーマン

この本を故イアン・バランタインに捧げる。
彼のビジョンと精神はこの世界を永遠に変え続ける。

子どもはみな前世を語る●目次

子どもたちは語る

第1部　前世物語

第1章　チェースとサラ

第2章　前触れ

第5章　前世天国

第6章　イアン・スティーブンソン博士

第7章　子どもたちの前世の記憶

第8章　私たちのブレークが戻ってきた

第9章 オプラ・ショーへの道

第2部　前世療法でわが子を癒す

第10章　四つのサイン

第11章　引き金

第12章 親にできること

第13章 夢と前世

第3部　子どもたちの記憶が教えているもの

第16章　小さな体に宿る進歩した魂

装幀 —— 川上成夫
装幀写真 —— © Shigeki Matsuoka ／ COSMO&ACTION

第1部

前世物語

第1章　チェースとサラ

「ママの膝の上に座ってごらん……うん、いいね。それじゃ目を閉じてみようか……大きな音を聞いて怖くなったとき、君は何を見ているのかな？　聞かせてくれるかい？」

五歳の息子チェースに向かい、催眠療法士のノーマン・イングが切り出した。

私の心臓は興奮で高鳴っていた。チェースの大きな音に対するヒステリックな恐れの謎が、これでたぶん解き明かされる。私の心は、チェースの異常な行動が始まった、二ヶ月ほど前の七月四日へと駆け戻っていた。

一九八八年七月四日

夫のスティーブと私は、毎年、独立記念日の七月四日に大きなパーティーを開いていた。アッシュビル市主催の花火大会を見るためのこの上ないスポットが、わが家からほんの少し歩いたところにあったからである。

多くの友人たちが、そして彼らの幼い子どもたちが、その日の午後にわが家の裏庭に集《つど》うことを、毎年心待ちにしていた。そのパーティーはいつも、華々しい光のショーを間近に眺めるべく坂道を下って市営ゴルフ場へと向かう、参加者全員による大行進で、クライマックスに達していた。

チェースはその年も、そのパーティーを数週間も前から楽しみにしていた。去年はこうだった、その前はこうだったと興奮気味に話しながらである。特に花火の話をするときの彼は、ひときわ目を輝かせ、それまでよりも長い、より豪華なショーを期待していた。

七月四日の午後が訪れ、友人たちが思い思いの食べ物やフリスビー、線香花火などを手に集まり始めた。すぐにわが家の裏庭は人で溢れ、いつものように様々なグループができあがった。ブランコの周りに群れる子どもたち、砂場で戯《たわむ》れる子どもたち、裏庭にせり出したポーチの下に潜り込む子どもたち。私たちの静かな住環境は瞬《また》く間に、子どもたちの金切り声と笑い声に占領されていた。

大人たちがポーチでくつろいでいる間、子どもたちはまた、家の中を、そして裏庭中を徒党を組んで駆け回ってもいたが、その先頭を走っていたのはほとんどの場合、わが家の赤毛の息子チェースだった。

チェース（Chase ＝「追いかける」の意味）は、名前のままに生きていた子どもだった。いつも動いていて、エネルギッシュで、人一倍好奇心が強く、一度何かを始めると歯止めが利かなくなることが度々。私たち夫婦は、彼が何かをひっくり返すのを未然に防ぐべく、いつも彼の後ろをついて回らなくてはならなかった。友人たちはよく、彼に「チェース」という名をつけた私たちを、「君らは自分たちが望んだ通りのものを手にすることになったようだね」と言ってからかっていたものだ。

私たちの九歳の娘サラと女の子の一団は、野性的な男の子たちから離れて家の脇の木陰に引きこもり、まったく別の自分たちの世界に浸《ひた》っていた。大人たちの視線が届かないその場所には小さなテーブルと椅子がいくつもセットされていて、彼女たちはそれらのテーブルの上に花を飾ったり、オモチャの皿を並べたりして独自のパーティーを楽しんでいた。私たちが女の子たちを見たのは、彼女たちが人形に身につけさせる新しいドレスや宝石、帽子などを作るために、そことサラの部屋の間をせわしなく行き来していたときだけだった。

太陽が木々の後ろに沈み、裏庭にオレンジ色の光を投げかけ始めた。子どもたちを捕獲《ほかく》して、丘を下る行進の準備に取りかかれ、という合図である。チェースがちょうど私のそばを走りかかった。私はとっさに彼をひっつかまえ、まずは彼の顔からケーキとアイスクリームをきれいに取り除いた。続いて、体をよじっていやがるその子を取り押さえながら、洗い立てのシャツに着替えさせて準備完了。私たちは毛布と懐中電灯を手に、家の前の道をゴルフ場に急ぐ人々のパレードに合流した。

予期せぬ恐れ

チェースは、強く握った私の手をせわしなく揺すぶりつつ、スキップ前進を続けた。彼よりも少し年上のサラとその仲間たちは、ゴルフ場に着いたら火をつけてもいいと言われていた線香花火をしっかりと握りしめ、その年齢の女の子たち特有の「くすくす笑い行進」を続けていた。そして、太陽が彼方のブルーリッジ山脈の後ろに姿を隠すのとほぼ同時に、私たちはお気に入りの観覧スポットに到着し、絶好の斜面に毛布を敷いた。

その斜面から私たちは、九つのフェアウェーが並ぶ眼下の草原に目をやった。いつも通り、人でいっぱいだ。まもなく、毛布とローン・チェア（芝生《しばふ》用椅子）であらゆる場所が塞がれる。空が徐々に暗さを増す中、父親と息子たちが爆竹や円筒花火に点火し始め、その谷は瞬く間に光の群れと炸裂音、煙で満たされた。

私たちの周囲にいた子どもたちも線香花火に一斉に火をつけ、それを空中で思い思いに振り始めた。暗がりの中にいくつもの光の輪やジグザグ模様が美しく浮かび上がる。いつしか蛍の群れも空中を舞い始め、まるでその夜の光のショーを大歓迎しているかのようだった。

チェースは、たっぷりと摂取した糖分とその場の雰囲気によって興奮の絶頂に押し上げられ、仲間たちと一緒に斜面を駆け下りてはノンストップで駆け上がるという作業を幾度となく続けていたが、さすがに疲れたのか、やがて仲間たちから離れて戻ってくると、私の膝の上にヘタヘタと座り込んだ。そして私たちは、眼下で繰り広げられている騒々しいパーティーを見やりながら、光のビッグショーの始まりを静かに待ち続けた。

突然、大砲の発射音のような爆音がその谷全体に響きわたり、花火大会のスタートを告げてきた。巨大な花火が次々と打ち上げられ、上空で炸裂する。漆黒の夜空を背景に繰り広げられる鮮やかな光の超豪華ショーに、周囲からどっと歓声がわき起こる。至近距離から打ち上げられていた花火の猛烈な炸裂音が、人々の興奮をいやが上にも盛り上げていた。

しかしながら、その夜のチェースは歓声を上げるどころか、いきなり泣き始めた。「どうしたの?」私は驚いて尋ねた。しかし彼は答えず、ますます激しく、ますます大声で泣き叫ぶばかりだった。

私は彼を抱きしめた。きっと興奮しすぎて疲れちゃったのね。あまりにも疲れてしまっていたので、突然の大きな音に驚いてしまったんだわ。そんなことを思いながら私は彼をなだめようとしたが、それは無駄な努力だった。彼の泣き声はますます深く、ますますつらそうなものになるばかりだった。

そのまま二、三分、様子を見たが、チェースは落ち着きを取り戻すどころか、ますます激しく泣きじゃくり始めた。家に連れて帰ろう。とにかくいまは、この騒音と興奮から引き離さなきゃ。「ねぇ、スティーブ。チェースがおかしいの。一緒に家に戻るから、サラのことをお願い」私は夫にそう言い、そそくさとその場を後にした。

歩き慣れた家までの短い道のりが、このときばかりはどんなに長かったことか。チェースはなおも本当につらそうに泣き続けていて、一人では歩けないほどだった。私は彼を抱きかかえたまま、家までの斜面を上り切らなくてはならなかった。

私はチェースを膝に乗せ、裏庭のポーチにあった揺り椅子に腰を下ろした。周囲にはまだパーティーの名残《なごり》が散らばっている。お願い。落ち着いてちょうだい。私はそう願いながら、揺り椅子を揺らし続けた。

彼の泣き声がいくらか収まったのを見計らって、私は尋ねてみた。「どうしたの？　どこか気持ち悪いの？　どこか痛いの？」彼はなおもシクシクと泣きながら、首を振ることでどうにか私の問いに答えた。しかし、続いて私が大きな音にビックリしたのかと尋ねると、彼の泣き声はまたもや元の状態に戻ってしまった。私にできることは、蛍たちが裏庭で繰り広げる静かなショーに目をやりながら、彼を抱きしめ、揺らし続けることのみだった。

チェースは徐々に落ち着き、いつしか私の腕の中でウトウトし始めた。そして、彼がグッスリと眠りに落ちたのは、私の腕がもはや彼を支え続けるのは不可能になるほど痺《しび》れた頃だった。私は寝室に向かい、彼をベッドに横たえた。

チェースのその異常な行動に、私は混乱していた。あの子があんなに長い時間、しかもあんなにつらそうに泣き続けるなんて、いままでに一度もなかった。花火を怖がったことだって一度もない。大体あの子は、どんなことがあってもそれほど怖がらない性格だったはず。まるで別の子みたい。ああ、もう駄目。頭がおかしくなりそう。そうよ。きっと彼は、一日中はしゃいでいたために疲れすぎていたんだわ。甘い物をたんまりと振る舞われてもいたし。変に興奮しすぎていたのかもしれない。そうよ。そもそもこんなこと、どんな子どもにだってあることじゃない。私はとにかく、もう忘れてしまいたかった。

　しかしながら、同じことは一ヶ月後にも発生した。八月のある暑い日、私たちは友人に誘われ、彼らの町にある屋内プールに出かけていった。チェースは水が大好きで、そのプールに飛び込むのをとても楽しみにしていた。そしてあれは、彼がニコニコしながらプール際に近づいたときのことだった。誰かが飛び込み板からジャンプ一番、大きな水しぶきを上げてプールに飛び込んだのだ。飛び込み板の衝撃音と水しぶきの音に加え、周囲にいた人たちの歓声までがひとかたまりとなって、その屋内プール内の空間に大きくこだました。

　次の瞬間、チェースはまたもやヒステリックに泣きじゃくり始めていた。続いて彼は、私の手を両手で強く握り、必死でそこから立ち去ろうとし始めた。いくら私がなだめようとしても無駄だった。私は諦め、彼を連れて外に出た。

　私たちは日陰にあった椅子に腰をかけた。私はチェースを抱きかかえながら、一体どうしたのかと尋ねてみた。彼は何も言えなかったが、明らかに、何かをひどく恐れ、脅《おび》えていた。少しして彼は落ち着きを取り戻したが、泣きやんだ後でもなお、プールに戻ろうという私の誘いを必死になって拒絶した。

　日陰の椅子に座りながら、私は、チェースが同じように泣き出した一ヶ月前のことを振り返っていた。七月四日のあの夜、彼の最初の発作《ほっさ》の引き金になったのは、谷に響きわたったあの花火の音だった。続いて私は、屋内プールの壁に反響した飛び込み板の衝撃音が、あの花火の音と極めて類似したものであったことに気がついた。どちらも周囲に響きわたる強烈な振動音である。私はチェースに、飛び込み板の音が怖かったのかと尋《たず》ねてみた。彼はオドオドと頷《うなず》き、プールにはもう行きたくないと言い張った。

答えが一つ現れた。強烈な振動音！　しかし、チェースは突然どうして騒音恐怖症などになってしまったのだろう。私は彼が生まれてからのことを詳細に振り返ってみた。大きな音に対する彼のこんなにも激しい反応を促すような出来事が、彼のこれまでの人生の中で、一体あっただろうか。いや、私が知る限り一つもない。だというのに、この一ヶ月の間に二度もこんなことが起こるなんて。彼のこの恐れは、一体どこからやって来ているのだろう。大きな音を聞く度に、これからもずっと同じことが起き続けるのだろうか。

私の心を大きな不安が駆けめぐっていた。チェースはいま、とんでもない問題を抱えてしまっているのではないか。この次に同じような発作を起こしたとき、もし私がそばにいてあげられなかったら、どうなるのだろう。私は途方に暮れた。彼がこの不可解な恐れからひとりでに抜け出すのを期待し、その日の訪れをただ待ち続けなくてはならないのだろうか。

しかし、私たちは幸運にも、数週間後にある素晴らしい男性をわが家に迎えることになった。彼の名はノーマン・イング。熟練した催眠療法士で、その彼がアッシュビルで前世療法のワークショップを行なっている間、わが家を宿にすることになったのである。わが家に滞在中、彼は何度か、私の友人たちとの個人セッションにも応じてくれた。ノーマンを教師に迎え、私たちは前世療法の世界を探検し始めたばかりだった。

ノーマンがわが家に滞在中のある日の午後、私はチェースとサラを伴い、彼とキッチンのテーブルに座り談笑していた。お茶を飲み、クッキーをほおばりながら、二人の子どもも私も、彼の体験談に度々笑い転げたものだったが、彼が最後に語った物語を聞いているうちに、私はもういても立ってもいられなくなった。その話とチェースの問題との関連性を強く感じたからである。

私はノーマンに、騒音に対するチェースの不可解な反応を説明した。するとノーマンはいきなり、ちょっとした実験をやってみないかと持ちかけてきた。

ノーマンが具体的に何をしようとしているのかはよくわからなかったが、私は彼を信頼しており、彼が私の幼い息子の限界を敏感に察知してくれるであろうことは、よくわかっていた。

そしてチェースは、彼自身の問題の解決を、私に負けないくらい強く願っていた。チェースと私は、ノーマンの申し出を意欲的に受け入れることにした。キッチンのテーブルに座ったままの状態で、実験は速やかにスタートした。

もちろん後でわかったことだが、あの瞬間こそがまさに、私の人生のターニングポイントだった。あの瞬間までの私は、子どもたちが前世をあんなに簡単に思い出せるなどとは思ってもいなかった。

チェース、戦争を見る

「ママの膝の上に座ってごらん……うん、いいね。それじゃ目を閉じてみようか……大きな音を聞いて怖くなったとき、君は何を見ているのかな？　聞かせてくれるかい？」

そう言ってノーマンは優しくチェースを導いた。

私はチェースのそばかす顔を見下ろした。この子が一体、これから何を語るというんだろう。私はいかなる心の準備も、いかなる予想も持ち合わせていなかった。

私の不安をよそに、チェースはすぐに話し始めた。しかも、自分自身を兵士として、銃を携帯している大人の兵士として描写し始めたのである！

「僕は岩の後ろに立ってる。それで、剣のようなものが先についた、長い銃を持ってる」

私の心臓は、耳の中でドキドキしていた。私の両腕は完全に総毛立っていた。サラと私は思わず顔を見合わせ、どちらも目を大きく見開いて息を止めた。

「どんなものを身につけているんだい？」ノーマンが尋ねる。

「汚れて、ほころびた服を着てる。茶色いブーツを履《は》いてて、ベルトをしてる。それで僕は岩の後ろに隠れてる。膝をついて、敵に向かって銃を撃ってる。僕がいるところは、谷のはずれ。僕の周りのあらゆるところで戦いが行なわれてる」

私はチェースの話を息を殺して聞き続けていた。この子が戦争の話をするなんて……。私にはとても信じられなかった。彼が戦争関連のオモチャに興味を持ったことは、それまでに一度もなかった。オモチャの銃さえ一度として欲しがったことがない。彼がそれまでに興味を持った遊び道具は、ゲーム類や組立式のオモチャのみだった。彼はいつも、ブロックやレゴでいろんな物を作ったり、木製の汽車を組み立てたりすることを、いつまでも飽きることなく楽しそうにやり続けていた。

また、彼の見るテレビ番組は、『セサミストリート』と『ミスター・ロジャーズ』に限られていたし、彼が見たことのあるディズニー映画も、どれ一つとして戦争とは関わりがない。

「僕は岩の後ろにいる……」チェースは繰り返した。「岩の向こう側を見たくない。でも見なきゃ。見て銃を発射しなきゃ。あちこちに煙が見える。あちこちでピカピカ光ってる。それから大きな音。怒鳴り声。叫び声。ドカーンという音。自分が誰を撃ってるのか、僕にはよくわからない。煙がすごい。いろんなことが起こってる。すごく怖い。僕はいま、動くものは何でも撃ってる。僕はこんなところにいたくない。人を撃つのはもういやだ」

彼の声はまさしく五歳の息子のそれであったが、その口調はとても真剣で大人びており、それが彼の口から出ているという事実に、私はただ驚くばかりだった。彼は実際、その兵士が感じていることを感じ、その兵士が考えていることを考えているようだった。彼は実際にそこにいて、他の人たちを撃ち続けることに耐えられなくなっていた。

それは決して戦争を讃《たた》える絵ではなかった。チェースは、戦いのまっただ中で自分が行なっていることの価値を真剣に疑いながら、自らの命を失うことを恐れて怯《おび》えている男の、生の心情を描写していたのである。そのフィーリングや映像は、彼の内側の深い場所からやって来ていた。チェースがその物語を創作していることなど、絶対にあり得ないことだった。

チェースの肉体もまた、彼が過去のその瞬間をいかに深く再体験していたかを明らかにしていた。岩の背後から敵に銃を発射する様子を描写していたとき、彼の体は私の膝の上で明らかに硬直していた。そこにいて他の人たちを撃ち続けるのはもういやだと語ったときの彼は、呼吸が極端に速くなり、体をエビのように丸くして、どこかに隠れてしまいたい、目の前の光景をもう見たくないという意志を露《あら》わにしていた。彼を膝の上で抱きかかえながら、私は彼の恐れを明確に感じることができた。

ノーマンはチェースの深い苦悩に気づいていた。チェースは、自分が生き残るためには、他の人たちを殺さなくてはならなかった。でも彼は、そんなことはしたくなかった。

ノーマンはゆっくりとした口調で、チェースに説明した。

「僕たち人間は、これまでに何度も生まれ変わって、いくつもの、いろんな人生を生きてきたんだ。新しく生まれる度に、新しい役柄を演じながらね……。僕たちはそうやって、まるで舞台俳優たちのようにして、次々と新しい役柄を演じてきたのさ。そしてそれは、人間として進歩するためには、いろんな立場に立って、いろんなことを学ぶ必要があるからなんだ。僕たちは、ときには兵士になって、戦いの中で他の人たちを殺してしまうこともあれば、別のあるときには逆に殺されてしまうこともある。でもね、僕たちはどんなときにも、大切なことを学ぶために、自分に与えられた役柄を演じているだけなんだよ」

単純な言葉遣いを心がけながら、ノーマンはチェースに、かつて兵士であったからといって自分を責める必要はまったくないと強調した。たとえ戦いの中で他の人たちを殺してしまったとしても、それは単に与えられた役柄を演じただけのことだ。それを後悔して苦しんだりする必要はまったくない。彼はチェースにそう言い聞かせたのである。

ノーマンのこの話を聞きながら、私はチェースの体が徐々にリラックスしていくのを感じていた。いつしか呼吸も、ほとんど正常な速さに戻り、苦悩の表情も消え去っていた。ノーマンの言葉が大きな助けになっていた。幼いチェースは、ノーマンが語った深遠なアイデアを理解し、それに反応していた。

チェースが落ち着きを取り戻したのを見て、ノーマンは続けた。「君がいま見ていることを、もっと話してくれないかな」

「僕は岩の裏で、膝をついてかがみ込んでる。あっ、右手首を撃たれた……谷の上にいる誰かに……。僕は岩の裏側を滑り落ちる……手首の撃たれた場所を押さえて……血が出てる……めまいがしてきた……」チェースは話し続けた。

「僕が知っている誰かが、戦場から僕を引きずり出して、怪我《けが》をした兵士たちのいる場所に連れていく。普通の病院じゃない。太いポールが何本もあって、オープン・テントみたいに布がかかってる。ベッドがいくつも並んでる。でも、みんな木のベンチみたい。ひどく硬くて、寝にくいベッド」

さらにチェースは、ずっとめまいを感じ続けていて、手首に包帯を巻かれている間中、銃声が途切れることなく聞こえてきていたと語った。戦場から離れることができてホッとしているとも語っていたが、またもやすぐに戦場に引き戻されたようだ。彼は渋々と最前線へと戻っていった。

「戦場に向かって歩いているところ。道の上に鶏《にわとり》が何羽もいる。大砲を乗せた荷馬車が見える。大砲がロープで荷馬車にくくりつけられてる。荷馬車には大きな車輪がついてる」

チェースが言うには、彼はそのとき、主戦場を見下ろす丘の上から大砲を発射するよう、命じられていたという。彼はその命令を明らかにいやがっており、顔をしかめながら「こんなところにいたくない」を何度も繰り返した。

続いて彼は、家族に会えなくて寂しいと口にした。チェースが家族という言葉を発した瞬間、ノーマンと私はとっさに顔を見合わせ、目を大きく見開いたが、彼の話はそこまでだった。チェースがにわかにソワソワし始め、よく見えなくなってきたと言ってきたのだ。

彼は目を開け、キッチン内を見回してから、私たちを見て微笑《ほほえ》んだ。彼の顔には幼い少年の輝きが戻っていた。ノーマンが気分はどうかと尋ねると、チェースは、いつもの甲高《かんだか》い声で「最高」と答えるなり私の膝から飛び降り、新しいクッキーを鷲《わし》づかみにして、そそくさと別の部屋へと遊びに向かった。

チェースが走り去った後、ノーマンとサラと私は口をあんぐりと開け、互いに顔を見合わせた。調理台の上の時計を見ると、ノーマンがチェースに目をつぶるよう促してから、わずか二十分しか経っていなかった。うそ……私はもう何時間も経っているような気がしていた。

「お茶をもう一杯もらえるかな」ノーマンが私たちの驚きの静寂を打ち破った。

その後私たちは、自分たちが目撃したばかりの小さな奇跡について話し合った。チェースが前世を思い出していたことは間違いない。ノーマンはそう断言した。彼はまた、戦争体験その他の前世における衝撃的な体験、特に衝撃的な死の体験は、現世において何らかの恐怖症を引き起こすことがとても多いと説明した。チェースの大きな音に対する異常な恐れは、前世における戦争体験によって引き起こされていたのだろうか？　おそらく、そうだ。ノーマンいわく、チェースの恐れが消え去ったかどうか、じっくりと観察してみる必要があるということだった。

ノーマン自身が語ったことだが、彼はそれ以前には、チェースのような幼い子どもを前世に導いたことは一度もなかった。そして彼は、チェースがあまりにも簡単に前世の記憶を蘇《よみがえ》らせてしまったことに驚いていた。一般に前世を思い出すには催眠誘導が不可欠だが、チェースの場合には、それがまったく不要だったのである。チェースの前世の記憶は、彼の意識表面からとても近いところにあり、穏やかに促すだけで、速やかに表面に浮上してきた。

すべてを飲み込もうとして私たちの会話に聞き耳を立て続けていたサラが、突然、両手を振りながら椅子の上で小さなジャンプを開始し、金切り声を上げてきた。

「あの場所、チェースの手首！　戦争の中で撃たれたところ！　あそこって、いつも湿疹《しっしん》ができてる場所じゃない！」

彼女の言う通りだった。銃で撃たれたとチェースが描写した場所は、彼が赤ん坊の頃から休みなく悩まされ続けてきた湿疹のある場所と完璧に一致していたのである。彼は右手首に、いつもひどい湿疹を作っていて、イライラしたり疲れたりすると、手首のその場所を血が出るまで引っ搔《か》いてしまうのが常だった。チェースがその場所を夢中になって掻いている様子を見て、サラは「まるで肉を掻きむしっているみたい」と言っていたものだ。

彼の手首の損傷と出血を防ぐべく、私は何度そこに包帯を巻いたかわからない。もしも彼が包帯なしでベッドに入ったとしたら、朝にはシーツが血まみれになっていることを覚悟しなくてはならなかった。あまりにもひどい湿疹であったために、私は彼をあちこちの医者に連れていったものだが、どんなにアレルギー・テストを行ない、どんなに食事に気をつけ、どんなに軟膏《なんこう》をつけても、完治する気配さえ見られなかった。

ところが驚いたことに、また嬉しいことに、兵士として生きた前世への退行体験から二、三日の時点で、チェースの右手首からその湿疹が完全に消え失せてしまったのである。そしてそれは、以後二度と現れることがなかった。

大きな音に対する恐れも同様だった。それも完全に消え失せ、以後彼は、いかなる花火の音にも、その他のいかなる爆発音や振動音にも、まったく脅えることがなくなった。事実、この退行を体験してからまもなく、チェースは楽器のドラムに大きな興味を持ち始め、六歳の誕生日にはついに最初のドラム・セットを手に入れるに至った。そして現在の彼は、ますますドラムに打ち込み、わが家を毎日、大きな振動音で満たし続けている。

ベッドの下の人形

私たちの九歳の娘サラは、ノーマンが語ったことをすべて理解していた。チェースの前世物語を聞いているときの彼女は、まるで自らもトランス状態に入り、チェースと同じ体験をしているかのようだった。

そして、私たちがチェースの体験を分析し終えたとき、サラはノーマンに切り出した。

「私にも同じ実験をしてもらえない？」

彼女自身も火事に対するひどい恐怖と戦い続けてきた、というのがその理由だった。チェースの大きな音に対する恐怖同様、サラの火事に対する恐怖も、原因はまったく不明だった。彼女は物心ついた頃からずっとその恐怖に悩まされてきたようだが、夫と私がそのことを知ったのは、わずか一年前のことだった。

そのときサラは、親友のエイミーの家に泊まりに行っていた。サラはその友達と二人で夜遅くまで起きていて、一緒にあるテレビ映画を見ていたのだが、その映画は、家やビルが焼け落ちるシーンを看板の一つにしていた。サラはそのシーンを見てひどく取り乱し、エイミーの母親は真夜中に、そんな彼女をわが家まで運んでこなくてはならなかった。

すでにグッスリと眠り込んでいた夫と私は、大きな驚きとともに彼女を迎え入れた。サラはそれまでにも何度となくエイミーの家に泊まりに行っていたが、夜中に帰ってきたことなど一度もなかった。

家に戻ってきたサラは、目を真っ赤に泣きはらしていた。火事で人が亡くなるシーンを見たとたん、涙が止まらなくなったと説明しながら、なおも彼女は泣き続けていた。私たちはサラのそんな姿にただただ驚き、同じようなことは前にもあったのかと尋ねてみた。すると彼女は、大きく頷き、火事、中でも家の火事がものすごく怖くて、そのためにベッドの下に、いつでもすぐに持ち出せるようにと、お気に入りのバービー人形と衣類を詰めた袋を常時置いてあると告白した。

その告白は、私たちをより一層驚かすものだった。というのも、その種の用心深さは、私たちの知る、自立心の強い、自信に満ちたサラからは、想像すらできないものだったからだ。この恐れは一体どこから来ているのだろう。そんな思いを胸に私は彼女を抱きしめ、頭を静かに撫《な》で続けた。いつしかサラは泣き疲れ、眠りに落ちた。しかし彼女は、その後何日にもわたって心の動揺を露わにし続けた。

私たちが何度心配するなと言い聞かせても、また、すべての部屋からの避難ルートを何度一緒に確認しても、彼女の火事に対する恐怖は、いっこうに止まる気配を見せなかった。いや、かえってそれは強まる傾向にさえあった。例えば、ダイニングルームに蠟燭《ろうそく》を灯《とも》しただけでも動揺し、すぐに吹き消してくれと言い張るようになったのである。私たちが、万が一火事になったとしても絶対に守ってやるからと約束しても、彼女はそれを信じなかった。

そのときも私は、チェースの恐怖を知ったとき同様、サラがその恐怖を、成長とともに自然に乗り越えてくれることを期待するばかりだった。幼い子どもの多くが、成長とともに自然に消滅する不合理な恐怖を頻繁に手にしているではないか。こんなこと、子どもにとっては当たり前のことなんだ。私は自分に言い聞かせた。そもそも、それ以外の対処法を私は何一つ知らなかった。

しかしいまや、ノーマンとチェースの実験をつぶさに観察して、サラ自身が、同じ作業を通じて自分も救われるかもしれないと感じるに至ったのである。ノーマンはサラの申し出を受け入れ、彼女を導き始めた。

「目を閉じて。火事の怖さを感じてごらん。何が見える？　僕に話してくれるかい？」

両腕をテーブルにゆったりと乗せ、サラは目を閉じた。そして深い集中の中、瞼《まぶた》を小刻みに震わせながら、心のスクリーンに映《うつ》ったものを描写し始めた。

幼い息子が大人のような口調で戦争について語るのを目の当たりにした驚きから回復し切れていなか

った私には、やや年上の彼の姉が何を語ろうとしているのかに思いをめぐらす余裕は、まったくなかった。私にできたことは、耳を傾け、見ていることだけだった。

サラはまず、単純な造りの木造二階建ての家を描写した。それは「納屋《なや》のような」形をしていて、木々と畑に囲まれていた。その家の前を、雑草が生い茂った馬車道が通っている。続いて彼女は自分を見た。十一歳か十二歳くらいの少女である（当時のサラより少し年上）。彼女が言うには、その少女はほとんどの時間を家の周囲で過ごし、母親の手助けをしていたという。ときには動物たちの世話も行ない、父親を助けてもいたようだ。

その少女は学校には行かなかった。なぜならば「女には教育は必要ないと信じている人たちが多かった」から。まだ仕事を手伝うことのできない、幼い弟も見えてきた。サラはその弟をより鮮明に見ようとして、閉じた瞼に力を込めた。「もしかしたら、彼の体には何か障害があるかも」彼女はそう付け加えた。

この時点まで、彼女は物語を観察者として語っていた。つまり、自分が見たものを、いかなる感情も交えず、客観的に、いわば報告していただけだった。しかしながら、続いてノーマンが「君が火事を怖がるようになったときまで進めてみようか」と言ったときから、彼女の視点は変化した。そのときから彼女は、映像の中の少女として、現在形で、火事の恐怖にどっぷりと自分を浸しながら、語り始めたのである。

「私はいま、ベッドに寝ていて目を覚ましたところ。え？　何これ。煙の臭いだわ。家が燃えてるんだ！　起きなきゃ。いやだ、怖い！　何も考えられない。炎と煙があちこちから出てる。私はいま、自分の部屋を飛び出す。パパとママはどこにいるの？　階段も手すりも火の海だわ。小さな炎が床の裂け目からいくつも噴き出してる。いや！　ナイトガウンの裾《すそ》に火が燃え移る！　夢中で両親の部屋に駆け込む。誰もいない！　二人のベッドはきちんとしている。二人ともどこに行ったの？　私は走り回ってる。火が迫ってきて、もう動けない！　私はいま、部屋の隅に立ちつくしている。怖くて震えている。どうしてパパとママは私を助けにきてくれないの？　どうしてここから連れ出してくれないの？」

そこでサラは大きく息を飲み、話をやめた。なおも目を閉じたまま、頭を垂れ、血の気《け》の失せた顔を歪《ゆが》めながら、テーブルに乗せた両腕で体を支えるようにして座っている。彼女はその衝撃的な出来事を、まさにあらゆる感覚を通じて再体験していた。炎と熱によって部屋の隅に追い詰められ、まるで罠《わな》に捕らえられた小動物のようにうろたえていた。

彼女の声を通じて伝わってくる恐怖が、私を彼女の物語の中に引きずり込んでいた。私の体の中ではアドレナリンが大量に分泌され、私の心臓をとてつもなく速く動かしていた。彼女の恐怖感が、血管を通じて私の全身に行き渡っているかのようだった。キッチン内の空気までが、彼女の差し迫った危険を反映してピーンと張りつめていた。

母性本能に刺激され、私はすぐにサラに近寄り、抱きしめたい衝動に駆られた。しかし次の瞬間、別の本能が私に、彼女の体験の流れ――そのドラマの流れを断ち切ってはならない、と語りかけてきた。私はノーマンに視線を送り、助けを求めた。彼は私の思いを敏感に察知し、ゆっくりと頷いて私に手のひらを向けることで、「サラは大丈夫」というメッセージと「動かないでそのまま座っているように」というサインを私に送ってきた。

なおもひどくうろたえた様子のまま、サラは涙ながらに話を再開した。

「大きな炎に包まれた梁《はり》が、私のすぐ目の前に落ちてきて、床に大きな穴を開けたわ。周りはもう火でいっぱい。もう逃げられない。息をするのがつらい。喉《のど》が痛い。胸も痛い。私は死ぬんだわ！」

サラは両手で頭を抱え、そのままの姿勢で黙り込んだ。彼女の呼吸が次第に静まり、表情にも穏やかさが戻ってきた。私は自分がずっと息を止めていたことに気づき、急いで何度も息をした。張りつめていた空気が緩み、静けさが部屋を包んだ。聞こえてくるのは冷蔵庫の微《かす》かな振動音のみだった。

しばしの沈黙の後で、ノーマンがサラに優しく尋ねる。

「君はいま、何をしてるの？」

「木よりもずっと高いところに浮かんでいるような感じ。自分がとても軽くて、まるで空気になったみたい。私、きっと死んだんだと思う。もう痛みがない。もう終わったんだわ。とても気持ちいい。ああ……でも本当につらかった」

そこでノーマンは、下の方に家族が見えないかとサラに尋ねた。

「私の家が見える。すっかり火に包まれて。屋根はもうなくなってる。あっ、庭に家族がいるわ。弟は地面に座り込んでいて、パパはママを後ろから抱きかかえてる。ママは家に向かって手を振りながら泣き叫んでる」

そう言うとサラは、感極まってすすり泣きを始めた。両親は彼女を必死で助けようとしたが、熱と炎に阻まれてどうにもできなかったということが、よくわかったからだという。二人は、自分たちの娘を救えなかったショックで激しく取り乱していた。サラは、悲しみを露わにしている家族を見て深い感動を覚えていた。

なおも目をつぶったままで、すすり泣きしながら、「家族が自分を愛していたことがとてもよくわかった」と彼女は言った。同時に、両親には自分を救う手立てが何一つなかったことも理解して、胸のつかえが一気に取れたようだった。サラは、「両親は自分を炎の中から救おうとしなかった。自分は両親に見捨てられた」という誤った信念を、現世に持ち込んできていた。そしていま、そのことに自ら気づいたようだった。

サラのすすり泣きが収まった。ノーマンと私は椅子《いす》に静かに座り、彼女の様子を眺めていた。まもなく彼女は、手で涙を拭《ぬぐ》い、目を開けて私たちを見ると、二、三度鼻をすすってから大きな笑顔を浮かべた。彼女のパニックと恐怖はすでに消え失せ、穏やかさに取って代わられていた。

続いて彼女は、私の心配げな表情を見て「もう大丈夫」と二、三度繰り返してから、前世での死の直前の様子をもう一度私たちに語り始めた。「ベッドで目を覚ましてから、燃えさかる梁が目の前に落ちてきて炎に完全に包まれるまで、本当にあっという間の出来事だった」と彼女は言った。さらに彼女は、ひどいパニックに陥っていたために、外に逃げ出すことなどまったく思い浮かばず、ただ夢中で両親の部屋に走り込んだとも説明した。そのとき彼女の頭にあったのは、両親を探すことだけ。ただそれのみだったという。

そして最期の瞬間、彼女の心は両親に対する怒りで満ち溢れていた。それは、「あの二人は火の海の中から私を助け出そうとしていない。私を愛していないんだ」という誤解ゆえの怒りだった。

さらに彼女は、自分はその最後の怒りを、そのまま現世に持ち越してきたのだということを繰り返し、物心ついた頃から感じ続けてきた火事への恐れは、前世から持ち越してきた、その未解決の問題が存在すること、および、それをできるだけ早く解決しなくてはならないということを、自分に気づかせてくれるためのものだった、とまで説明した。

ノーマンと私は、目を丸くしてサラの説明に耳を傾け続けた。私たちが彼女のために言ってあげるべきことは何一つなかった。彼女は、前世での衝撃的な死に伴った恐怖および怒りと、現世での火事に対する恐れとの関連性を、いかなる誘導も説明も必要とせず、直感的に理解していた。

ほとんどの大人は、たとえ前世を思い出しても、過去と現在とのこの種の関連性を理解するには、かなりの時間と援助を必要とする。ノーマンは、そう説明した。しかしサラは、それを自分の手であっさりとやってのけてしまったのである。

数日後、サラは人形と衣類の入った袋をベッドの下から取り出し、ひもも解いた。そしてその日を境に、なおもマッチの扱いには慎重を期していたが、彼女の火に対する異常な恐れは完全に消滅した。

新しい展開

前世を思い出してまもなく、チェースは幼稚園に通い始め、サラは四年生に進級した。チェースは毎日とても楽しそうに幼稚園に通っていたが、彼のその幼稚園は、『レインボー・マウンテン』と名付けられた、とても小規模のいわゆる新方式学校（オールタナティブ・スクール）で、そこで子どもたちが行なうことは、物語作りや音楽その他の芸術活動がほとんどだった。

チェースは先生たちに物語を聞かせるのが大好きで、特に、二匹のやんちゃハムスター、ロミオとジュリエットの冒険談は、彼の最も得意とするところだった。その物語はある先生が聞き取り、生徒全員に読ませるべくクラスの壁に張り出していた。彼はまた、毎日幼稚園から帰るなり私をつかまえ、クラス全員で作成中の「実物大恐竜生息環境・張り紙細工」の進み具合を、興奮げに話して聞かせたものだった。チェースは生き生きと成長を続けていた。

サラは四年生を、新設された公立のある実験学校で開始した。彼女は飛び級プログラムへの参加を許され、授業時間の一部をいくつかの個人プロジェクトの推進に費やすことになったが、それは彼女に、自身の成長感と責任感をいやが上にも感じさせることになった。そしてもちろん、彼女も人並みに男の子に興味を持ち始めており、早く大人になりたいと願っていた。そして、友達と電話で話す時間が日増しに長くなり、常に変化を続けるクラス内の人間関係や男女問題をあれこれと噂し合うことも忘れなかった。

私の子どもたちにとって、新しい学校での冒険の数々は、わずか数週間前のノーマンとの驚くべき体験をはるかにしのぐほどのインパクトを持っていた。退行体験は、彼らの心の中では速やかに、単なる過去の出来事の一つになっていった。

ただし、彼らはその出来事を忘れてしまったわけではない。私たち家族は、スティーブも含めてときおり、サラとチェースの前世の記憶について語り合っていた。極めて稀《まれ》にではあるが、少数の身近な友人たちもその会話に加わったことがある。しかし基本的には、この問題を家庭の外には持ち出さないことを、私たちは約束し合っていた。

私はまず自分の子どもたちを、周囲の人たちの心ない嘲笑《ちょうしょう》から守らなくてはならなかった。中にはうそつき呼ばわりしてくる人だっているかもしれない。サラとチェースはそれに傷つき、内向的になってしまうばかりか、劇的に開かれた自分たちの前世への扉をむざむざ閉じてしまうことにさえなるかもしれない。私はそう考えていた。

そこで私は彼らに、まず私が会って大丈夫だと判断した人以外には、前世体験の話は絶対にしないようにと言い聞かせていた。彼らが見たことは間違いなく真実である。しかし、ほとんどの人たちはそれを理解できない。中には彼らを馬鹿にしてくる人たちもいるだろう。私はそう説明した。子どもたちは私のアドバイスをすぐに理解し、受け入れた。

私は彼らの驚くべき前世の記憶に頻繁に思いをめぐらし、さらに「知りたいこと」が次々と増えていくのを感じていた。

他の子どもたちも同じように前世を思い出しているのだろうか？　もしそうだとしたら、彼らの前世の記憶も、チェースとサラの場合同様、意識の表面近くに存在し、容易にアクセスが可能なのだろうか？　前世に起因する恐怖や肉体問題を抱えている子どもたちは、一体どのくらいいるのだろう？

この種の問いが私の頭の中に次々と浮上してきていた。そして私は、それらの答えが知りたかった。しかしまもなく、スティーブがペンシルベニアで新しい仕事を見つけ、その三ヶ月後の十二月、私たちはそれまでの家を売り、アッシュビルを後にした。そしてその生活の激変が、右の問いへの答えを追求する時間とエネルギーを、私から完全に奪ってしまった。

アッシュビルを去ることは、私たち家族の全員にとってつらいことだった。特に、そこで生まれ育った子どもたちにとっては、なおさらにである。私たちは、サラのクリスマス聖歌コンサートが終わるまで引っ越しを延期した。そのコンサートで彼女は、『ディア・ミスター・サンタ』を独唱することになっていた。

コンサート終了後、サラは同級生たちからバラの花束をプレゼントされたが、彼女がそれを受け取るなり、舞台上にいた女の子たちのほとんどが一斉に泣き出した。親しい友人たちがたくさん住む、この上なく快適な町。そこを離れることは、私たちにとって身を切られるほどのつらさだった。アッシュビルは私たちにとても優しかった。

私たちの引っ越し先は、フィラデルフィアの郊外、かつて農場主が住んでいた石造りのファームハウスだった。美しい古木に囲まれたその家の周囲には、いくつもの袋小路と、自転車やスケートボードを安全に乗り回せる静かなメインストリートを持つ街並みがあった。

チェースとサラは、どちらもごく普通の公立学校に通い始めた。それは二人にとって新しい体験だった。チェースは新しい幼稚園にわけもなく順応したが、サラは最初、生徒たちの机が直線的に並べられていることと、授業中にクラスメートとの会話が禁じられていることに、ひどくがっかりしていたものだ。しかし、すぐに気を取り直してその「公立学校モード」を受け入れると、二週間後には、チェースともども新しい友達をたくさん作っていた。

新しい家に移って二、三ヶ月が過ぎたある日の朝、六歳のチェースと私は、二人で朝食を楽しんでいた。最近彼は、前世の話をしたことがない。もう忘れてしまったのかもしれない。私はそう思い始めていた。

ところが、さにあらず。私はその日、朝食を食べながら、彼に突然、兵士として生きた人生に関する新しい情報を告げられて、またもや驚かされることになった。彼はまずこう言ってきた。

「ママ、僕がノーマンと一緒に、兵士だった頃の僕を見たときのこと覚えてる?」

「ええ、もちろんよ」私はそう答え、息を飲んだ。彼のこんな真剣な顔、見たことない。私の全身が瞬く間に鳥肌で覆われた。

「あのね、僕たち変な言葉をしゃべってたんだ……」私の目をじっと見ながらチェースは言った。

「どういう意味? 英語を話していたんじゃないの? いつも私たちが話している言葉……そうじゃないの?」

「そうだよ……」チェースが答えた。身をよじりながら困ったような表情を浮かべている。「でも、変な話し方なんだ。ちょっと違うように聞こえるんだよな……」そう言って彼は、自分が言いたいことを説明するための妥当な言葉を、真剣に探し始めた。

「あっ、そうだ……」どうやら見つかったようだ。「ねえ、ママ。黒人の人たちの話し方、わかるよね？……」

私は頷いた。「そうだ、僕は黒人だったんだ」

私はショックから立ち直ろうと、何度もつばを飲み込んだ。

「黒人の兵士たちは他にもいたの？」

「うん、いたよ。黒人の兵士たちと白人の兵士たちがいて、一緒に戦ってたんだ」

私は彼の顔をじっと見た。彼の目は横を向いていた。心の中で映像を見ながら、見たままのことを私に話して聞かせている。そんな感じだった。

ノーマンの質問の仕方を思い出しながら、私は尋ねた。「他に何が見える？」

「それだけ」チェースは答えた。この時点でチェースは映像を見失ったようだ。その後彼は、まるで何事もなかったかのように朝食に戻り、スプーンを動かし続けた。

私はチェースのこの突然の情報提供に不意打ちを食らい、ほとんど何もできなかった。もっと機転を利かして気の利いた質問をしていればよかった。彼に話し続けさせるための方法を、何か見つけられなかったものか。後になってそんなことを考え、後悔したものである。

私の頭の中を、いくつもの疑問が駆けめぐっていた。彼の兵士としての前世の中に、まだ明らかにされるべきことが残っているのだろうか？　彼の前世の記憶は、私が理解していない何らかの形で、いまなお彼の人生に影響を及ぼし続けているのだろうか？　彼があの前世から持ち越してきていて、現世で解決する必要のある問題や感情が、まだいくつも存在しているのだろうか？

あの記憶のかけらが朝食中に自然に表面化してきたのは、一体なぜなのだろう？　あのとき私たちは、彼の記憶を刺激するような話はまったくしていなかった。彼がたまたま前世のことに思いをめぐらしたのだろうか？　学校での何らかの出来事が、彼の記憶を刺激したのだろうか？

わからない。すべてが謎だった。私は答えを知りたかった。しかし同時に、チェースに新たな質問をする機会が訪れるのを、根気よく待つしかない、ということを知ってもいた。

私は、彼が黒人だったという小さな情報のかけらを、彼がノーマンと一緒に前世に旅をして描写したことの中に組み込んでみた。

戦場……野戦病院……大砲を乗せ、馬に引かれていた荷車……筒先に剣のついた銃……。そして……私は推理した……彼は英語を話していて黒人だった。ということは、チェースが思い出した兵士は、おそらくアメリカ人……彼は南北戦争に参加した黒人兵だったのだろうか？　それともアメリカ・スペイン戦争？　第一次世界大戦？……待てよ。第一次大戦の頃になっても、まだ大砲を荷馬車に乗せて運んでいたのだろうか？　歴史を調べてみなくては。私の限られた知識では、まだ何の結論も出せなかった。

その次の日、偶然にも、南北戦争に参加した黒人兵たちの写真が『フィラデルフィア・インクワイアラー』に掲載された。その写真には、彼らに関する記録資料を展示する催し物の紹介記事が添えられていたが、私はその記事を読んで初めて、南北戦争には白人のみならず黒人も兵士として参加していたことを知った。チェースが言っていたことと一致するではないか。私はその黒人兵たちの写真をもう一度じっくりと眺めてから、赤毛とそばかす顔のチェースに目を転じた。しかし神も、奇妙なユーモアのセンスを持つものだ。私はそう考えて思わず吹き出した。

その記事は私に、チェースに新たな質問をする機会を与えてくれた。当時の彼はまだ文字を読めなかったため、私はまずその記事を彼の目の前に差し出し、何も言わずにそこに掲載されていた写真を指さした。これを見て、一体彼は何を言うだろう。私は興味津々《しんしん》だった。

チェースが、ユニフォームに身を包んでポーズを取っている黒人兵たちの写真をじっと見つめる。

「どう？　懐かしい感じがする？」私は冒険に出た。

「うん」彼は事務的に平然と答えただけで、それ以上のことは何も言ってこなかった。そこで私は、彼を刺激しようとして、記事の内容をかいつまんで話して聞かせた。

「何か新しいことを思い出さない？」私は尋ねた。

「別に」彼は言った。この作戦は失敗に終わった。前日の朝に呼び戻した記憶を語ったときの彼は、エネルギーに満ちた輝くような表情を浮かべていたが、そのときは違っていた。すぐに私は新聞を引っ込め、話題を変えた。

私は彼にプレッシャーをかけたくなかった。彼の前世に関するより多くの情報を、私が喉から手が出るほど欲しがっている、などという印象は与えるべきでない。私はそう考えていた。私は彼に、思い出すべきことを思い出すべきときに思い出し、それを気分よく語ってほしかった。

自由に歩き回る鶏《にわとり》

一九九一年二月、多くの人々を恐怖に陥れる出来事が発生した。イラクにおける軍事衝突が、私たちの家庭の中に再び、そして私たちの子どもたちの人生の中には初めて、「戦争」というものを現実として送り込んできたのである。私たちはテレビは見なかったが、戦いがエスカレートする中、ラジオと新聞のニュースに連日神経をとがらせていた。私たちの誰もが緊張を感じていた。
そしてある晩のこと。私たちがラジオのニュースで、最初のスカッド・ミサイルがイスラエルに向けて発射されたことを知った瞬間、大きな雷鳴が轟《とどろ》いた。窓の外が昼のように明るくなり、代わりに家の中は真っ暗になった。私たちは大いに肝《きも》をつぶし、特にチェースは泣きだした。スティーブと私は、長い時間をかけて、戦争がフィラデルフィアにまで及ぶのではないかという子どもたちの恐れを和らげなくてはならなかった。

地上戦が始まった次の日、私はチェースを学校に迎えに行った。彼は車に乗り込んでくるなり、大声で言った。「戦争なんか、もう二度と行くもんか！」私は一瞬、彼が言ったことを聞き違えたかと思い、もう一度言ってごらんと促した。「戦争なんか、もう二度と行くもんか！」聞き違いではなかった。

私はその発言の背景を知ろうとして、質問した。「どうしてそんなこと言うの？」
「ノーマンと一緒にやったこと、もう一度できないかな。もっと何かが出てきそうなんだ。学校で友達が、テレビで見た戦争のことをいつもしゃべってるじゃない？　それで僕は、そのときにノーマンと一緒に見たことをいつも考えてて……」

戦争のニュースが明らかにチェースの記憶を刺激していた。待ちに待ったチャンスが訪れようとしていた。

家に戻る車の中で、チェースは学校の様子を説明した。学校中に黄色いリボンが飾られていて、それは、中東で戦っているアメリカ軍に対する無条件の支援を表明するものだということだった。彼はまた、教師たちも生徒たちも戦争を不安がってはいるが、同時に誰もが、アメリカがイラク攻撃の先頭に立っていることを誇りに思っているとも説明した。

学校を挙げてのその戦争賛美の姿勢に、彼は大きな不快感を感じていた。そしてその不快感を、チェースは、自分がかつて兵士として生きた人生と密接に関連したものだと感じていた。チェースのその成熟した推理は、私の心の中で真実の鐘を打ち鳴らした。私はすぐに、彼の前世退行に同意した。

チェースが兵士としての前世に最後に触れてから、すでに二年が経過していた。その間に私は催眠療法の訓練を受け、ノーマン・イングとロジャー・ウルガー博士から前世退行のテクニックを学んでもいた。大人たちを前世体験へと導く見習いも重ね、退行体験中に浮上しうる問題についても学んでいた。

さらに私は、自らも前世退行を体験し、それがまったく安全なプロセスであることを知ってもいた。前世の記憶が蓄えられている潜在意識は、顕在意識に何を漏《も》らすかに関して、とても選択的である。誘導催眠のテクニックは、人々を本当に必要な深さまで到達させるのみで、それ以上の深さには決して到達させることがない。私にはチェースを安全に前世へと導ける自信があった。そのプロセスの中で何が現れてこようと、自分がそれに効果的に対処できることを、私は知っていた。

その日の午後、私は彼が落ち着いた精神状態になるのを根気強く待ち続けた。さあ、もういいだろう。私は電話器からコードをはずし、チェースを彼のベッドにゆったりと横たわらせた。チェースとサラがノーマンに導かれてあっという間に前世の記憶にアクセスしたときのことを、私はよく覚えていた。よって私は、その前例に従うことに決め、本格的な誘導催眠のテクニックは用いないことにした。

私はチェースに、目を閉じて深呼吸を何度か行なうよう言ってから、「さあ、ノーマンと一緒に見たシーンに戻ってごらん。兵士だった頃の……」と言ったのみだった。

彼は速やかに過去へと戻っていった。

「音は聞こえない。でも見える。谷の中に馬が何頭も入ってきている。先に剣のついた鉄砲を持った男たちがいる。僕も見える。岩の後ろにかがみ込んで、彼らを見上げてる。僕はいま、とても悲しい。怖い。そして誇りを持ってる。馬に乗った味方の兵士たちがいる。僕はいま、岩の後ろでひざまずいている。そうやって待機している。

戦いが続いてる。あちこちから煙が上がってる。僕はいま、撃ってはいない。待機しているところ。僕が撃ち始める……敵に向かって……僕はいやでもこうするしかない。僕は自分を守りたい。馬に乗った兵士たちは白人で、僕は黒人。白人の兵士たちは僕の味方。ものすごくいろんなことが起き続けてる。どこを見ても、何が何だかわからない。死んでしまいそうなほど怖い。あっ、手首を撃たれた……ほとんど痛さは感じない。目の前が真っ暗になる」

チェースは言葉を一つ一つかみしめるような口調で、静かに話していた。一つの意識の流れの中から、様々な思いやイメージが次々と溢れ出てきているようだ。ただし、話の流れは必ずしもスムーズではない。どうやら彼は、心の中で一つの持続的な物語を見ていて、その断片のみを報告しているようだった。彼が実際に見、感じていたことは、明らかに、彼が言葉で描写できる範囲をはるかに超えていた。

ときおり彼は、話すのを中断することもあった。そんなとき私は、「いま、何をしてるの？」「次に何が起こるのかしら？」といった質問を発し、進行を促した。その穏やかな刺激がなかったならば、彼はおそらく一つのシーンにはまり込み、身動きがとれなくなっていただろう。

前のとき同様、彼は子どもの声で話していたが、その真剣さと言葉遣いはまるで大人のようだった。特に彼が用いたいくつかの単語には、思わず驚かされたものである。それらは、彼の普段の言語能力を超えたものであり、彼がそれらの言葉を口にしたことは、私が知る限り、それまでには一度もなかった。

　チェースが体験していたシーンや感情の移り変わりは、ベッドに横たわった彼の体を通じても如実に見て取れた。岩の後ろでこわごわと待機している様子を描写していたときの彼は、体をとても硬くしていた。手首を撃たれた瞬間には体をビクッとさせ、その後少しの間、話すのをやめたものだった。そして、「目の前が真っ暗になる」と語っているときの彼は、全身をとてもゆったりとさせていた。これらの微妙な体の動きが、彼の語る驚くべき物語にさらなる厚みを加えていた。

　私は彼に先に進むよう促した。「いま、何をしているの?」

「手首に包帯を巻いて、戦いに戻ろうとしているところ。馬が何頭も見える。それぞれが大砲を引っ張っていて、埃《ほこり》がもうもうと舞い上がってる。大砲は大きな車輪のついた荷馬車に乗っている……太いロープでくくりつけられて……。道の脇を鶏が何羽も歩いてる。いまはちょうど、戦いと戦いの間の時間。僕はいま、戦いに行きたくない。本当にいやだ。僕は自分が何をすることになるのか、わからなかったんだ」

　長い沈黙の後で私は尋ねた。「次に何が起こるのかしら?」

「僕はいま、戦いに戻って、谷の上から大砲を撃ってる。僕がひもを引くと、大砲が発射される。弾を込めているのは僕じゃない。手首に怪我をしてるので、銃は撃つことができない。大砲を撃つのが、すごく怖い。僕はいま、撃たれる側の人たちがどう感じてるか、よくわかっている。彼らもすごく怖がってる」

　ここでチェースは、またもや話すのをやめた。私は尋ねた。「あなたはいま、何のために戦っているの?」

「……わからない」チェースはボソッと言った。

そこで私は、先ほど彼が「自分が何をすることになるのか、わからなかった」と語ったことを思い出し、戦争が始まる前の時期まで戻ってみるよう促した。私は彼の戦争前の人生を探りたかった。彼が「こんなところにいて、他の人たちを撃ったりはしたくない」と言い続けていた理由を知りたかったからである。

「僕はいま、家にいる。僕の家。荒削りの材木で作られた、山小屋みたいな家。正面に玄関が張り出していて、そこには馬をつなぐための手すりがついてる。僕には子どもが二人いる。妻もいると思うけど……そう、いる。僕はいま、すごく幸せ。まだ戦争は始まってない。僕はいま、黒人が自由に暮らせる場所にいる。妻が見える。後ろ姿だ。彼女は家の中にいて、ブルーのドレスを着て、白いエプロンをしてる。ペチコート付きのドレス。黒いブーツを履いてる。まっすぐな髪の毛を後ろで束ねて、布でくるんでる」

「玄関に黒人の男が一人いる。パイプを加えて……僕だ。あまり若くはない。三十ちょっとくらいかな。僕はこの町でとても幸せに暮らしてる。生まれたのは別の場所……まだ赤ん坊のときにここにやって来た……幌馬車に乗って。僕はペンキ屋と大工で、かごを作って売ったりもしてる。木でいろんな模型を作るのが趣味。僕の家の裏手には、藪《やぶ》に取り囲まれた緑の区域がある。そこは僕のお気に入りの場所で、そこで僕はかごを作ってる」

「僕の家の前を、町の中心に向かう舗装されてない道が走ってる。僕の町は、荷馬車が走り、いくつもの農場が広がる、とても親切な町。鶏たちが自由に歩き回ってる。他にも黒人がたくさん住んでいて、快適に暮らしてる。僕たちの町の名前は……」町名を思い出そうとして、チェースは眉間《みけん》にしわを寄せた。「コロッソ……あるいはそれに近い名前。時期は……一八六〇年代。戦争がもうすぐ始まる」

「交差点に立っているポスト（掲示用の柱）の周囲に人だかりができてる。町の中心部だ。みんなとても興奮してる。そして戦争の話をしてる。僕はポストに張られたポスターを見ている。それは明らかに『戦争』と言っている。他にもあれこれと書いてある。僕が文字を読めるかどうかはよくわからない。でも、このポスターが志願兵を募集するためのものであることはよくわかる。僕も興奮してくる。そして志願する。書類に署名をする。書類に何が書かれているかはわからない。僕は字が読めないんだ」

「僕は家族のもとを離れようとしてる。僕にとって、そして家族、特に子どもたちにとって、とても悲しいことだ。子どもたちが泣いてる。僕はひどくつらくなる。これまでの人生で、こんなに悲しかったことは一度もない」

あまりの悲しみのためか、チェースはまたもや話すのをやめた。長い沈黙の後で私は尋ねた。「それで、次に何が起こるの？」

「入隊してすぐ、僕たちは偉そうな人の話を聞いてる。たぶん将軍か誰か。彼が戦略を説明している。自分のためにも、よく聞いておいた方がいい。でも僕は、ほとんど聞いてない。家族のことばかり考えてる。僕はいま、自分がひどく手荒な扱いを受けていると感じてる。すごくいやだ。僕の周りにいる人たちは、僕以上に悲しそうで、怖がっているように見える」

チェースはここでまた話すのをやめ、短い中断の後で、いきなり野戦病院のシーンに逆戻りした。

「手首が痛い。僕はいま、何本かのポールで支えられた大きな布の下にいる。インディアンのテント小屋にも、幌馬車にも似ている。下の方は四方ともがら空き。中は人でいっぱい。大きな音が絶え間なく聞こえてくる。戦争が続いてる。銃声だ。僕の手首に誰かが包帯を巻いてる。叫び声を上げてる人たちがたくさんいる。ひどく痛そう。僕は彼らほど痛くなくて、助かった。僕の手首は、それほど悪くはないのかもしれない。でも戦場に戻るのがいやだ。悲しい。家族に会えなくて寂しい。僕はいま、大砲の後ろにいる。撃たれた！」

チェースが話すのをやめた。次の瞬間、私は部屋の中のエネルギー状態が明らかに変化したのを感じていた。全体のエネルギーが、まるで静かに吹き抜けていくそよ風のように、それまでよりもはるかに軽くなったようだった。

若干の沈黙の後で、チェースは自ら語り始めた。

「僕はいま、戦場の上空を漂ってる。すべてが終わって、すごく気持ちがいい。戦場に目を落とす。煙がいっぱい上がってる。霞《かす》んでいてよく見えないけど、とても静かになっている。動いてるものは何もない。僕はいま、すごく幸せ。すべてが終わったんだ。さあ、もっと幸せな人生に向かおう。僕はいま、自分の家の上空にいる。妻が見える。子どもたちが見える。さよなら、みんな。彼らには僕は見えない。いまの僕は霊そのもの。だから当然、彼らには見えない。でも彼らは、僕が死んだことを知っている」

チェースはとても幸せそうに見えた。彼にその平和を一分程度楽しませてから、私は彼に、兵士として生きたその人生から何を学んだのかと尋ねてみた。彼の答えに私はただ唖然《あぜん》とするばかりだった。

「誰もが一度は戦争に参加しなくてはならない。それはすべてのバランスを整えてくれる。必ずしも戦争の中で死ぬ必要はない。ただ、それを体験する必要が誰にもある。それは僕たちに『フィーリング』について教えてくれる。それは僕たちに、他の人たちのフィーリングを思いやる感覚を与えてくれる。でも戦場はいやな場所だ。だから僕は第二次大戦をスキップした。そのとき僕は上の方にいた。そうやって、もっと平和な時代になってからここに戻ってくる日を待っていたんだ。途中で一度だけここに戻って、短い人生を生きたこともある」

幼い息子がカルマ的なバランスや思いやりについて語るのを、私は大きな驚きとともに聞いていた。彼はそのとき、八歳の子どもではとうてい身につけることの不可能な知恵を披露していた。彼の言葉遣いや口調は成熟した大人のそれだった。私は何も言えなかった。「上の方」ってどこなのだろう？　彼は一体、どこにいて、ここに戻ってくる日を待っていたのだろう？　私はもっと聞きたかった。しかし彼は、すでにすべてを語り尽くしたようだった。その謎への扉は、突然閉じられてしまった。そして私は、それを再び開くことは不可能であることを知っていた。

チェースはまもなく目を開け、その後二、三分ほど、ベッドに静かに横たわっていた。目の焦点が少し定まらないようだったが、とても穏やかな表情をしていた。私は彼にどんな気分かと尋ねてみた。新しいことをたくさん思い出せたために、ずっと気持ちが楽になった。それが彼の答えだった。

私は彼を抱きしめ、彼はいま、とても安全であること、もう戦争に行く必要などまったくないということ、そして、私たち家族のすべてが安全で、常に一心同体であるということを言って聞かせた。チェースは嬉しそうに私に抱きつき、ベッドから元気に起き上がって部屋を出て行った。

タマネギの皮

あの日の午後に起こったことは、とてつもなく重要なことだった。あの後で私は、チェースが学校の帰りに叫んだ「戦争なんか、もう二度と行くもんか！」というフレーズを思い出していた。すでに私は、彼がなぜそんなことを言ったのかを理解していた。彼の兵士として生きた前世の記憶は、あまりにもリアルなものだった。平和を愛する兵士の恐怖、悲しみ、そして混乱が、チェースの記憶の表面近くまで浮上してきていて、彼の現世の人格や世界観に少なからぬ影響を及ぼしていた。

同じ前世へのチェースの二度の退行体験は、内なる感情と思考およびイメージの様々な層が、幾重《いくえ》にも重なって存在していることを明らかにしていた。ちょうどタマネギの皮のように、一つの層がめくれると、下から新しい層が顔を出してくる。ノーマンの援助で、チェースは自分の内なる感情の最初の層を顕在意識レベルに引き上げた。その層には、大きな振動音に誘発されて姿を現し、彼に戦争を思い起こさせた、あの大きな恐怖が横たわっていた。そして、兵士として人々を殺したことに起因するフィーリングと向き合い、それを放出するや、彼のその恐怖と湿疹（怪我の痕跡）はたちまち消滅した。

湾岸戦争がもう一つの記憶の層、つまり、かつての家族への切ない思いを刺激することになった。チェースの悲しみは、彼が物語をどんどん進めて死を迎え、その後で家族に別れを告げたことで、安堵へと変化した。それによって彼はついに、兵士として生きた前世に終止符を打つことができたのである。そしてそれは、彼が個人的な悲劇を乗り越え、魂の進歩と戦争に関する深い理解にまで歩を進めることを可能にした。彼の個人的な苦悩は、いまや霊的な悟りへと変化したのである。

彼が最初の前世退行で語った物語と、二度目のそれとの間には、驚くべき整合性があった。二つのセッションの間には三年もの隔たりがあったというのに、チェースは二度目のセッションにおいても、最初のときとまったく同じ光景、まったく同じフィーリングを、ほとんど同じ言葉で描写していた。

五歳のときと比べれば彼の語彙《ごい》は増加し、それが物語により豊かな質感をもたらしてはいた。しかしそれも、話の内容にはいかなる変化も及ぼさなかった。彼の記憶は三年前とまったく変わっていない。彼はあれらの光景を心の中で鮮明に見、見たままのことを語ったのである。

チェースが語ったことは、南北戦争に参加した一人の兵士の人生を極めて正確に描写したもののように思えた。彼が描写した、混乱した戦いのまっただ中にいるときの心情や、「ひどく手荒な扱いを受けている」という訴えは、映画やテレビが一般に伝えている「賛美バージョン」よりも、おそらく、はるかに現実的な戦争の姿を伝えている。

そしてその他、いくつもの詳細な情景描写の数々が、物語に彩りと真実味を加えていた。自由に歩き回る鶏たち。妻の黒いブーツとペチコート。町の中心部に立つポストに張られた志願兵募集のポスター。彼が読むことのできなかった入隊志願用紙。ポールとキャンバス布で作られた野戦病院。ひもを引いて発射させる大砲。

細目に関する詳細な描写、物語の流れと妥当性、生々しく語られる主人公の心情。これだけ揃えれば、いかなる小説家であろうと、大きな賞賛を獲得すること間違いない。しかもそれが、戦争の現実などまったくと言っていいほど知らない、八歳の少年の口から出てきたのである。

そして何よりも強調したいことは、二度にわたる前世退行体験が、チェースにハッキリと目に見える恩恵をもたらした、ということである。二度目のセッションの後で彼は、明らかに、より大きな自信を身につけていた。と同時に、以前よりもはるかにリラックスできるようになっていた。それが証拠に、以後彼は湾岸戦争のニュースにも、極めて冷静な反応を示し続けていた。

ただし、だからといって彼が戦争を賛美するようになったわけでは決してない。事実、数日後に中東戦争の終焉《しゅうえん》を知ったときには、彼を含めた家族の全員が大きく胸を撫で下ろしたものだった。

第2章　前触れ

ノーマン・イングは、チェースとサラを誘導する一年前、私にも二つの前世を思い出させてくれていた。そしてそれは、やはり私にも、ある慢性の病気が治癒し、子ども時代からの奇妙なビジョンや夢などの意味が判明するという、素晴らしい恩恵をもたらしてくれたものだった。

もし私が自分自身の前世を体験していなかったとしたら、あの日のキッチンでの出来事に、それほど大きな意味は見出せていなかったに違いない。でも私は、それを体験していた。そしてそのために、二人の体験が本物であることを即座に知ることができた。

同じ理由で、私はまた、彼らの退行プロセスの微妙な特徴にも注意を払うことができた。そして、その観察を通じて判明した最も印象的なことは、彼らが驚くほど容易に前世の記憶にアクセスしてしまったことと、前世からの教訓を自ら、あまりにもあっさりと理解してしまったことだった。

続いて私は考えた。これはあらゆる子どもたちに共通の特徴なのではないだろうか。私の子どもたちのこの体験は、同じような問題を抱える他のあらゆる子どもたちを救うための、効果的な方法の一つを、例示しているのではないか。私には、自分の子どもたちの退行体験が彼らだけに限られたものだとは、とうてい思えなかった。

この章で紹介する私自身の退行体験は、前世の記憶とは一般にどのようなものなのか、どのように見え、どのように感じるものなのか、さらには、それがどのようにして現世に影響を及ぼしているのか、といったことを読者に垣間《かいま》見せるものとなるだろう。子どもたちの前世の記憶も、これらの点に関してはほとんど一緒である。

私の葬式

一九八六年の冬、私は最悪の健康状態にあり、三十六歳にして死期の訪れを本気で感じていた。それは、私が胸膜炎、喘息《ぜんそく》、肺炎、そして気管支感染症と闘い始めて三年目の冬だった。いつもひどく息苦しく、一人では階段を上ることもできなかった。そのためスティーブは毎日、私を二階の寝室までおぶって行くという重労働を強いられていた。激しい空咳《からせき》の悲痛な叫びが、昼夜を問わず家中にこだましていた。

私の咳を止めることは誰にも、また何にもできなかった。一番強力だという咳止めシロップにも、ナイトテーブル上に積まれた処方薬の山にも、私の咳は止められなかった。

しかしあの薬の多さには本当にまいった。私は毎日、何種類もの薬を何通りもの間隔で服用しなくてはならなかったのだが、まずそれらを整理することが、当時の私にはできなかった。そこでスティーブは、それぞれの薬の服用時刻がひと目でわかるようにと、それを表にまとめ、私のベッドのすぐそばに張ってくれたものだった。

ところがそれも機能しなかった。その頃の私は、その表さえも理解できないほどに悲惨な状態だったのである。結局スティーブは、しかるべき時間が訪れると、しかるべき薬を私に手渡すという作業を、毎日続けざるを得なかった。私が唯一安らぎを手にできたのは、断続的に訪れる短い眠りの最中のみだった。しかしそのはかない安らぎも、突然の咳き込みによって頻繁に破られていた。

憔悴《しょうすい》と薬漬けの毎日を送っていた私にとっては、六歳のサラと三歳のチェースの面倒を見ることも、当然できない相談だった。そのためスティーブは、仕事をこなし、私の面倒を見た上に、子どもたちの面倒も見るという一人三役の重労働を強いられていた。

しかし彼がどんなに頑張ろうと、洗濯物の山は高くなる一方、オモチャの散らかり具合は悪化するばかり。当然のごとく、サラとチェースに向けられる注意は明らかに不充分だった。私の思考能力は破壊されていた。あるのは無力感ばかりで、自分一人ではどんなに単純な作業も行なえそうになかった。

私にはベッドでの徹底した休養が必要だった。病院には行きたくなかった。しかし家にいたのでは、チェースとサラが気になって仕方がない。そこで私たちは、彼らの祖父母に電話をかけ、私が良くなるまで彼らの面倒を見てくれるようお願いした。

凍《い》てつく一月のある日、スティーブは車で山を下り、サラとチェースをニューヨーク州行きの飛行機に乗り込ませた。私はあまりにも体調が悪く、家族が凍った道を車で空港に向かうというのに、それを案ずることさえしなかった。そのときの私はただ、一人になれたことに、そしてそれゆえに、自分以外の誰のことも気遣う必要がなくなったことに、とても感謝していた。

子どもたちがいなくなったわが家は、それまでのどのときよりも静かだった。私はベッドに横たわり続けた。私が息をする度に、私の肺はまるで錆びた蝶番《ちょうつがい》のように金切り声を上げていた。ブーンという音とともに振動を続けていた私の薬漬けの脳は、周囲のあらゆる音を増幅していた。温水放熱器のシーッという音、道路を近づいてきては通り過ぎていく車の音……すべての音が頭に響く。隣のテリアも、まるで私の耳元で吠えているかのようだった。

ときおり強い風が吹き、私たちの古い家はキーキーとうめき声を上げ、窓のすぐ外に見えるツガの木々のてっぺんを激しく揺らしていた。私は、自分が少なくとも外の寒気から守られ、暖かいベッドの中にいられることに、心から感謝していた。窓に凍り付いた霜の模様と、陽が高くなるにつれてそれが徐々に溶けていく様子を、私はじっと眺めていた。私に時計は不要だった。私はただ、夜明け、昼間、薄暮、そして夜のみで時間の経過を認識していた。

ある日の午後遅く、部屋に差し込む光の量が極端に減り、家具類の影がその濃さを加速度的に増し始めた頃、私は完全に消耗した状態で横になっていた。とても眠りたかった。咳と疲労が一日中私に取りつき、私の心は何時間も前から覚醒と睡眠の間の「トワイライト・ゾーン」をさまよっていた。

そして、ついに私が疲労に白旗を上げ、まどろみ始めたときのことである。衰弱した中年男のビジョンが突然目の前に現れた。最初は顔だけしか見えなかった。そのとき私は目を閉じていたが、その顔は私の正面にじっと居座り、茶色の瞳で私の目を直視していた。私はなおも目を閉じたままで、そのビジョンに目を凝らした。それはとても鮮明で現実味を帯びたビジョンだった。私はそれを細部まで詳細に見て取りたかった。

すると次の瞬間、そのイメージは急激に拡大し、別のビジョンに取って代わられた。すぐに私は、その男と彼がいた部屋の全体像を目の当たりにしていた。彼は白いガウンに身を包み、ベッドに横になっていた。体のあちこちに枕が当てられている。彼はひどく咳き込み、呼吸を荒げていた。私は単にその様子を見るだけでなく、音もしっかりと聞いていた。彼はときおり、咳き込みながらハンカチに血を吐いてもいた。

彼のベッドの脇には、裾が床まで届くドレスを着た中年の女性が一人、ひどく不安げな顔で座っていた。やはり苦しい呼吸とともにベッドに横たわっている私にとって、彼の様子は人ごとではなかった。その映像のパワーは、私をとらえて離さなかった。それには、白昼夢などとは明らかに違う生々しさがあった。そして私は、自分が眠っているのではないことを知っていた。というのも、そうしながらも私は、隣家の犬が吠える声を頻繁に聞いていたからだ。ただし、自分自身の痛みや咳のことはすっかり忘れていた。私自身の呼吸はいつしか楽になり、穏やかなものになっていた。私は目を閉じたまま、目の前に浮かび上がっている光景に焦点を合わせ、自分のあらゆる注意をそこに注ぎ続けた。

私はその光景になぜか、親しみ深さ、あるいは懐かしさのようなものを感じていた。彫刻が施された木製のベッド、ベッド脇にいる女性、そして死の淵にあると思われる男の顔つき、特に彼の感傷的な瞳……どこかで見たことがあるような気がする。私はそのビジョンの中にどんどん深く入っていった。

すると突然、私の体全体を認識の稲妻が走り抜けた。まるでむき出しの電線に手を触れたときのような衝撃だった。次の瞬間、私はその男がかつての自分であるということに、ハッキリと気づいた。私は別の時代に別の場所でも生きていたのだ。

まず私の肉体がそれを最初に認識した。続いてその認識が私の心にもたらされた。それはいわば、時間差的な認識だった。長年会っていなかった友人に出会い、何とも言えぬ懐かしさを感じるものの、最初はその人物をその人物として認識できず、どこでいつ会ったのかも思い出せないが、二、三秒後に記憶が突然蘇り、すべてを思い出す、というのとまったく同じプロセスである。

懐かしさの衝撃が私の頭からつま先へと走り、続いて私の心が、自分はいま、前世の自分を見ているのだということを認識するや、速やかにもう一つの認識が私をヒットした。その男（私と言うべきかもしれないが）は、肺結核を患《わずら》っていて三十代半ばにして亡くなっていたのである。そのビジョンを見ていた現世の私も、やはり三十代半ばだった。

私は息を飲み、その新しい認識の意味を考えようとした。すると次の瞬間、心のスクリーン上の映像が別のシーンに切り替わった。彼の葬式のシーンにである。何台もの馬車とそれを引く馬たち、さらには、特徴的な装飾を施した十九世紀のドレスに身を包む男たちと女たちの行列。私は上空に漂い、その行列が墓地の門を抜けていく様子を木々の梢《こずえ》越しに眺めていた。

その門は、凝ったデザインの石と分厚い鉄製の板で作られていた。そしてその墓地は、地上に優しい影を落とす木々のアーチの中に無数の墓石が立ち並ぶ緑の園で、まるでどこかの美しい公園のようだった。

私の視点が突然変化し、長いドレスに身を包んだ女性が目の前に現れた。死のベッドに横たわっていた男を親身になって看病していた女性だ。ベールに覆われた顔にハンカチを当てている。悲しみに暮れるその女性の様子は、私の内側に言いようのない悲しみと恐れの波を発生させた。私はそのありがたくないフィーリングを追い払おうと苦闘した。するとそれが私の集中を乱したようだ。それまで見えていた映像が、現れたときと同じように速やかに消えてなくなった。

私は目を開けて寝室内を見回し、自分が現在に戻っていることを確認した。カーテン越しに微かな光がまだ差し込んできていた。隣の家のテリアはなおも吠え続けていた。

続いて私は、もう一つの認識の波に襲われた。自分がかつて、いまの自分と同じくらいの歳で、自分がいま患っているのと似たような病気で死んだ、あの男であったということには、どんな意味があるのだろう。自分はいま、かつてと同じパターンを繰り返そうとしている。そういうことなのだろうか？

私はもうすぐ死ぬのだろうか？　あれは、私自身の差し迫った死を予告するビジョンだったのだろうか？

私はひどく怖かった。二人の息子と夫を残してもうすぐ死ぬという思いが、私を耐えがたいほどに脅えさせていた。

私の心は疾走を続けた。私はただ、薬と疲労の影響下で幻覚を見ていただけなのだろうか？　すべてが単なる空想で、いまやそれは跡形もなく消え去ってしまった。私はそう思いたかった。しかし、その映像が私の内側に発生させた感情は、錯覚として退《しりぞ》けるにはあまりにも濃密かつリアルだった。その感情は、長い間忘れていて思い出した、かつての慣れ親しんだもののように、あまりにも馴染《なじ》み深かった。そしてその映像は極めて鮮明で、それを見ている間、私は明らかに目覚めていた。夢や幻覚に特有の時間的無秩序ともまったく無縁だった。

自分は一体、この情報にどう対処したらいいのだろう。もし自分が前世のパターンを繰り返しているとしたら、そのパターンを変える方法はないのだろうか？　病気のサイクルを断ち切ってしまう方法はないのだろうか？

その晩、私は帰宅したスティーブに、自分が見たビジョンのすべてを話して聞かせた。彼はどう考えたらいいかもわからなかった。しかし彼は、前世の記憶が病気の治癒につながる可能性が少しでもあるならということで、快く「疑わしきは罰せず」の精神を発揮してくれた。次の日に彼は、私の体験の謎を解くカギとなりうる輪廻転生関連の本を見つけ出すべく、図書館に出かけていった。

しかし、帰宅した彼は手ぶらだった。輪廻転生について書かれた宗教書や神学書はいくつかあったものの、前世の記憶が意味するもの、あるいは、それへの現実的な対処法を記した本は一冊もなかった。

彼はそう言って深くため息をついていた。結局私は、どうにかして自分で答えを見つけ出さねばならなくなった。

回転する世界の静かな中心には……

それから何日もの間、私はほとんど何もできないまま、ベッドに横たわり続けた。あまりにも体調が悪く、本を読むことさえできなかった。そしてそれ以上に残念だったのは、電話に出ることさえできなくなったことだった。たとえ受話器を取ったとしても、二分も話さないうちに咳き込んでしまうのだ。私にできることはただ、窓の外で揺れるツガの木々を眺めること、壁の上を移動する日光のパターンを目で追うこと、そして考えることのみだった。

私の落ち着かない心の中で、生まれ変わりに関する疑問の数々が渦を巻いていた。あの前世での死のベッドと葬式のビジョンが頭から離れず、死の予感が体を貫いて冷たく走る度に、私は身震いを繰り返していた。輪廻転生の概念は、そのときの私にとって、現世における自分の死と速やかに直結するアイデアだった。

あるとき私は、子どもの頃に受けたユダヤ教の教育を振り返り、いまの自分の助けとなりうることを何か学んでいなかったものかと思いをめぐらしてみた。私は子ども心に、死とともに生命が終わってしまうなんてあり得ないと考えていた。それぞれの人間が、それぞれ異なった環境に一度だけ生まれ、生きて、死ぬ。それですべてが終わってしまう？　そんなの絶対におかしい。私はそう考えていた。

しかしユダヤ教は、死とその後の生命に関する私の疑問に決してまともには答えず、輪廻転生に触れることさえしていなかった。そしてそれは、私が知る限り、近所の人たちが信じていたキリスト教に関しても言えることだった。

幼かった頃にラビ（ユダヤ教の指導者の敬称）が説教の中で述べたあることを、私は鮮明に記憶していた。

「もし神が手首を一ひねりしていたら、あなたがたはインドに生まれ、餓死していたかもしれない」

私は不思議でたまらなかった。どうして？　誰が良い人生を手にして、誰が悪い人生を手にするかを、神はどうやって決めるの？　私は思った。私はここに生まれてきて幸運だった。でも、他の幸運でない人たちはどうするの？　私たちのたった一度の人生の運命が、神の気まぐれで決まってしまう？　そんなのおかしい。それは子どもの私にとって、まったく納得のいかないことだった。

加えて、カトリック教をバックグラウンドに持つ遊び仲間たちは、彼らの天国、地獄、そして煉獄《れんごく》のビジョンで私を怖がらせた。彼らが言うには、死とは恐ろしい体験である。なぜならば、そのときから私たちの魂は、ひどい場所に永遠に留め置かれてしまうことになるかもしれないからだ。彼らはそう言った。彼らによれば、天国への道はとても険しく、そこに行き着けるのは、ほんの少数の完璧な人たちのみだという。もし自分が何か悪いことをしてしまったら、どうなるのだろう？　それによって自分は、永遠に責め続けられることになるのだろうか？

七歳の頃の、ある雨の日のことだった。自分の家のガレージで近所の女の子たちとままごとをして遊んでいるとき、隣の家の年下の子が突然、こんなことを私に言ってきた。「あなたは間違いなく地獄に行くわ。だってユダヤ人は、イエス・キリストを救い主として受け入れなかったんだもの」

私はそのひと言に逆上した。そんなの不公平じゃない！　死後の世界に関する彼らの言い分はすべて間違っている。あの瞬間に私はそう確信した。私がユダヤ人であるというだけで、私が天国に行ける可能性を取り上げてしまうなんて、おかしいじゃない！　この人たちの言う死後の世界なんか、でたらめよ！

私の心は別の過去へと漂っていった。一九六〇年代の後半、私はシモンズ・カレッジで文学を学び、そこで初めてT・S・エリオットの詩を紹介されていた。特に彼の代表作『四つの四重奏曲』はひときわ印象的だった。エリオットは、二十世紀の初めに活躍した米国生まれの英国詩人で、ノーベル文学賞を授与されている。

私たちの教授、コンラッド・スノーデンは、その『四つの四重奏曲』を手に、まるで『十戒』を手にしたモーゼのような威厳で私たちの前に現れた。その威厳と知性に満ちた長身の黒人教授を目の前にして、私たち学生は圧倒され、思わず体を震わせた。

続いて彼は、その本を私たちに読んで聞かせたのだが、その情熱的で魅惑的な朗読には、私たちの誰もがまた別の意味で圧倒されることになった。私たちはまるで魔法にでもかかったかのように、彼の朗読に酔いしれた。そしてその朗読は、私の耳に、二つの不可解なフレーズを残していた。

「私の終わりの中に、私の始まりがある……意識的であるということは、時間の中にいないということである」

この二つのフレーズは、ふと気がつくと口ずさんでいるお気に入りの歌のように、私の頭の中からいつになっても立ち去ることがなかった。まるで、それらのフレーズの中に横たわる真実が私の心をとらえて離さず、それに関する私の理解を執拗に求め続けているかのようだった。

「私の終わりの中に、私の始まりがある……意識的であるということは、時間の中にいないということである」

以後何ヶ月もの間、私はこの二つのフレーズの謎を解き明かしたいという願いとともに、『四つの四重奏曲』をいつもナップザックの中に入れて持ち歩いていた。

その年の夏、私は何人かの友達と一緒に、ボストンの北方海岸沿いにあるプラム・アイランドに旅をした。手つかずの砂丘の群れと豊かな湿地帯を従えた美しい海岸線。まさに野生生物たちの楽園《オアシス》そのものだった。私たちは暗い砂浜で中華料理に舌鼓を打ち、さまざまなゲームに興じ、夜を徹して語り合い、笑い合った。完璧に澄み切った夜空。そこを埋め尽くす無数の星々が、ボストンの霞んだ空を通じて見るときよりもはるかにキラキラと輝いていた。

朝の光が地平線を微かに照らし始めた頃、私は友人たちの輪の中から一人離れ、波打ち際に向かって歩いていった。すでに会話は充分すぎるほど楽しんでいた。まもなく私は、小さな砂丘の一つに腰を下ろし、日の出を楽しむ準備を整えた。

波の音に耳を傾けながら地平線に目をやっていると、オレンジ色の太陽の一番上の部分が微かに姿を現してきた。ウワー、きれい！　そう思った瞬間、私は自分の耳の中でブーンという奇妙な音がしていることに気づき、ハッとした。周囲を見渡すと、目に入るすべてのものが、まるでウインクでもしているかのようにキラキラと輝いている。水平線もやはりキラキラと輝きながら揺らめいていた。

すると次の瞬間、あらゆるものが変化した。それは、私がまだ一度も体験したことのない感覚だった。徹夜による疲労と、リズミカルで心地よい波の音、水平線に顔を出したばかりの太陽が織りなす幻想的な色彩、およびその他の未知のパワーがその瞬間にはかり合って、私を別の意識状態へと連れ込んでいた。

そのとき私は、単に目を通して見ていただけではない。私は周囲のあらゆるものを感じていた。砂を、波を、そして果てしなく広がるオレンジとピンク色の空を感じていた。そしてさらに、それらと一つになり、もはやそれらであった。

私の肉体はなおも砂の上に座っていた。しかし、そのときの私には、自分がそこに座っているという感覚はまったくなかった。そのとき私はエネルギーになっていた。そして周囲のあらゆるものが同じエネルギーで、私の内側を、また外側を流れ続けていた。私の肉体は完全に溶けてなくなってしまったかのようだった。私は砂や波と一つになり、次の瞬間、他の万物とも一つになっていた。

私は自分がとてつもなく拡大し、生気に満ち溢れているのを感じていた。私はもはや、自分の肉体内にいる「私」ではなく、世界そのものだった。私は、それまで自分のすべてだと考えてきた「キャロル」という個人を、はるかに超えた存在だった。これまで自分だと考えてきた限られた存在などではなく、はるかに偉大な何かの一部なのだ。私はそのことを身をもってしっかりと理解できた。私の心は喜びと安堵で満たされていた。

そして私は確信していた。自分の内側に感じるこのエネルギーは決して破壊されることがない。これは永遠に存在し続ける。死ぬのは肉体だけ。あらゆる場所に存在し、なおも私の肉体に集中して流れ込み続けている私のこの本質は、永遠に絶えることがない。

T・S・エリオットの詩が、ついに意味をなした！　彼は『四つの四重奏曲』の中で、こんなことも言っていた。

「回転する世界の静かな中心には、肉体を持つものも持たないものもなく、来るものも立ち去るものもない。その静かな場所には常に揺らめきがあり……」

至福に満ちた私のこの啓示のひとときは、夜明けの空を貫いた強烈な稲光によって突然乱された。友人たちが私の座っていた場所に駆け寄り、嵐がやって来るのですぐに退散しようと言ってきた（ちなみに、その後嵐は来なかった）。

ボストンに戻る途中、私は友人たちに自分が体験した「永遠の瞬間」を説明しようとした。しかし彼らは、私が冗談を言っているのか真剣に話しているのかわからない、というふうだった。私が躍起になって説明しようとすればするほど、彼らの関心は冷めていった。すぐに私の説明は、私自身の耳にさえ空想話のように聞こえてきた。

しかし、あれは空想などではない。もちろん冗談などでもなく、幻想でもなかった。空想と言うにはあまりにもリアルだった。あまりにもリアルであったために、それはその後もしばらくの間、私に感動と興奮をもたらし続けた。いまでも私は、心の中であの海岸に旅をし、言葉では言い表しがたいあの至福の瞬間を生き生きと体験することができる。

プラム・アイランドから戻った次の日、私はハーバード・スクウェア付近をぶらついていて、行きつけの場所の一つである『スフィンクス書店』の前にさしかかり、ほぼ自動的にその店に足を踏み入れた。

書店内に入った私は、ある書棚の前で立ち止まり、そこから何気なしに一冊の本を抜き取った。そして、その本の真ん中あたりを開き、読み始めたとたん、私はそのページに釘付けになった。あの海岸で私が手にした描写しがたい体験が、完璧に描写されていたのである！

「あなた自身の意識、その輝かしくも虚《むな》しい『偉大なる輝き』の不可分の一部は『不変の光』であり、それには誕生も死もない」

本のタイトルは『チベットの死者の書』だった。それから何週間にもわたり、私は『四つの四重奏曲』

を脇に押しやり、『チベットの死者の書』に没頭した。すぐに私は、その本が、死に関してというよりも、どちらかというと、決して死ぬことのない私たちの一部──私たちの意識──に関して書かれたものであることを発見した。

仏教の賢者たちによって書かれたこの古代のテキストは、死が間近に迫った人間と、肉体を離れたばかりの魂に読み聞かせるべく作られた、魂のためのガイドブックであり、様々な意識のステージを通過して死から生まれ変わりに至る魂の旅を、詳細に説明していた。ちなみに、死んでから生まれ変わる間に魂が体験する意識のステージは、総称して「バルドー」と呼ばれている。

魂の旅の中で最も重要な時期は、『チベットの死者の書』によれば、死の前後だという。死の直後、魂は、それ自身の神聖で時間を超越した性質の全体像、すなわちそれ自身と「偉大なる輝き」との一体性を、最も敏感に認識する。私が書店で最初に開いたページには、この最も重要な悟りの瞬間が詳細に描写されていた。私がそれを読んで胸を高鳴らせたのは、あの砂浜で偶然そのバルドーを垣間見、存在の永遠性を知覚したからだったのかもしれない。

『チベットの死者の書』は、私の関心を『ウパニシャッド』や『バガヴァッド・ギーター』といった別の東洋のテキストにも向けさせることになった。私は、入手可能なあらゆるテキストを通じて、意識の持続性と生まれ変わりのシステムに関する理解を深めたかった。『ウパニシャッド』は詩的なイメージを用いて生まれ変わりを説明していた。

「ちょうどトウモロコシのように、人間は成熟し、やがて地に落ちる。そして時期の訪れとともに、やはりトウモロコシのように、再びその姿を現してくる」

しかし、これらの仏教やヒンドゥーのテキストは、何世紀にもわたって蓄積された驚くほどの知恵に満ちてはいたものの、私の心をもう一つ満足させなかった。私がそれらの本を通じて手にしたいと願っていた真実は、私にはあまり共感できない複雑な宗教的教義の中に埋もれていた。

東洋のテキストはみな、正しい行動と自己修養を旨とする生き方を、悟り、および輪廻からの解放に至る唯一の道だと主張していたが、それは、一九七〇年代という騒がしい時代にボストンで学生をしていた私のライフスタイルとは、まったく相容《あいい》れないものだった。自己修養を旨として修行僧のようにして生きている自分など、私には想像もできないことだったのである。

しかしある朝、学校で私はうっかりあるクラスに迷い込み、そこでたまたま、ワーズワース、コールリッジ、ブレークといった十九世紀のロマン派詩人たちを紹介された。えっ、うそ。私はあまりの偶然に驚いた。それら英国の詩人たちはなんと、仏教やヒンドゥーの賢者たちと極めて類似したビジョンを共有していたのである。西洋文学の中で東洋の神秘主義を発見できたことに、私はとても安堵した。それらの本は、私とよく似た文化的背景と言語を持つ人たちによって書かれていた。

彼らも魂の永遠性を主張していた。それは私たち人間の本質であり、時間を超え、永遠であり、神聖である――彼らはそう語っていた。

ウィリアム・ブレークはこう言っていた。

「知覚器官の限界内では、私は神を見ることもなければ、いかなる声も聞かなかった。しかし私の意識は、あらゆるものの中で無限を発見した」

その後私は数ヶ月を費やして、ウィリアム・ブレークの詩と『チベットの死者の書』の教えを比較し、論文にまとめたが、その作業は、海岸で体験した束《つか》の間の啓示をより明瞭化し、より深く理解するための、神聖な探検の旅となった。

死の意味と輪廻転生に関するその研究と探索は、私が抱えていた疑問のいくつかに答えるとともに、私に新しい信念の枠組みを提供してくれた。しかし私は、まだスッキリしなかった。それをどうやって自分の人生に役立てたらいいかがわからなかったからである。

もし自分の一部が、いくつもの前世で様々な体験をしてきたとするならば、それはいまの自分に、現実的な生活面で、一体どんな影響を及ぼしているのだろう？　そして、思考や体験のパターンが次の人生に持ち越されているとするならば、私たちはそのパターンをどうやったら変えられるのだろう？

この二つの疑問は、私が答えを見つけ出していなかった疑問の中でも特に重要なもので、あの冬に病床についていたときにもまだ未解決のままだった。そのときの私の頭には、死に行く男のイメージがこびりついていた。そして輪廻転生は、私にとってもはや現実になっていた。私はもっと知りたかった。私の命がそれにかかっていた。

輝かしい才能のスクリーン

その冬、私は死ななかった。あのビジョンを見て以来、私の病状は快方に向かい始めた。薬が効いたのかもしれないし、ベッドでの徹底した静養が功を奏したのかもしれない。あるいは……。一番の原因が何であったのか、私には知りようもなかった。

いずれにせよ、咳が徐々に治《おさ》まり、より長い時間、続けて心地よく眠れるようになった。私のエネルギーレベルは日毎に上昇していた。ちょうどそんなとき、サラが手紙をよこし、祖父母がとてもよく面倒を見てくれていると言ってきた。しかし彼女は、その後でこう付け加えるのも忘れなかった。「おじいちゃんとおばあちゃんに、夜ベッドに入れられるとき、とっても変な気持ちになるの。早くママに会いたいよ」

私はより日常的な物事に思いをめぐらし始めた。家を掃除しなきゃ。洗濯物も早いこと片づけなきゃ。チェースに追いつけるよう、準備運動も始めなきゃ。そんなことを考えている自分に気づき、私は自分が良くなってきていることを改めて自覚した。

スティーブがサラとチェースを連れて戻ったのは、それから二週間後のことだった。私は二人を力いっぱい、そして長い間抱きしめた。彼らを見ることは二度とできないかもしれないと思い続けた暗い日々が、脳裏に蘇ってきた。私はとても幸せだった。そしてとても感謝していた。

庭にラッパスイセンが顔を出し始めた頃、私は完全に健康を取り戻した。それほどの喜びと美しさに満ちた春は、思い出せなかった。アッシュビルは、ピンクと紫、そして赤いツツジで鮮やかに飾り立てられ、森にはハナミズキの白い花々が星座のように浮かび上がっていた。

私は太陽の暖かさに、それまでのどのときよりも感謝していた。そしてもちろん、痛みのない呼吸をする度に、神に対しても心から感謝していた。美しい春と回復した健康を楽しんでいるうちに、病気と死に対する私の恐れは、悪夢のように色あせていった。しかしやがて秋になり、夜が寒さを増し、庭の花々が種《たね》を落とすようになると、私はまたもや自分の健康が不安になり始めた。去年はどうにかなったけど、今年はどうなるのだろう？　この冬を生き延びることはできるのだろうか？

私は前年の冬に見たビジョンを思い起こし、あの恐ろしいシーンと死の予感がすでに消滅してしまっていることを願い続けた。しかし私は、心の奥では、それらがまだ消滅していないことをよく知っていた。まだ解決されるべき何かが残っている。それがどんなもので、どのようにして解決すればいいかは見当もつかなかったが、とにかく私はそう感じていた。私にできることは、知恵を求めて、そして健康を求めて祈ることだけだった。

そんな十月のある日、私たちの親しい友人ロザリオが電話をかけてきて、エキサイティングなニュースを伝えてくれた。少し前に私は、自分が病床で見たビジョンのことを彼に話していた。

「実はね、キャロル。フロリダから来た、ある催眠療法士に会ったんだよ。アッシュビルにしばらく滞在していて、前世療法をやってるんだ。あの男だったら、たぶん、君が例のビジョンを理解して、病気のサイクルを破壊するのを、うまく助けられるんじゃないかな」

私は迷わなかった。前世療法というものが何であるかはよく知らなかったが、私はすぐにその催眠療法士、ノーマン・イングに電話を入れた。

澄み切った空気がカエデとモミジバフウのフルカラーの葉を静かに揺らす十月のある朝、ノーマン・イングは約束通り、私の家の玄関先に現れた。いたずらっぽい笑顔。キラキラと輝く瞳。光沢のある銀髪。私はひと目で彼に魅せられた。

私たちはすぐに打ち解けて話を始めた。少ししてノーマンは、彼自身の興味深いバックグラウンドを説明してくれた。彼はハワイの先住民で、かの地の霊的ヒーラーであるカフーナの血を継いでいた。カフーナの伝統に従い、ノーマンもまた彼の父と祖父から、古来の知恵と技法を学んだという。彼はその伝統的な知恵と、催眠療法および神経言語学的プログラミングのトレーニングを統合することで、自身のヒーリング技能を発展させていた。彼の話はあまりにも興味深く、それを聞いている間、私は自分の悩み事のことなどすっかり忘れていた。

ノーマンは私とのセッションを、単純なリラクセーションの作業から始めた。静かな音楽が流れる中、私は長椅子に横になり、目を閉じた。続いて彼は、呼吸に意識を集中し、肉体の各部分を意識的にリラックスさせるよう求めてきた。いつしか私は完全にリラックスしていた。

ノーマンは続いて、私を短いイマジネーションの旅に誘《いざな》った。私がまず最初に訪れたのは、静かな大自然の中だった。次は階段。私はその階段を一歩一歩下りていった。そのイマジネーションの階段を下り切った瞬間、私は自分の前世の中にいる——彼はそう私に暗示した。

微かなイメージが速やかに私の心の中に現れた。紛れもなく、かつて病床で見た、あの衰弱した男のイメージだった。ノーマンが言う。「あなたがいま見ているものを、言葉で描写してみてください……そのイメージに、もっとしっかりと焦点を当てて」

言われた通りにすると、そのイメージは、ぼんやりとした印象から、ハッキリとした色つきの、生々しい映像へと変化した。その映像は映画のように連続的に動いていたかと思えば、私が特定のシーンの中の自分のフィーリングに注意を向けたりすると、突然その動きを停止することもあった。

ノーマンの誘導で、私が見ていたイメージは、死に行く男から、赤ん坊の頃の彼に変化した。「赤ちゃんの頃の自分が見えます。ガウンを着て、高い椅子に座っています。母親が私にお粥《かゆ》を食べさせている。テーブルを囲んでいる家族が見えます。みんなで食事をしています。父親がいて、妹がいる」

続いて私は、愛をたっぷりと注がれている赤ちゃんとしてのフィーリングをノーマンに語って聞かせた。と、そのとき、心の中に懐疑《かいぎ》的な声が響き、横やりを入れてきた。「そんなもの、あなたが勝手に作り上げているだけよ」

しかしながら、そのイメージと感情の押さえがたいエネルギーは、私の猜疑《さいぎ》心よりもずっと強力だった。その懐疑的な声は、「あなたはいま、何をしているんでしょうか？　何を感じているの？」というノーマンの言葉とともに、私がその体験の中により深く自分を引き入れるや、すぐに静まり、聞こえなくなった。

そしてそれから二、三分した頃から、私は単に自分の頭の中で映画を見ているだけではなくなっていた。私はもはや、その物語の主人公として、あらゆる体験を主観的にとらえていた。私はその男の目を通じて「見る」ことができた。彼の耳を通じて「聞く」ことができた。彼のハートの中で膨張する愛を「感じる」ことができた。彼が何を考えているのかもすべてわかった。

それだけではない。そのとき私は、自分の視点を簡単に変えることさえできるようになっていた。主人公として物語の中に入り込むことも、観察者として物語の外に出ることも、さらには、その二つを同時に行なうことさえ自由にできるようになっていたのである。私は自分の肉体から飛び出し、自分を部屋の中のどんな角度からでも観察することができた。

その「変容意識」の中で、私はまさに超現実的な全能性を発揮していた。私は、その男が知っていること、理解していること、記憶していることのすべてを知るのみならず、彼が知らないでいる彼の人生の様々な傾向まで、容易に理解することができた。

さらに私は、そのビジョンの中にどっぷりと入り込みながらも、一方で、自分がノーマンと同じ部屋にいて長椅子に横たわっているという事実も認識していた。私は後方で鳴るわが家の電話の音を聞くことができた。ただしそれは、はるか遠くからの音のようで、それに反応しようとする気にはまったくならなかった。完全に目覚めていながら夢を見ていて、自分の注意をその夢に意識的に向けている。二つの現実に同時に身を置きながら、感覚的パラドックスを体験している。そのときの私は、そんな感じだった。

私の心の中のシーンが大幅に先に進んだ。私は十歳の少年になり、アーチ型の天井と背の高い窓を持つ部屋の中にいた。その窓からの柔らかな陽の光が、部屋中央にあるグランドピアノに降り注いでいる。私の隣には年配の紳士が立っていて、私の肩に手を置いている。その優しそうな紳士は、私の大好きなピアノ教師。彼を見上げた瞬間、私の体は温かさで満たされた。私は続いて家族のこと、そして音楽のことを考え、同じ感覚に包まれた。私の人生は愛と音楽の二重奏だった。私は幸せだった。

「続いて何が起こるのかな？」ノーマンはそう言って私の幸せな回想を打ち破った。

「音楽を勉強するために、家を離れて遠くの町に行くことになったわ。私はそのことをとても誇りに思っている」

しかしまもなく、家族とピアノ教師に別れを言っている自分を見るや、私はとたんに切なくなり、次の瞬間には涙を流していた。

「もっと先に進んでみましょう」ノーマンが促した。

二十代後半あるいは三十代前半の私が見えてきた。ピアノのそばに立っている。大きな真四角の部屋。優雅な装飾用カーテンがかかったフランス戸（全面またはほぼ全面をガラス入り格子状にした観音開きの扉）。ドレスアップした人々で混み合っている。部屋の中が暑くてムンムンする。それに少しカビ臭い（ここで突然、私は臭《にお》いも感じられるようになった）。

私はピアノの隣に立ち、私を賞賛する婦人たちと談笑していた。彼女たちの香水の香りが伝わってくる。さらに私は、自分が用いていた化粧用打ち粉《タルカムパウダー》（滑石粉にホウ酸末、香料を混ぜたもの）の香りもかぐことができた。

シーンが切り替わり、それを見て私は顔をほころばせた。両側に優雅な装いの女性を従えた私が、カーペットが敷き詰められた幅の広い階段をゆっくりと下りている。彼女たちの裾長の夜会服と、曲がり階段の上に下がっているクリスタル製シャンデリアの鮮やかな色彩に、私は思わず目を奪われた。そのシーンは、優雅さと気品に満ちたビロードのような質感を醸し出していた。その中で私は、談笑する多くの人々の間を縫いながら、誉《ほま》れ高いピアニストのプライドを胸に、背筋をキリッと伸ばして優雅に歩き回っていた。

しかしながら、実はそのプライドは上辺《うわべ》だけのものだった。私の内側には、悲しみと耐えがたい寂しさが根を張っていた。

「私は精神的にひどくまいっている。人々からの賞賛は、とても嬉しい。でも彼らは、私の人間性には目をやっていない。彼らが見ているのは私の才能だけ。その先の私、本当の私を、彼らは見ることができない」

私は深い虚しさを感じていた。そして遠くに住む家族を、彼らの愛と思いやりを、激しく求めていた。

「私にはたくさんの友達がいる……」私は続けた。「彼らは私の演奏する音楽を愛している。でも、私を心から本当に愛している人は一人もいない」

私は自分がどんどん衰弱していくのを感じながら、いつしか長椅子の上で、まるで胎児のように体を丸めていた。

続いて映像は、その男が死の床についているシーンに変化した。ひどく衰弱し、激しく咳き込みながら、どうにか呼吸を保っている。何ヶ月も前に私自身が病床にあったときに見たシーンとまったく同じものだった。私が妹だと感じた一人の女性が、その男、つまり私の枕元に座り、あれこれと面倒を見てくれている。私は、前年の冬の自分の体調を思い起こしながら、同時に、その男の衰弱した状態を、また肺の痛みを、自分自身の体で感じていた。

ノーマンがここぞと心得て質問してきた。

「あなたの病気の感情的原因がわかりますか？　あなたが必要としているものは何なんです？」

私はとっさに答えていた。「これが私にとって唯一の方法なんです……自分が必要としている愛と思いやりを手にするための……。私の人生はバランスを欠いている」

私はその男の視点から答えてはいたが、そうやって話していることが、いまの自分の人生にとっても重要なことであるということを、どこかで感じていた。ただし、それがどのように重要なのかはよくわからなかった。

でもノーマンには、それがわかっていた。彼は、私がまだトランス状態にある間に、「私の現世は、その男として生きた私の前世の、ほぼ裏返しである」ということをうまく理解させてくれた。

音楽家であったその男は、音楽を通じて彼自身の創造性を存分に表現し続けていた。しかし、バランスの取れた人間として生きるために不可欠な、愛に満ちた人間関係は、手にできていなかった。彼の輝かしい才能のスクリーンが、人々が彼の真の姿を見ることを、あるいは彼に本当に近づくのを妨げていたからである。彼の病気は、真の愛と思いやりを求める彼の心情の極端な現れだったのだ。

その一方で、現世の私は、愛と思いやりに満ちた家族と、多くの親しい友人に恵まれていた。しかしながら、二人の幼い子どもの母として、自分の時間とエネルギーのほぼすべてを子育てと家事に費やしつつ、どこかで人生に息苦しさを感じていた。私は、自分の創造性を表現する媒体を、家族を愛すること以外の目的を、何一つ持っていなかった。自分の内側の探検家、芸術家、あるいは教師などを育《はぐく》む時間を、私はまったく作れないでいた。結婚し、子どもができて以来、私は自分のそういった側面を完全に無視していたのである。

自分の二つの人生をこれらの視点から比較できた瞬間、私は、現世でバランスの取れたより完璧な人間として健康に生きるためには、人生に創造性と目的を持ち込む必要がある、ということをハッキリと自覚することができた。

続いてノーマンは、私をその男の死後へと誘導してくれた。妹に見守られながら、彼は静かに息を引き取った。私はそのシーンを、観察者として部屋の中から眺めていた。彼が息を引き取り、衰弱した肉体を離れた瞬間、彼のやせ衰えた顔には大きな安堵の表情が戻ったものだった。そして私は、次の瞬間、ゾクゾクするような感覚を覚えると同時に、自分の体全体がとても軽くなったかのように感じていた。

すぐに私の視点は、その部屋の中から葬式の行列の上空へと移動した。それもやはり何ヶ月も前に病床で見たシーンとまったく同じだった。私は肉体を離れた霊として、自分自身の葬儀を見下ろしていた。多くの人たちが悲しみに暮れている。私の死を悼《いた》んでこんなに多くの友人たちが集まってくれている。私はその光景に感動を禁じ得なかった。

私のビジョンが突然、会葬者たちに混じって立っている妹を大映しにした。ハンカチを顔に当て、泣き続けている。私は胸が痛んだ。大丈夫。もう全然苦しくなんかないんだから。私は彼女にそう言ってやりたかった。そして、彼女が私にしてくれた親身な看病に、心からお礼を言いたかった。ノーマンの提案に従い、私は彼女の愛に深く感謝しながら、さよならを言った。

破れ去った夢と奪われた人生

その前世の映像が消えるまもなく、ノーマンは私に別の前世に行くよう促した。すると次の瞬間、女の子の姿が見えてきた。年齢は十一歳か十二歳。小さな聴衆を前にしてグランドピアノを弾いていた。ブルーグレーのドレスに、白のストッキング。肩まで届く髪をふわっとした白いリボンで束ねている。それは彼女の独演会だった。彼女の演奏は、彼女の両親と、窮屈そうな服装をして同じ部屋にいた他の大人たちを喜ばせていた。私にはそれがよくわかった。

「あなたはいま、何をしているんです?」ノーマンがまた尋ねてきた。

「集まっている人たちのために、ピアノを弾いている。それで彼らは、私が音楽学校に行くべきかどうかを、決めようとしている。私はとてもうまく演奏しているわ。私にとっては、簡単なことなの。私が音楽の勉強を続けるべきだということが、決まったみたい。音楽学校に行くことは、とても名誉なことなの。家族から離れるのは悲しい。遠くの町に行かなくちゃならないの。家族が恋しくてたまらなくなるわ、きっと。でも私は、それでも音楽の勉強を続けたがっている……」

「お父さんとお母さん、それに弟も見える。場所は駅だわ。色がおかしい。何を見ても濃い茶色とか、すすけた灰色……そんな色に見える。お父さんが体をかがめて、私にキスをする。お母さんは泣き出した。弟はどうしたらいいかわからない様子。茶色の四角いスーツケース。私が持っているのはそれだけ」

「あなたはいまどこにいて、どこに行こうとしているのかな?」

「ポーランドを後にして、ウィーンに勉強に行こうとしている」自分がこの回答をあまりにも速やかに口にしていることに、私は驚いていた。

続いて、ある建物内の通路を歩いている十代後半の私自身が見えてきた。天井がとても高くて、そこからいくつもの電灯が下がっている。扉の上方はガラス窓になっていた。

「ここは私が音楽を習っている場所。友達がたくさんいて、私はいま、とても幸せ。ここが、いまの私の家なの」

映像が次のシーンに切り替わった。と同時に私の気分も変化した。私の幸せは激しい恐れの中に姿を消していた。

「私はいま、狭いアパートにいる。二十代の半ば、あるいは後半になっている。子どもが二人いるわ。部屋の一つの隅をグランドピアノが占領している。ドアが開いて、ベレー帽をかぶった若者が一人入ってくる。私の夫だわ。ひどく不安そうな顔。もう間に合わない……彼がそう言っているように思える。彼がいま考えていることは、私たちがユダヤ人であることと関係がある。私にはそれがよくわかる。夫は大学で教えていて、ドイツの政策を批判してきたの。彼の目つきから、私たちがいま危険な状況に陥っていることが、よくわかる。もういや。次に起こることを見たくない」

ノーマンが言う。「先に進みましょう」

私は長椅子の上で体を丸め、膝を抱いた。吐き気がしてきた。次に見たことを描写するために、私は一つ一つの言葉を力を込めて押し出さなくてはならなかった。

「私の子どもたちが見える。二歳くらいの女の子と、六歳くらいの男の子。私は二人の手を握って、他の大勢の人たちと一緒に、丸石が敷き詰められた道路に立っている。私はいま、栗色のコートを身につけている。私たちの背後には高い石の壁がある。夫は行方《ゆくえ》がわからない。彼らに連れられて、どこかに行ってしまった。ドイツ人たちは私たちを、一網打尽に捕らえようとしている。私は、そして子どもたちは、これからどうなるんだろう。とても怖い」

私は泣き始めていた。悲しみの波が私に押し寄せ続けていた。映像が進むにつれ、私は寒気《さむけ》を覚え、震え始めてさえいた。

「私たちはいま、列車のそばに立っている。たくさんの兵士たち。そして犬たち……ジャーマン・シェパードだわ。私は片手で幼い娘を抱き、空いている手で息子の手をしっかりと握っている。叫び声。混乱。列を作った人々。これからどうなるのか、誰もわかっていない」

それまでのどのシーンよりも恐ろしいシーンが、もうすぐ現れてこようとしていた。そのことを敏感に察知していた私は、それ以上進むのがいやで、ますます激しく泣き始めた。しかしノーマンは、優しい声で「先に進みましょう」と言うのみだった。私はさらに激しく泣きじゃくった。とても話せる状態ではなかった。ただし、なおも私は、ノーマンにティッシュを取ってくれと言い、それで鼻をかみ、涙を拭える程度の冷静さは、どうにか持っていた。

私は怖さに震えながら、次のシーンを見ることに激しく抵抗した。ノーマンは決して無理強いはしなかったが、私に泣くための時間をたっぷりと与えた後で、またもや優しく語りかけてきた。「さあ、そろそろ先に進みましょうか?」

「私はいま、キャンプ(収容所)にいる。すべてが灰色。何も考えられない。ただボーッとして歩いている。何が起こっているのか、もう何もわからない。私の子どもたちがどうなったのか、夫がどうなったのか、私にはわからない。家族はどこかに行ってしまった。私の音楽もどこかに行ってしまった。自分がまるで魂の抜け殻のよう。もう生きていたくない……私はいま、浮き上がっている。コンクリートの壁の冷え冷えとした部屋が下に見える。ねじれた死体が積み重なっている。その中に私もいる。そう、私はガスで殺されたんだわ」

この最後の残酷な映像を描写しているときの私の声は、とても単調で、感情がほとんどこもっていなかった。私がその描写を終えるや、映像はすーっと見えなくなった。「なんてもったいない……」私が付け加えた言葉はこれだけだった。「なんてもったいない」

ノーマンは、私がすでに充分な体験を積んだと見て取っていた。

「あなたは、いま体験したことのすべてを現在に戻っても覚えています」

そう私に暗示を与え、彼はそのセッションを終了させた。その後彼は、私が現在の肉体に完全に戻り、冷静さを取り戻していることを確認してから、私と短い会話を交わし、去っていった。

彼が去った後、私は長椅子に戻り、そこに少しの間横になっていた。ほとんど何も考えられなかった。あらゆる感情を吐き出し、涙を絞り出して、精根が尽き果てていた。蘇った様々な記憶によって、何とも描写しがたい感動を覚えてもいた。特にあの女性……ホロコーストで家族とともに命を落とした彼女……あの記憶は鮮烈だった。あの女性の悲しみの陰を、私は現世の中でずっと抱え続けてきていた。そしていまや、私はそれを放出した。なんて心地いいんだろう！　私の心は軽くなり、とてもスッキリしていた。

私は家の外に出て玄関口の階段に腰を下ろした。ノーマンが訪ねて来てから約三時間が経過していた。ほぼ天頂にある太陽が神々《こうごう》しく輝き、十月の澄み切った空気を程良く暖めていた。私は終えたばかりのセッションに思いをめぐらせていた。私の後ろに広がる人生の数々……未来に待っているいくつもの新しい人生……そして何よりも、この人生を生きられることがどんなに素晴らしいことか。私はそう認識していた。この肉体の中で、地球上のこの場所で、この瞬間に生きていられて、私はとても幸せ……。

その後私は、退行セッションで学んだことを何日もかけて消化した。私が呼び戻した前世の記憶は、私の人生観を大きく変えつつあった。長年にわたって私を追いかけ続けてきた前世の微かな断片の数々が、いまや一つの確かな塊《かたま》りとして凝結し、いつでも思い出せる鮮明な記憶として存在していた。自分が体験するのはこの人生だけではないという私のアイデアが、見事に確証されるに至っていた。

いまや私にとって、自分の一部がいくつもの死を超えて生き続けてきたこと、および、それは今後もそうし続けるということが、明らかな現実となったのである。学生時代以来抱き続けてきた輪廻転生と魂の永遠性に関する私の信念は、いまや私にとって、太陽が東から昇り西に沈むのと同じレベルの現実だった。

ノーマンとのセッションから二週間後、私の父が簡単な手術を受けた直後に予期せぬ最期を迎え、私の生命と死に関する新しい理解は、最初のテストにかけられることになった。父の突然の死は、私たち家族の全員にとって大きな衝撃であり、深い悲しみだった。私はすぐにニューヨーク州に飛び、スティーブと子どもたちは次の日、車でインターステート・ハイウェー81号線を北上した。

「あらゆる物事にその季節があり、天の下のあらゆる目的にその時間がある……」

墓地でラビが読み上げるこの『伝道の書』の一節に耳を傾けながら、私は二週間前に見た前世での自分の死と葬式の様子、および肉体を離れた後の浮揚体験に思いを馳せていた。私は考えた……パパはいま、私たちを見ているのかしら。どこにいるのかしら。何を感じているのかしら……。すると突然、両腕が総毛立ち、全身が熱っぽくなった。私は父がすぐ近くにいるのを感じていた。

続いて私は、『チベットの死者の書』にある、亡くなったばかりの人間に読んで聞かせるためのこの一節を思い出した。

「ああ気高《けだか》く生まれし者よ……汝《なんじ》はいま、『純粋な現実の澄み切った光の輝き』を体験している。それに気づくのだ」

そして私が、これらの言葉を聞いて父がその意味を理解している様子を思い描き始めた、まさにそのとき、ある奇妙な出来事が発生した。そのときにはちょうど、父の柩《ひつぎ》が墓穴の中に下ろされていたのだが、風もないというのに、私の弟の帽子が彼の頭から飛び去り、柩と墓穴の壁との間の隙間に入り込んだのである。近くにいた人たちの全員が互いに顔を見合わせ、同じことを考えた……いまの見た？ 何が起きたんだ？ スティーブと私も顔を見合わせ、目を丸くした。

はたしてあれは父からの合図だったのだろうか？ その場にいた人の何人かは、そうだったと信じている。誓って言うが、そのとき風はまったく吹いていなかった。

私は肉体以上のもの

それから何ヶ月もの間、前世のシーンは時と場所を選ぶことなく、私の頭の中を漂い続けた。私が皿を洗っていようと、洗濯物をたたんでいようと、子どもたちを乗せて車を走らせていようと、お構いなしにである。私の内側では新しい認識が次々と生まれ、二つの前世が現世にどのように影響を及ぼしているかに関する私の理解を、その都度強化していった。

そして、その新しい理解の光は、私の子どもの頃からの様々な行動やフィーリングを、はるかに理解しやすいものへと変化させた。例えば、私はまだ幼い子どもだった頃に、友達と一緒に地下室の階段の下に閉じこもる遊びを、しょっちゅう行なっていた。しかもそれが、ナチスに追われているという設定つきの遊びだったのだ。飢えないようにということで、缶詰を大量に持ち込んだりもした。幼い子どもの遊びとしては、ひどく奇妙なものだったが、いまにして思えば、それには明確な理由があったのである。

私はまた、幼い頃から、ある女性の夢を繰り返し見続けてもいた。その女性はいつも、中くらいの長さの茶色い髪をしていて、栗色のコートを身につけ、黒い帽子をかぶり、ショルダーバッグを肩に、石の壁に沿った通りを歩いていた。そのイメージはとても明るく、鮮明で生き生きとしており、忘れようにも忘れられなかった。そして私は、かなり最近まで、その女性を大人になった自分だと考えていた。

その夢は子ども時代を通じて、また大人になってからも頻繁に繰り返され、常に同じ内容だった。ただし、それを最後に見たときには（ノーマンとの退行セッションの何週間か前のことだった）、内容に大きな違いが現れていた。私はそのときには、その女性が前世の自分であるということを何となく察していた。

その夢の中でも、「私」はまったく同じ装いで同じ道を歩いていた。しかしその後、どんどん歩き続けて、やがて四角い中庭のある壮大な建物に到着した。そのビジョンは細部まで極めて鮮明で、そのために私は、次の日にその建物の詳細なスケッチを描くことができたほどだった。

続いて私は、その建物の正面から見て右側の翼棟《よくとう》に入って行き、そこの暗い一室に足を踏み入れた。その部屋は天井がとても高く、重厚な骨董《こっとう》家具類が置かれていた。すべての窓を覆っていた分厚いカーテンが、日差しをほぼ完璧に遮っていたにもかかわらず、家具類が鮮やかな光沢をはなっていたことを、私はいまでもハッキリと覚えている。

部屋に入った私は、机の後ろにいた軍服姿の三人の男に向かって歩いていった。一人が椅子に座り、残りの二人はその男の両隣に立っていた。私は椅子にかけていた男に、夫の居場所を教えてくれるよう、丁寧に申し出た。しかし彼らは何も言わず、まるで私がそこにいないかのように振る舞っていた。私はこみ上げる怒りを抑えきれずに、机を拳《こぶし》で力いっぱい叩き、続いて大声で彼らを罵《ののし》った。しかも、私の知らない言語、ドイツ語でである！

すると彼らは私に軽蔑の笑いを向け、私を腕ずくで部屋の外に放り出した。私は屈辱と恐れを胸にその建物を後にした。私は考えていた。これから一人で、どうやって子どもたちの世話をしていったらいいの？

目を覚ました直後、ドイツ語が心の中を漂っていることに気づき、私はベッドから跳ね起きた。続いて私はスティーブを揺り起こし、見たばかりの夢をかいつまんで話してから、なおも耳について離れないでいたドイツ語のフレーズを、急いで彼に言って聞かせたものだった。そのフレーズは一分もしないうちに思い出せなくなっていたが、それを私に口にさせたフィーリングは、その後、何時間も私の胸の中から出ていかなかった。

夢の中に繰り返し出てきたその女性は、前世退行中に見たホロコーストの犠牲者になった女性と同一人物だった。前世の記憶のかけらが、潜在意識から夢の中へと漏れ出ていた。私はそれを、幼い頃から頻繁に見続けていたのである。この夢のビジョンが何を意味するのかについては、ずっとわからないままだったが、前世退行を行なって以来、私はこの夢を一度として見ていない。

子ども時代のもう一つの出来事も、いまでは容易に理解可能なものとなっている。あれは私が三歳か四歳のときのことだった。私はリビングルームに座り込み、一人で遊んでいた。窓から差し込む朝の太陽の暖かさと、ウールの絨毯《じゅうたん》のチクチク感を、いまでも私は感じることができる。

母が新しいレコードを持ってその部屋に入ってきた。そのレコードには、あるクラシック曲のピアノ演奏が録音されていた。まもなく母は、それをプレーヤーに乗せ、レコード針を静かにその上に下ろした。そして音楽が聞こえ始めたとたん、私は遊んでいたオモチャのことなどすっかり忘れ、夢中でその音楽に聞き入っていた。その音楽を知っていたからである！

私はそれに合わせてハミングすることさえできた。どんな音符が続くのか、次にどんなメロディーが登場してくるのか、ハーモニーがどのように変化するのかのすべてを、私は予想できた。その音楽を聞きながら、いつしか私は喜びに胸を詰まらせ、泣き始めていた。

そのとき私は、自分自身と部屋全体がどんどん大きくなっているように感じていた。自分が大きく拡大し、周囲のあらゆるものと一つになっているようにも感じていた。その瞬間、私は自分の肉体以上のものだった。その感覚が続いたのはわずか二、三分ほどだったが、時間を超越したその魔法の瞬間を、私はいまだに鮮明に記憶している。

私は自分の肉体以上のものなのだ！　前世退行を通じて手にした新しい理解の光のもとで、何年も後に振り返ってみて、私はあの日に何が起こったのかを正しく理解できていた。母がかけたピアノ音楽は、私が二つの前世のどちらか、あるいは双方で、何百回も演奏したことのある曲だったに違いない。その耳慣れた音楽が私の魂の記憶を刺激し、絨毯の上で遊んでいた女の子よりもずっと年上の人物の意識の中へと、私を導いたのである。

「意識的であるということは、時間の中にいないということである」

私はそれを、すでに幼い子どものときに体験していた。私はまた、自分がそれをボストン近郊の砂浜においても（規模がやや大きかったという違いはあるが）同じように体験していたことを、明確に記憶してもいた。

すべてが明らかになった

その年の冬が訪れ、過ぎ去った。一年で一番寒い時期を本当に久しぶりに万全の体調で過ごせたことを、私は手放しで喜んでいた。

三月に入り、私たちは異常な雪嵐に見舞われ、アッシュビルはその冬一番の積雪を記録した。山々はきらびやかなワンダーランドと化し、近くのゴルフ場は一夜にして、町一番のスロープを持つ「そり用ゲレンデ」になっていた。私たちは子どもたちにたっぷりと厚着をさせ、ゲレンデに連れていった。彼らはトラックのタイヤチューブにしがみつき、雪のフェアウェーを一日中滑り続けていた。

その夜、スティーブと私はチェースとサラが寝静まるのを待って、静かに家を出た。私たち自身の雪中パーティーを楽しむためにである。満天の星々を見上げながら、私たちはゲレンデに向かった。ティーンエイジャーたちが、一番高い丘の頂上に巨大なかがり火を設置していて、その光が真っ白な雪の斜面を照らし出していた。

スティーブと私は一つのタイヤチューブに相乗りし、アイスバーン化した斜面を猛スピードで滑り降りた。ジャンプ、スピン、そして後ろ向き疾走の繰り返し。笑い声と叫び声の連続。二人とも子どもに戻ってその滑走を楽しんだ。そして二度目の滑走に挑むべく、私たちはスロープをほとんど駆け上った。冷たい空気を肺の奥深く吸い込み、吐き出しながら……。

一年前の冬が、突然私の頭にフラッシュバックしてきた。あのとき私は、思うように呼吸ができず、衰弱の極致にあった。そのときのことを思い出した瞬間、私は自分が完全に治癒したことを自覚し、次の瞬間には満天の星々に向かい感謝の祈りを捧げていた。

私の病気はなぜ治ったのだろう？　前世からのいくつかのパターンを認識し、それらがどのようにして人生から人生に持ち越されてくるのかを理解したことと、何らかの関係があった。

あるパターンは明確だった。どの人生においても、私は肺の問題で死んでいた。かつて私は、男として肺結核で死に、女としては毒ガスによる窒息死を体験していた。その二つの死の衝撃がどういうわけか、なおも私の肺にまとわりついていた。そしてそれらが認識されずにいた間、私はその影響を受け続けた。しかしながら、退行セッションの中でそれらの死を再び体験したとたん、つまり、それらを意識的認識の中に引き戻し、その苦しみを再び感じて放出したとたん、私は肺の問題から解放された。

そしてそれだけではない。その肉体上の問題は、私が学ぶ必要のあった貴重な教訓にも私の注意を向けさせた。ピアニストとして脚光を浴びた人生への退行は、創造性を発揮することと、愛や思いやりを追求することとの間の、バランスを取ることの重要性を、私に教えてくれた。

ホロコーストの犠牲者として生きた人生への退行は、私が行なう必要のあるもう一つの作業を教えてくれた。ガス室で死を迎えたとき、私はもはや人間として機能していなかった。私の魂は麻痺《まひ》していた。家族を失った悲しみと自分の人生が無駄になったという思いが、私の体の中に凍り付いていた。

そしてその深い悲しみは、いまの人生の中で、私の意識の表面直下まで膨らんできていた。夢の中に押し入ってくることさえ度々だった。しかし、その事実を意識的に認識することで――遠い昔に失われた家族と自分の人生を存分に嘆き、悲しむことで――いまや私は、自分の魂のその部分に安らぎをもたらすことができた。

私はまた、病床にあったときに脳裏から離れなかった「輪廻転生は私の人生にとってどんな意味があるのだろう」という疑問への答えが、ついにもたらされたことを理解していた。その答えは直接的かつ実際的だった。自分の前世を再体験することで、私は過去の呪縛から解放され、現在の中で新鮮なスタートを切ることができた。

私は光を感じていた。あの退行セッションが、私に健康と新しい目的をもたらしてくれていた。そして私は、自分のその体験を他の人たちに伝える必要を感じた。私は自分が体験した前世退行に関する話を、聞く耳を持ちそうな親類、友人、その他のあらゆる人たちに話して聞かせた。そしてその結果、私の興奮に刺激された一二名の友人が、ノーマン・イングとの退行セッションを希望してきた。

あの八月の午後、ノーマンが、サラとチェースと私と一緒にキッチンでお茶を飲んでいたのには、そんな背景があったのである。いまにして思えば、あのときわが家のキッチン内には、あの出来事の発生を促す様々な要素の絶妙なブレンドが存在していた。ノーマンの熟練した退行誘導テクニック、前世を思い出すことで私自身が体験したばかりの驚くべき治癒、そして、なんとも説明できない私の子どもたちの異常な恐怖。そのすべてがわが家のキッチン内で混ざり合い、あの小さな奇跡を強く誘発する状況が作り上げられていたのである。

「ママの膝の上に座ってごらん……うん、いいね。それじゃ目を閉じてみようか……大きな音を聞いて怖くなったとき、君は何を見ているのかな？　聞かせてくれるかい？」

ノーマンがそう言ってチェースを優しく導いた瞬間、私の目は開かれ、私の人生は方向を変え、私の未来は決まり始めていた。

第3章　遊び場での物思い

　サラとチェースが前世退行を体験した数週間後、チェースの幼稚園での父兄ボランティアの順番が私に回ってきた。

　私は遊び場のほぼ中央、子どもたちが発する金切り声と笑い声の渦のまっただ中に立っていた。チェースの幼いクラスメートたちが、思い思いの遊びに興じている。ほとんどが四歳から五歳。秋のきらめく日差しのもとで鬼ごっこに熱を入れる子どもたち。小屋の中で飼われているウサギに、餌をやる子どもたち。ウサギを撫でている子どもたち。ジャングルジムを元気に上り下りする子どもたち。ブランコで限界に挑戦している子どもたち。幼稚園の遊び場が永住の地となった古いモーターボートに乗り込み、新たに乗り込もうとするクラスメートたちに大声で指令を発したり、手を振っている子どもたち。そして女の子が二人、ケープを優雅にたなびかせ、歌を口ずさみながら、軽やかなステップで踊り回ってもいた。

　私は周囲を見回し、チェースを探した。彼の鮮やかな赤毛は、どんな人だかりの中でも簡単に見分けがつく。彼は何人かの仲間と一緒に、後込《しりご》みする小さな男の子の手を引きながら、ジャングルジムを上ろうとしていた。

そしていつしか、私の心も遊び始めていた。チェースがかつて、戦争で怪我をした黒人兵として生きていたとするならば、こうやって遊んでいる他の子どもたちは、一体誰だったことがあるのだろう？彼らは覚えているのだろうか？　もし私が彼らに、前の人生では誰だったのかと尋ねたとしたら、イヌイットの村人だった、ロシアの貧農だった、アフリカの牛飼いだった、などという答えが返ってきたりして？

やがて、グランド内を何気なく見回していた私の目が、ウサギ小屋の前にしゃがみ込んでいた一人の少女に釘付けになった。ウサギに向かって熱心に話しかけている。すぐそばを、木の陰から姿を現した二人の〝踊り子〟が楽しそうに笑いながら、軽やかなステップで通り過ぎた。思わず私は、自分の子どもの頃を振り返り、ベティーと交わした様々な会話を思い出していた。ベティーは私の想像上の友達で、人間サイズのウサギだった。

ベティーが架空の存在であることは、子どもの私にもわかっていた。しかし私は、彼女と一緒にいることが、現実の友達と一緒にいるときと同じように楽しかった。私たちは、一緒に三輪車を乗り回すなどして（常にベティーが後ろに乗った）、いつも楽しい時間を過ごしていた。

子ども時代の空想遊びは他にもあった。例えば、友達と一緒にハドソン川に出かけては、そこの土手の上に砦《とりで》を作り、敵の攻撃から自分たちを勇敢に守る、という空想ゲームに延々と興じたりもした。遊びに没頭している子どもたちを見ながら、私は再び子ども時代に戻り、空想の魔法の虜《とりこ》になっていた。

「ママ、物語の時間が始まるよ！」チェースだった。彼はそう叫んで私の注意を促すと、一目散に園舎に向けて走っていった。

教室に戻ってすぐ、私は子どもたちの豊かな空想力に目を見張った。と同時に、前世の記憶が、表面的には、空想ととても似ていることを再認識していた。どちらの中においても、子どもたちは、別の時代の別の人物として生きることができる。他人には見えていないものを見たり、他人には見えていない人たちと話すこともできる。

しかしながら、この両者間には決定的な違いがある。空想遊びに興じている子どもたちは、自分の意志で自由に変えることのできる一時的な現実を作り上げている。彼らは登場人物や物語の内容を簡単に変えることができるのである。砦を死守する勇敢な兵士を演じていたかと思うと、次の瞬間には、王様や女王様においしいパンを焼いてあげる陽気なパン屋さんにもなれるのだ。その種の空想はいわば、彼らが真実だと信じることと、際限のないイマジネーション、そしてあまりにも非現実的な魔法のミックスであり、はなはだしく一貫性に欠けることがしばしばである。

一方、サラとチェースが前世を思い出したときに見たものは、別のタイプの現実だった。二人が描写したことはみな、実際にありそうなことばかりであり、キッチリと一貫性も保たれていた。彼らのその記憶は、いわば真実の響きを放つ、彼らの内なる現実だった。その物語の中には、どんな苦境をも好転させてしまう魔法のパワーなどは登場してこない。それどころか、彼らが描写した出来事は、彼ら自身がこの人生で体験した、あるいは見たことのあるどんな出来事よりも、はるかに悲劇的なものだった。彼らは、自分たちで思い通りに創作できる架空の冒険を楽しんだりしていたのではなかったのである。

私は一人用の四角いカーペットに座り、先生が読んで聞かせるネズミとオートバイの物語を、子どもたちと一緒に聞き始めた。いつしか私は、子どもたちの様子をじっと観察し続けている自分に気がついていた。大きく見開いた目をキラキラと輝かせながら聞き入っている子どもたち。カーペットに横たわり、目を閉じて物語の中に静かに入り込んでいる子どもたち。ある男の子は、まったく落ち着きがなく、カーペットの隅を手でつかみ、座ったままその場で回転を続けていた。

その小さなクラスの中で見て取れる多様な人格に驚きを感じながら、私はいろんなことを考えていた。これらの子どもたちは、以前はどんな人間だったのだろう。彼らの魂は、これまでにどんな体験をしてきたのだろう。この人格の多様性は、彼らの前世とどれほど深く関連しているのだろう。幼い子どもたちが見せるあどけない表情の一つ一つが、私にはとても深い意味を持つように思えてならなかった。

私はチェースに目をやった。彼は親友のヘンソンとメアリーに挟まれて座っていた。彼の目は大きく開かれていたが、やや疲れの色も見せていた。故郷と家族から遠く離れ、兵士として大きな苦痛を体験していた頃の彼を思い、私は同情を禁じ得なかった。あの身の毛もよだつ狂気の戦場から、優しい友人たちに囲まれた安全なクラスルームに至る、息子の魂の長い旅路。私はそれに思いを馳せながら、彼への温かい愛が自分の内側から止めどなく溢れ出てきているのを感じ、静かに微笑んだ。

次の瞬間、私のその物思いは突然中断を余儀なくされた。各人がカーペットの敷物を片づけ、帰宅する時間が訪れていた。

アイデアの乱舞

それから数日後、私は友人のキャシー・スカイと昼食をともにした。キャシーは幼稚園の教師で、自身も三人の子の母親である上に、ミュージシャンでもあり、聡明な作家でもあった。私が寝込んでいた頃、彼女は温かいスープを持って見舞いに訪れ、子どもたちの面倒まで見てくれたものだった。そして彼女は、私がノーマンと退行セッションを行なったことを知っていて、私の驚異的な回復を目撃してもいた。

その昼食で私は、自分と子どもたちがノーマンと一緒に具体的にどんなことを行ない、どんな結果を手にしたのか、さらには、それ以降私がどんなことを考え続けてきたのかを、初めて彼女に話して聞かせた。

私は三十分もの間、一人で話し続けた。気がつくとキャシーは昼食を食べ終えていて、私はまだ自分の食事にほとんど口をつけていなかった。

ずっと黙って聞いていたキャシーが口を開く。「それで、それは安全なの?」

安全? 私は彼女の言葉に驚いた。私の子どもたちの退行体験は、とても穏やかで、とても自然なものだった。彼らに危険が及ぶことなど、私には考えられないことだったのである。サラとチェースはどちらも、とても容易に前世の記憶の中に進入し、またそこから退出していた。退行を終えてから数分もしないうちに、いつものように楽しそうに遊び始めていたし、前世の体験といまの現実を混同したりしたことも一度もない。特にサラは、彼女が体験したことの重要性をとてもよく理解していた。

フォークを急いで動かしながら、私は結論を口にした。

「何よりも大切なことは、結果的に彼らの人生が素晴らしく好転したということなの。二人とも恐怖症から解放されて、チェースの場合は湿疹まで治ってしまったんだから」

キャシーは私の言いたいことを理解してくれた。

デザートを食べながら、キャシーと私は、二人が共通して知る、恐怖症に悩まされていると思われる子どもたちの名前を列挙した。

ある幼い男の子は水を怖がっていて、母親からどんなに勧められてもプールに行くことを拒否し続けていた。彼は前世で溺れ死んでいたのだろうか？　そのときのことを思い出すだけで、彼もまたその恐怖から解放されるのだろうか？

この種の思いは私をどんどん興奮させ、さらなるアイデアを誘発した。恐怖ばかりでなく、子どもたちが示しているその他の様々な特徴もまた、もしかしたら前世に起因したものなのかもしれない。私たちは、やはり二人が共通して知る、常識はずれの才能、異常な興味、あるいは風変わりな行動を示している子どもたちを思い浮かべた。

キャシーのクラスのある三歳の女の子は、あるとき遊び場で、自分で掘った小さな穴に木の葉をかぶせ、その前にかがみ込んで泣いていた。キャシーがどうしたのかと尋ねると、その女の子は「洪水で死んだ私の子どもたちがかわいそう」と訴えたという。キャシーがそのことを少女の両親に話すと、彼らは理解できず、ただ不思議がるだけだった。

心の中で膨らむ可能性に刺激され、キャシーと私は、さらに別のアイデアへとジャンプした。同じ両親のもとに生まれながら、お互いに、また両親ともまったく違う特徴を示している兄弟、姉妹たちがどんなに多いことか。キャシーも私も、子どもを産んだ直後に、その小さな命のユニークさを強く感じていた。誕生の瞬間に、すでに個性の種が存在している。私たちはそう感じていた。

そして、そのユニークさを作り出しているのは、両親の遺伝子のユニークな組み合わせばかりではないはずだ。それは、彼らがこの人生に持ち込んできた前世の人格的特徴や体験にも、少なからず起因しているのではないだろうか。科学者たちはこれまで、「子どもとは、体験によって随時情報が刻み込まれる真新しい石板のようなもの」だと主張してきた。しかしながら、子どもというものは、おそらく、それ以上のものである。私たちはそう感じていた。

この壮大な物思いのまっ最中、キャシーは昼休みがもう終わっていることに突然気がつき、大急ぎでレストランを後にした。私は一人テーブルに残り、コーヒーをすすりつつ、なおも頭の中で様々なアイデアを乱舞させていた。

危険な領域

これらのアイデアに対して、誰もがキャシーほどの興味を示したわけではない。他の友人たちは、私の前世退行の冒険を、決して手放しでは受け入れようとしなかった。一部の友達は、輪廻転生が存在する可能性と、それが不平等な人生を説明するための最も理にかなった理論のようだということに関しては理解を示したが、前世の想起が病気の治癒につながったとする私の見解を聞くや、とたんに疑いの目を向けてきた。彼らは、「あなたは少し考え過ぎよ」とでも言いたげに、私が体験したことを説明する方法が他にもきっとあるはずだと指摘してきた。

そしてその他の友人たちは、輪廻転生という言葉を聞いたとたん、私が理性の外に足を踏み出しつつあると判断し、明らかに戸惑いの表情を見せてきた。彼らにとって、輪廻転生は得体の知れない超自然的概念であり、三流ゴシップ誌の見出しに勝るとも劣らぬほどに疑わしいものだった。ましてや、自分の子どもたちをそんなものに巻き込むなんて！

特にある友達は、こう言って私に警告した。

「あなたはいま、とても危険な領域に入り込もうとしているわ。一度そこに入り込んだら、二度と戻ってこれないかもよ」

私は、輪廻転生は自分にとってとても理にかなったことであり、自分が長年にわたって確かめたいと思ってきた真実を確証するものだった、と言って反論を試みた。

「そして何よりも……」私は強調した。「前世を思い出すことで、私の人生は間違いなく好転したの。サラとチェースの人生に関してもまったく一緒」

しかし彼女の態度は変わらなかった。いくら話しても無駄なようね……私はそう判断して話題を切り替えた。

この種の抵抗と批判に接して、私は、より信頼性の高い別の情報源による確証――前世の記憶に関する確固たる記録資料――の必要性を痛感した。自分の体験をバックアップしてくれる権威ある調査資料がありさえすれば、疑り深い友人たちにもきっとわかってもらえる。

前世の記憶に関する確かな事例と説明が記された一冊の本さえあれば……そう考えれば考えるほど、私はそんな本が欲しくなってきた。それは私にとっても、リアリティー・チェックのための素晴らしい道具となるはずだ。私と私の子どもたちに起こったことを確証してもくれるだろうし、それがどのような意味を持つのかに関する私の理解を深めてもくれるだろう。

子どもたちの前世退行について書かれた本が必ずあるはずだ……。私は考えた。人々の信頼を勝ち取っている権威ある立場の学者や専門家たちのうちの、少なくとも何人かは、私が偶然に自らの手で発見しつつあったことを、じっくりと調査・研究し、その結果をしっかりと記録しているに違いない。

でも、それらの専門家たちはどこにいるのだろう？　そしてどんな人たちなんだろう？　彼らを探すには、どうしたらいいのだろう？

第4章　死の瞬間

調査のスタート

私の調査活動は、町の図書館の「宗教と哲学」の棚から始まった。一年前にすでにスティーブが調査してくれていた場所ではあったが、もしかしたら見落としがあるかもしれないという思いで、私はそこに出かけていった。

しかし、古くさい学術書ばかりが並ぶその棚の検索は実りのないイライラする作業で、最終的に私が手にしたものは、積もり積もった埃によってもたらされた鼻水だけだった。どの本も、前世を思い出すことが病気の治癒につながりうることを、ほのめかすことさえしていなかった。

もっと新しい本を調べてみよう。私はチェースを引き連れ、アッシュビルの繁華街にある、本屋と喫茶店がドッキングした店に出かけていった。そこは私のお気に入りの場所だった。私は彼をどうにかなだめすかして、その店の「子どもコーナー」に座らせ、占星術と仏教の本に囲まれた輪廻転生と神秘主義のコーナーへと飛んでいった。

すぐに私は、いくつかの興味深いタイトルの本を見つけ出した。フィオレ、ストフェン、ウォムバック、ムーディらの書いた本だった。しかし私には、それらにじっくりと目を通している余裕はなかった。静かに座っていることに耐えきれなくなったチェースが、小さな女の子と一緒に本棚を利用してかくれんぼを始めていたからだ。

店の中を走り回りながら二人が上げている金切り声が、ハッキリと聞こえてくる。どこかの棚からドサッと本が落ちるか、どこかに置いてある何かが倒れるのは、もう時間の問題だ。急がなくちゃ。私はフィオレとウォムバック、そしてムーディの本をレジに運んでそそくさと支払いを済ませ、チェースを引きずるようにして家路についた。

ウォムバック博士と「四つ叉《また》スプーン」の歴史

ヘレン・ウォムバック博士の『Reliving Past Lives（前世を再び生きる）』は、まさに、私が批判者たちに提供できればと願っていた本だった。彼女は、前世の記憶が実在することを証明するための素晴らしい実験を考案していた。

ウォムバック博士はそもそも、前世研究とはまったく無縁だった。彼女は自分のキャリアを、伝統的な科学者、心理学者としてスタートさせている。その彼女がこの非伝統的な分野に関心を向けるようになったのは、彼女自身がたまたまニュージャージー州のクエーカー博物館を訪ねたときに体験した、「デジャブ（既視体験）」として知られる独特の感覚がきっかけだった。その古い建物の階段を上っているときに、すでに彼女は自分が別の時代の別の場所に足を踏み入れたという押さえがたいフィーリングを手にしていたという。

「私はそこの小さな図書室に入り、ある書棚に向かって自動的に歩いていた。そして書棚の前に立った私は、ある本に手を伸ばし、それを抜き取った。私は、それがかつて自分の本であったということを知っている気がした。私はページをめくり始めた。するとまもなく、私の内なる目の前に、ある情景がハッキリと現れてきた。私はラバにまたがり、その本を目の前の鞍《くら》の上に乗せて開き、刈り株だらけの畑をゆっくりと横切っていた。暑い太陽が背中から照りつけていて、着ていた服が肌にチクチクしていた。私は鞍にまたがり、ラバが動いているのを感じながら、その本を読むことに集中していた。私はその本の内容を、ページをめくる前から知っているようだった」（『前世を再び生きる』より）

ウォムバック博士は、「自分は別の肉体とともに別の人生を生きたことがある」というその押さえがたいフィーリングに愕然《がくぜん》とした。そんなフィーリングを手にしたことは、彼女にも初めてのことだった。当時の彼女は、自分自身を、有能な大学の専任講師であり、極めてまともな心理学者であると考えており、超常現象と呼ばれるものはすべて、「無意味な空想や幻想として説明され、処理されるべきもの」だと信じていた。しかしながら、彼女のその鮮明なデジャブは、空想として葬り去るにはあまりにもリアルだった。

自分は、何らかの隠されてきた現実――心理学の教科書には載っていない心の特定の次元を、垣間見たのかもしれない。そう考えて彼女は調査を決意した。その新しい次元の理解は、彼女自身の診療活動にとって、とてつもなく価値のあるものになりそうだ、という予感もあった。

この私的な体験によって、心の能力に関するウォムバック博士の考え方は大きく変化した。しかし、科学的手法に対する彼女の信頼は微動だにしなかった。彼女の科学者としての精神は、彼女に、その現象をあくまでも客観的、かつ合理的に研究するよう求めていた。

彼女の研究は、超常現象と前世想起に関する入手可能なあらゆる書物を読むことからスタートした。

続いて彼女は、学生のボランティアを募り、誘導催眠によって彼らを前世に退行させる実験を開始した。その実験を繰り返す度に、彼女の研究意欲はますます強まっていった。被験者たちは深い感情の高ぶりを体験し、それが彼女に、また被験者たち自身にも、前世の記憶の現実性を確信させていた。

被験者たちは最終的に、世界中の様々な場所で様々な時代に過ごした、いくつもの人生を、詳細に描写した。彼女が調査できた、前世退行中に描写された歴史的事実のほとんどが、歴史家たちが何世紀にもわたって記録し続けてきたものと一致していた。それぞれの時代の服装や食事、気候、建築物などに関する彼らの描写は極めて詳細であり、彼女はその描写の正確さに大きな驚きを示している。被験者たちは、彼女が図書館にこもって何時間も調査して初めて知った、ほとんど世に知られていない事柄に関してさえ、極めて正確に描写していたのである。

しかしながら、前世の現実性を証明することは、そうたやすいことではない。個々のケースのどれ一つをとっても、情報の量が、彼女の疑り深い科学者仲間たちを納得させるには決して充分ではなかった。被験者たちが今回の人生で手にした知識をもとに物語を作り上げた可能性を、決して完全には否定できないのだ。彼女は大きな壁にぶち当たった。

しかし彼女はめげなかった。続いて彼女は、実験データ内の様々なパターンに目をやり、ある興味深いパターンを発見して、前に進む自信を取り戻した。被験者たちの半数が、少なくとも過去の一度の人生において、とても若くして死んだことを報告していたのである。

それは、原始社会では約半数の子どもたちが五歳未満で死亡していた、という歴史的事実を投影するものであるとともに、ウォムバック博士にとって、被験者たちの前世物語が、彼らの空想によって、あるいは、本や映画などから拾い集めたイメージをもとにして創作されたものなどではないことの、確かな証明でもあった。飢饉《ききん》や病気によって哀れなまでに短縮されてしまった人生を空想したり創作したりするような人間が、一体いるだろうか？

この観察結果をヒントに、ウォムバック博士は実験の方法を変えてみることにした。自身が受けた科学者としての教育を通じて、彼女は、統計データによって浮かび上がる包括的、社会的な行動形態の方が、個々のケースの調査結果よりも（たとえそれらがどんなに魅力的な内容であっても）、はるかに信頼できるということを知っていた。

そこで彼女は、個々のケースを可能な限り詳細に記録しようとするそれまでの作業をやめ、多人数の被験者たちから一挙にデータを収集する作業を開始したのである。それによって浮かび上がる特定のパターンが、特定の歴史的事実の包括的なパターンを示すことになるのではないだろうか。彼女はそう期待していた。

ウォムバック博士は、それまでの経験から、十数名の人々をまとめて退行させるのも、一人の人間だけを退行させるのと同じくらい簡単なことである、ということを知っていた。彼女はまた、被験者たちは、たとえ退行中に何も話さなかったとしても、その中で体験したことのすべてを覚えていられる、ということも発見していた。

これらの発見を後ろ盾として、ついに彼女は、グループ分けした多数のボランティアたちに退行催眠を施し始めた。彼女はそれぞれのグループの人々を、まったく同じ方法で催眠状態に導き、彼らに、紀元前二〇〇〇年から西暦一九四五年までの間の一一の異なった時代区分のどこかにさかのぼるよう促した。この作業は、それぞれのグループに対して三度ずつ行なわれた。

彼女は前世に退行した被験者たちに、周囲をよく観察するよう、そして、その前世における典型的な一日を体験するよう促し、その後で彼らを、その生涯での死の瞬間とその直後の体験へと誘導した。そして被験者たちは、催眠状態から戻った後で文書化された共通の質問リストに答えることになっていたが、退行中も含めて、回答を書き終えるまでは、何も話さないよう求められていた。

その質問リストは、被験者たちに、彼らが退行中に見たこと、体験したことを、記録させるためのものだった。そこには、彼らはその前世でどんな服装をし、どんな履き物を履いていたのか、彼らの皮膚の色は、髪のタイプは、気候は、風景は、住居は、その他の建物は、彼らが食べていた食べ物は、用いていた器具類、道具類、お金類は、といった質問が並んでいた。

加えて、彼らの死に関するデータを集めるための質問も用意されていた。どこで死んだのか、何歳で死んだのか、死因は、死んだ後でどんなことが起こったのか、といった質問である。ウォムバック博士は、洗練された科学的方法論に従い、統計上の誤りや歪みを防止するためのあらゆる手段を導入した。ボランティアたちは、実験開始の段階では、互いにまったく面識がなかった。そして彼らは、全員が回答を終了するまでは、言葉を交わすことを固く禁じられていた。

彼女はまた、空想に基づいた回答や創作された回答を容易に識別できるよう、質問に工夫を凝らしてもいた。個々の回答用紙ごとに、内部矛盾や時代錯誤のチェックを行なうことも忘れなかった。

前世を思い出した被験者は、全被験者の七〇パーセントにも上っていた。そしてウォムバック博士が最終的に有効だと判断した回答用紙は、一〇八八部だった。当初彼女は、全体の一〇~二〇パーセントは、不正確な、あるいは矛盾した内容であるために統計から除外されることになるだろうと予想していたが、実際に除外せざるを得なかったのは、驚いたことにわずか一一部で、全体の一パーセントにも満たなかった。

彼女は彼らの回答を、彼らが思い出したかつての居住地域、文化、気候、人種、社会的地位などを整理しながら念入りに分析した。そして、図表やグラフ付きの彼女の結論は、被験者たちによる前世想起のデータと歴史的事実間の、細部にわたる驚くべき相関関係を示すものだった。かいつまんで紹介しよう。

【男女比率】

被験者たちが報告した前世における性別を総合すると、どの時代においても男性と女性の数はほぼ同じだった。ちなみに全時代通算の男女比は、男性が五〇・三パーセント、女性が四九・七パーセント。被験者の七八パーセントが女性であったことと、「ほとんどの被験者は、前世で極めて不規則に男性と女性との間を行き来してきたようだ」という分析結果を考慮したとき、この結果はより一層注目に値する。

【富者と貧者】

彼女の被験者たちの中で、著名な歴史上の人物、あるいは誰もが羨《うらや》むような人間として生きていたと報告した者は、一人もいなかった。かつてのクレオパトラも、ナポレオンも、ガリレオも、マリー・アントワネットもいなかった。彼らの前世のほとんどは、平凡で慎《つつ》ましく、かなり厳しいものだった。ほぼすべての時代において、主な職業は農業と食物の収集だった。彼らの大多数は、一生を通じて粗末な衣服に身を包み、粗末なあばら屋で暮らし、風味の乏しい穀類を木の容器から手づかみで食べていた。

富者と貧者の比率は時代を超えて一貫していた。どの時代においても、富裕層が一〇パーセントを超えることはなく、中産層（職人や商人）は二四パーセントから三四パーセントの間を移動し、貧困層（貧農、未開民、兵士、奴隷）が六〇パーセント未満になることは決してなかった。文明が衰退期を迎えて混沌《こんとん》としていた時代においては、貧困層の割合が八〇パーセントにも達していた。

【人種と居住地域】

ウォムバック博士の退行被験者は、ほぼすべてが中産層の欧州系白人であったが、彼らの大多数が、他の人種（アフリカ人、アジア人、インド人など）として生きた少なくとも一つの前世を思い出していた。また、前世における彼らの時代別居住分布の状況は、歴史に記録されているこの世界の地域別人口密度の推移と正確に一致していた。

二十世紀中の前世を思い出した白人被験者たちのほとんどは、そのいわば直前の前世においては黒人、あるいはアジア人として生きていたと報告している。それは、「前世の記憶とされるものは、遺伝子的記憶に他ならない」とする主張を完全に打ち砕くものである。

【食べ物】

被験者の大多数は、穀物の粥のような風味の乏しい食物、野山で採集した根菜類やベリー類、そしてときおり、果物や野菜類を食べてもいたと報告している。肉を食することは極めて稀で（彼らの話の中に牛肉は西暦一五〇〇年までまったく登場してこない）、被験者たちの多くは腐った食べ物を食べていたとも報告している。彼らが試食した野生動物は主に小動物で、その味はひどく脂っこかったという。

ウォムバック博士の詳細な統計分析はまた、粗雑なスプーン様器具から三つ叉のフォークを経て（西暦一五〇〇年頃)、現代の四つ叉フォークの登場(一八〇〇年頃)に至る、食用器具の進化の歴史を見事に浮き彫りにしてもいる。ただし、彼女の被験者たちの大半は、食べ物を手でつかんだりすくったりして食べていたと報告している。

一〇〇〇を超す前世退行体験からの膨大なデータをもとに、ウォムバック博士は、「催眠下での前世想起は、過去の出来事を正確に投影するものであることが、統計学的に証明された」と結論づけている。「これらのデータは……」彼女は自信に満ちて語っている。「被験者たちの希望的空想などではなく、前世の真の記憶の中から引き出されたものである」

人類の死に関する統計分析

私がこれらの情報をどんなに歓迎したかは、ご想像の通りである。それは、私が心から求めていた資料だった。この客観的なデータを示されたならば、私の「より合理的な」友人たちも、前世の真実性をそう簡単には否定できないだろう。私はそう確信した。

『前世を再び生きる』は私に、「前世などというものは、単なる迷信、あるいは空想であり、パーティーの席で冗談の種にされる程度の価値しかない」という一般的な考えに挑戦するための、確かな拠り所を与えてくれた。

しかし、ウォムバック博士の研究の中で私の興味を一番強く引いたのは、被験者たちが再体験した前世での死に関する部分だった。それは、有史以来人々が体験してきた死に関する統計分析の様相を呈する、私にとってはまったく新しい情報だった。

他のデータに関して同様、ウォムバック博士は、被験者たちの死因を分類し、それを時代別にグラフ化していた。被験者たちが報告したあらゆる死亡体験中、六二パーセントは、老衰や病気といった、いわゆる自然死で、一八パーセントは、殺人、自殺、あるいは動物の攻撃などによる非業《ひごう》の死、そして残りの二〇パーセントは、死因が不明だった。また、被験者たちの多くは三十歳未満で死を体験していたが、それは有史以来の平均寿命と見事に一致するものである。

そして私の興味をさらに掻き立てたのは、被験者たちが死に際して体験したことの統計的内訳だった。

●被験者の九〇パーセントにとって、死は退行体験中で最善の出来事だった。彼らは死ぬことがどんなに快適なことであったかを繰り返し報告している。

●七九パーセントの被験者が、死の直後に深い安らぎと平穏を体験していた。彼らの多くは肉体から解放された喜びを感じ、そのあまりにも大きな喜びに、退行体験中に泣き出してしまうほどだった。

●二〇パーセントの被験者が、死の直後に上空に浮かび上がり、自分が残してきた肉体の周りで繰り広げられている喧噪《けんそう》を眺めていた。

●三分の二の被験者が、肉体を離れた後で明るい光に向かって上昇していった。二五パーセントの被験者は、まず最初は暗闇の中にいる自分に気づき、続いてその光の中に入っていったと語っている。

●大多数の被験者が、退行体験の後で、現世での死に対する恐怖を感じなくなったと報告している。

ただし、前世での死を全員が必ずしも穏やかに受け入れていたわけではない。残りの一〇パーセントの被験者たちは、前世での死をネガティブな感情を伴ったネガティブな体験として描写していた。彼らはおしなべて、事故や戦争などで、あるいは激しい恐怖を感じながら、突然の死、あるいは非業の死を遂げた人たちだった。

ある例は、突然の死がいかに大きな混乱を招きうるものであるかを明らかにしている。「私は道路を走って渡っているときに、車に轢《ひ》かれて死にました。でも、そのとき私は、自分が死んだということに気づかず、その道路を走り続けていました。すぐに私は、ひどくイライラして、何が何だかわからなくなりました。自分に何が起こったのかが、わかっていなかったからです」

ある魂たちは肉体の死を深い悲しみとともに体験していたが、その悲しみは概ね、自分が死んだことに対する悲しみではなく、後に残された人たちを思いやっての悲しみだった。すべての死の中で最も悲しい死は、幼い子どもを残して先立った親たちや、出産中に亡くなった母親たちのそれだった。この種の不幸は歴史を通じて、とても頻繁に発生していた。

癒しのヒント

ウォムバック博士のこの実験は、ある素晴らしい副産物を生み出してもいた。集団退行を体験した人たちのかなり多くが、少し後で、長年にわたって患ってきた様々な恐怖症がきれいに消え去ってしまった、と報告してきたのである。

それらの恐怖症は、彼らの前世での死に方と常に関連していた。例えば、ある被験者は水に対する恐れをずっと感じ続けてきていたが、前世で溺れ死んだことを思い出したとたん、その恐れから解放されていた。馬を極度に怖がっていたある被験者は、前世で馬によって死に追いやられたことを思い出したとたん、その恐怖から解放されていた。

また、ある女性は頻繁にめまいを感じたり、突然走り出したくなるという意味不明の衝動に襲われ続けていたが、前世で、怒り狂った人たちに追いかけられて崖っぷちに辿り着き、そこから身を投げて死亡したことを思い出したとたん、どちらの症状からも解放されている。

ウォムバック博士は、「ネガティブな感情を伴う前世での衝撃的な死が、おそらく、現世における多くの恐怖症の原因となっている」と結論づけた。しかし、彼女が指摘したのはここまでだった。

実は、ウォムバック博士の調査は、もう一つの、少なくとも私にとってはもっと重要な事実を明らかにしていたのである。被験者たちの多くは、セラピストによる誘導や介入を受けることなく、また、前世の記憶と癒しの関連性などまったく知らなかったというのに、様々な恐怖症から解放されていた。ウォムバック博士も被験者たちも、前世を思い出すことで恐怖症が癒されることなど、まったく予想していなかったのである。それはいわば、単なる偶然の出来事で、ウォムバック博士にとっても、被験者たちにとってと同様に驚くべきことだった。

この情報に私の心はときめいた。それは私にとって、彼女の本がもたらしてくれた最も重要なニュースだった。もしもこれらの癒しが、被験者やセラピストの「意図」も「期待」もないところで発生したのだとすれば、前世想起によるヒーリング効果は、極めて「パワフル」かつ「普遍的」である、ということになるのではないか。前世を単に思い出すだけで、私たちは自分の恐怖症を癒すことができるのだ。それが可能であることを、私たちは知っている必要さえないのである。

しかしウォムバック博士は、この点にはさらっと触れただけで、踏み込んだ議論はいっさいしていない。彼女の主な努力は、前世の記憶の実証的証拠の発見に注がれていて、私が特に深い関心を寄せていた疑問の多くは、なおも疑問のままであり続けていた。

例えば、前世の記憶は、今回の人生と「どのように」あるいは「なぜ」結びつくのだろうか、という疑問にも彼女はまったく答えようとしていなかった。さらには、統計学的なパターンの発見に注意を払う一方で、私にとってはこの現象の中心的役割を果たしているように思えた「死に際の激しい感情」にもまったく注意を払っていない。子どもたちに関するデータも何一つ示されていなかった。

フィオレ博士と前世退行

その意味で、エディス・フィオレ博士の『You Have Been Here Before（あなたは前にもここで生きていた）』は、私をより満足させてくれるものだった。それは、私が初めて出会った、前世退行の「ヒーリング効果」に焦点を当てた本だった。

ウォムバック博士同様、フィオレ博士も、以前には前世の存在をまったく信じていなかった。事実、彼女の本には「前世などというものには、それを自らの手でまったく偶然に発見することになるまでは、思いをめぐらしたことさえなかった」と書かれている。

彼女は、マウント・ホールヨーク・カレッジ、メリーランド大学、およびマイアミ大学において臨床心理学者としての訓練を受けている。その九年に及んだ訓練は、科学的手法と客観性の重要性をことさら強調するもので、その過程で彼女は、「観察可能なものとだけ関わる」よう教えられていた。

ところがあるとき、フロイトの論文に接して、彼女はハタと気がついた。人々を真に援助するためには、すぐには観察不可能な、隠された動機を明らかにしなくてはならない。そして彼女は、カリフォルニアで心理療法クリニックを開業するにあたり、躊躇《ちゅうちょ》なく催眠療法を採り入れることにした。彼女にとってそれは、潜在意識内の隠れた動機に至る一番の近道だった。

フィオレ博士は、フロイトの「年齢退行法」を忠実に実践した。催眠状態にある患者たちに、彼らが抱えている問題の原因が発生したときまで、時間をさかのぼるよう促すテクニックだ。その原因は多くの場合、何らかの心の傷である。その忘れられていた傷が意識の中に引き出され、処理されることで、患者を悩ませ続けてきた症状は一掃されることになる。このテクニックを用いることで、従来の治療では解決に数年を要した複雑な問題の多くを、わずか数ヶ月で解決に導けるようになった。

さらに彼女は、この療法を続けていくうちに、患者たちを長年にわたって悩まし続けてきた問題のいくつかは、その原因が、生後二、三ヶ月、誕生の瞬間、あるいは子宮の中で発生していた、という驚くべき事実を突き止めるに至った。

それは当時としては極めて急進的なアイデアで、「新生児の脳は記憶を保持できるほどには発達していない」という定説にしがみついていた保守的な心理学者たちは、ただ嘲笑を浴びせてくるのみだった。しかしながら、フィオレの患者たちは、そういったまさに人生初期の記憶を取り戻したとたん、長年にわたって患ってきた感情的問題（罪の意識など）や肉体的問題（頭痛、喘息など）から一気に解放されてしまったのである。

フィオレ博士はまた、その後でもっと驚くべきことに遭遇した。ある男性患者に、彼の性的抑制の原因を突き止めるべく退行催眠を施していたときのことである。その問題の原因が発生したときまで時間をさかのぼるよう促された彼が、なんとこんなことを言ってきたのだ。

「二つか三つ前の人生で、僕はカトリックの牧師でした」

続いてその患者は、十七世紀のイタリア人牧師としての人生と、そのときの性的習性を、生き生きと感情を込めて描写した。ただし、そのときフィオレ博士は、その患者が輪廻転生の信者であることを知っていたため、彼が口にした「前の人生」は、彼の豊かな空想以外の何物でもないと理解したという。しかし、次に彼と会ったとき、彼女は大いに驚かされた。彼が性的問題から完璧に解放されていた上に、自分自身をはるかに好意的に見ることができるようにもなっていたからである。

さらに、そのセッションのすぐ後にも同じようなことが発生した。退行催眠を施されていた女性患者が突然、ある前世にジャンプし、その人生での死の場面を描写し始めたのである。その描写内容は、彼女を悩まし続けていた問題を完璧に説明するものだった。フィオレ博士は、そのときにもまた、それを本当に前世の記憶だとは信じなかったが、六週間後にその患者から問題が完璧に解決してしまったと聞かされ、半ば愕然としたという。

フィオレ博士のプロテスタントとしての生い立ちの中で、そんな事態に対する心構えをさせてくれたものは何一つなかった。彼女は、人間はこの地球上でたった一度しか生きない、と教えられていた。さらに、彼女が受けてきた科学的教育は、証明されていないものはすべて疑え、と教えてもいた。

しかし、彼女は根っからのヒーラーだった。患者たちを助けることに、その身を捧げていた。そんな彼女にとって、患者たちが前世らしきものを思い出すことで病状を回復させるという事実を無視することは、とうていできない相談だった。彼女の信念が、あるいは患者たちの信念がどのようなものであれ、前世の物語には明らかに癒しの効果がある。そのことを確信して以来、彼女は患者たちに前世退行を頻繁に施し続けた。

フィオレ博士のもとには、あらゆる種類の問題を抱えて人々が集まってきたが、彼らに対して彼女が最初に行なったことは、彼らの問題の原因を、まず現世の中で探し出そうとすることだった。そして、原因がそこで見つからないときに初めて、前世に目を向けた。

患者たちの問題の根っこは、前世における何らかの出来事、中でも死と関連したものであることがとても多かった。死という体験は……彼女は発見した……患者たちが抱えていた問題の原因となっていることが最も多い体験だった。彼女は、「患者たちが長年にわたって悩まされてきた症状から劇的に解放されたとしたら、それはかなり高い確率で、彼らが催眠状態の中で死を再体験したことの直接的な結果である」とさえ言い切っている。

フィオレ博士の症例の一つを紹介しよう。

実業家としてそこそこの成功を収めていたある弁護士は、ひどい高所恐怖症に悩まされていた。そのため彼は、飛行機にはいっさい乗らず、車で山中を走ることまでいやがっていた。その恐れは、彼の行動範囲に限界をもうけることで、彼の仕事を明らかに妨害していた。一般的な治療をいくつか受けてはみたが、どれも功を奏さず、あるとき彼は、最後の手段としてフィオレ博士の助けを求めることにした。

そして彼は、激しい感情を伴った劇的な退行体験の中で、自分がかつて、ヨーロッパのある教会のタイル屋根を修理していた労働者であったことを思い出した。彼はタイルに足を滑らせ、屋根を滑り落ち、すんでのところでどうにか雨どいにしがみつき、とりあえずは落下を免れた。しかしそれも束の間、雨どいを握っていた彼の両手は徐々に力を失い、彼の体は落下を開始した。はるか下方の木製の足場が、彼の死に場所だった。

そして、彼が数度の退行セッションを通じて、これらの恐怖に満ちた瞬間、瞬間を鮮明に再体験し、処理したとたん、彼の激しい高所恐怖症は跡形もなく消え去ることになった。

さらに、フィオレ博士によれば、恐怖症のみならず様々な肉体的症状もまた、前世での恐怖に満ちた死に起因していることが少なくないという。例えば偏頭痛や、背中や首などの慢性痛、あるいは慢性胃病といったものは、頭を殴られて殺されたり、ギロチンにかけられたり、絞首刑にされたり、銃殺されたり、槍《やり》で突き殺されたりといった前世での体験に起因している例が多かった。さらには、前世で傷を負った場所と現世の患部の位置は、ほぼすべての例で一致してもいた。

博士はまた「様々な肉体的症状が、死に際に体験した激しい感情、例えば怒り、罪の意識、悲しみ、恐れといったものの結果でもあり得る」と指摘している。それらの未解決の感情がそのときの記憶を鮮明に保たせ、後の人生の中で肉体的症状として姿を現してきていた。しかし、その激しい感情が催眠状態の中で再体験され、フィオレ博士の導きによって処理されるや、その前世体験の名残は一掃され、肉体の症状は消滅した。

フィオレ博士が明らかにしてくれたこれらの事実に接しながら、私はチェースに起こったことに思いをめぐらせていた。前世で発生した彼の罪の意識が、現世の彼を悩まし続けていた。ただしそれは、罪の意識としてではなく肉体的症状、つまり湿疹としてだった。しかもその湿疹は、前世で彼が銃撃を受けたのとまったく同じ場所である手首にできていた。そして、彼がその前世を再び訪れ、問題の感情を処理したとたん、その湿疹は消滅した。

それは最初、私には信じがたいことのように思えた。しかしいまや、フィオレ博士の本によって、あちこちで頻繁に起こり続けている現象であることが明らかになったのだ。

彼女が示した事例の数々は、私自身の前世の記憶の信憑《しんぴょう》性をも高めてくれた。私自身の前世物語が、他の物語群と一緒に『あなたは前にもここで生きていた』の中で紹介されていたとしても何の不思議もない。私はそう感じていた。

彼女の事例群は、私の前世物語とまったく同じ質と感覚を持っていた。彼女が紹介している物語の中にも、日常生活内の予想外な展開と、ありきたりな展開の双方が同じように含まれていて、それがそこはかとなく真実味を醸《かも》し出していた。

蘇った前世での死

「これまでに私は、一〇〇〇人以上の人たちが死ぬのを助けてきました。しかも、すべて私のオフィスの中でね」

フィオレ博士のこの発言は、ともすると戯《ざ》れ言《ごと》のように受け取られがちだが、まさしく真実である。前世を思い出した彼女の患者のほとんどが、その人生を終了させることになった彼ら自身の死亡体験をも思い出していた。彼らが思い出した死亡体験の内容は、ウォムバック博士の退行実験の結果とも、レイモンド・ムーディ博士が『Life After Life（死後の生命）』（邦題『かいまみた死後の世界』評論社）の中で紹介している臨死体験の内容とも、驚くほど類似していた。

前世での死を思い出した人たちのすべてが、死後も意識は持続することを明らかにしていた。彼らの意識は、彼らの心臓が動きを止めても決して停止することがなかった。彼らの知覚は、なおも活動を続けていた。彼らはなおも、そのときに彼らに起こっていたことや、彼らの周囲で起こっていたことを、見たり、聞いたり、感じることができていた。死の瞬間に感じていた痛みは、肉体的なものも、精神的なものも、すべて消え去り、空腹も喉の渇《かわ》きも癒されていた。彼らは再び、完全な自分を感じていた。

死の瞬間、彼らは自分が肉体から離れるのを感じていた。突然自分が軽くなり、上空に浮き上がり、羽毛のようにフワフワと漂いながら、立ち去ったばかりの下界のシーンを見下ろしていた。

彼らの多くが、明るい光で満たされた天国のような場所に入り、愛と優しさに満ちたその場所の雰囲気に浸ってもいた。天使たちや光の存在たちが現れたりもしていた。重い振動音、軽い振動音、そして中には天国の音楽を聞いたという人たちも存在している。

先立った友人や親族の霊体と再会したと語る人たちもいた。大多数の人たちにとって、それは真の至福だった。その、いわば次の人生との「変わり目」は、例外なく平和なひとときであり、言葉に尽くせぬ美しさと優雅さに満ちたもので、ある人たちはトランス状態の中でそれを再体験中に、歓喜の涙を流したほどだった。

前世での死を思い出したフィオレ博士の患者の多くは、生命に関する新しい信念を手にしていた。彼らはもはや、死というものを恐れなくなっていた。彼らは、死は終わりではなく、新たな始まりである、ということを理解していた。すべての患者にとって、思い出した死の体験は、深遠な感動の源であり、彼らの以後の生き方に大きな影響を及ぼすことになった。

ウォムバック博士の被験者たちも、九〇パーセント以上が、死の体験を、同じように快適なものとして描写していた。しかし、前世退行によって人類最大のミステリーの一つを理解したりすることが可能なのだろうか？　私は可能だと信じている。私自身が思い出した死の体験も、ウォムバック博士とフィオレ博士の患者たちが描写したそれと、ほとんどの点で一致していた。

サラが描写した彼女の死後の状態も同様だった。「木よりもずっと高いところに浮かんでいるような感じ。自分がとても軽くて、まるで空気になったみたい。私、きっと死んだんだと思う。もう痛みがない。もう終わったんだわ。とても気持ちいい」

そしてチェースは、戦場の上空を漂いながら、それまでの人生が終わり、次のより幸せな人生へと移動できることを喜んでいる自分を思い出していた。

フィオレ博士の本を読み終えたとき、私は、それまで探し求めてきたリアリティー・チェックの道具を、ついに自分は発見できたと感じていた。そこには、私が自分の家族の中で発見したのと瓜二つの前世物語と死亡体験、そして何よりも、前世想起がもたらす瓜二つのヒーリング効果を紹介する、経験科学の訓練を長年にわたって受け続けた臨床心理学者がいた。

その本は私に、さらなる調査に邁進するための自信をもたらしてくれた。追い求めてきた答えの数々が、徐々に見つかりつつあった。私の調査は実を結びつつあった。

しかし、私はなおも、その癒しが**どのように**して発生するのかに関する多くの疑問を抱えていた。それにしても、それらの疑問に対する答えの一部を、友人のキャシーの台所で発見することになろうとは……。人生とは本当に面白いものである。

ロジャー・ウルガー……魂と霊を求めて

ある朝、私は友人のキャシーに誘われ、彼女の家に出かけていった。「エスプレッソを飲みながらつもる話でもしましょ」というのがその誘い言葉だった。二杯目がカップに注がれた頃には、すでに私たちは空高く舞い上がっていた。私たちの声は分刻みに大きさを増し、隣の部屋で仕事をしていた彼女の夫、パトリックは、前世に関する私たちの活気溢れる会話に、いやでも聞き耳を立てなくてはならないはめに陥っていた。

彼は扉の隙間から顔をのぞかせ、仕事に集中できないので会話に加わってもいいかと言ってきた。「いや、偶然だね……」いつもながらの滑らかなジョージア訛《なま》りである。「実は僕の親友のロジャーが、前世の本を出したばかりなんだ。そう言えば、彼とはこんなことがあったよ……」

天然のエンターテイナー、パトリックが話し始めると、もう誰にもとめられない。彼がロジャーと一緒に過ごした「バーモント州の古き良き時代」の物語がスタートした。彼の話はいつも、面白すぎて、どこまでが本当でどこまでが作り話なのかがわからない。キャシーと私はもうお腹が痛くてたまらず、お願いだからもうやめてと言って、彼に話をやめさせた。

続いて彼は本棚に歩いていき、一冊の本を手に戻ってきた。「あんたなら、これを気に入るかもな」皮肉っぽい笑顔を浮かべてパトリックが言う。「前世の話なんて、僕はみんなデタラメだと思ってるんだけどね。しかしあんたら、よくこんな戯れ言を信じてるよ！」

キャシーと私は顔を見合わせ、またもや大笑いした。「こんな戯れ言を信じている狂った観客で、すみませんでしたね、道化師さん」

その晩、子どもたちがベッドに入った後で、私はその本を開いた。タイトルは『Other Lives, Other Selves : A Jungian Therapist Discovers Past Lives（別の人生・別の自己——ユング派セラピスト、前世を発見する）』。著者はパトリックの親友、ロジャー・ウルガー博士。

パトリックからその著者の話を聞かされたばかりの私は、ハッキリ言ってあまり多くは期待していなかった。ところが……ところがである！　読み始めてすぐ、私はウルガー博士の知識の急流の中にあっという間に飲み込まれてしまった。

そこには、私が長年にわたって泳ぎ続けてきたアイデアの流れのすべてを統合したものがあった。前世、T・S・エリオット、退行催眠、ウィリアム・ブレーク、ヒーリング……。特に嬉しかったのは、それが私の旧友とも言うべき『チベットの死者の書』に多くのページを割いていたことだった。ウルガー博士は、こういったアイデアのすべてを見事に説明するとともに、前世に関する私の理解に新たな深みを付け加えてくれた。

読み終えてすぐ、私は信じがたい思いでキャシーに電話した。

「この本を書いた人、本当にパトリックの友達なの？　ものすごく知的な内容で、文章も素晴らしく上手じゃない！」

パトリックに、こんなに学識のある友人がいたなんて。私は本気で驚いていた。

「そうよ」キャシーは言った。「パトリックには、なぜかすごい友達がいるのよね。他にも何人かいるわ」

フィオレ博士同様、ウルガー博士もセラピストで、前世の記憶のヒーリング効果に大きな関心を示している。と同時に、ウルガー博士は、心理学をはるかに超えた領域にまで目を向けることのできる能力を備えた、素晴らしく有能な学者であった。彼の本は、前世療法を並外れた治療テクニックとして紹介するだけの本にはとどまっていない。彼はそれを、永遠の研究テーマである「心の機能」の枠組みの中に配置するとともに、すべての人間の精神的構造の下に前世の記憶がどのように横たわっているかを示すことで、現代心理学の最も基本的かつ神聖な前提の数々に挑戦状を突きつけてさえいるのである。

西洋心理学、古来の東洋神秘主義、自身の退行体験、そして、前世退行を体験した無数の患者たちに対する直接的な観察の結果を統合することで、ウルガー博士は、前世の記憶がどのようにして機能するのかを説明する、包括的なモデルを作り上げていた。

私はすぐにまたその本を読み返した。ウルガー博士は子どもたちの前世の記憶についてはまったく触れていなかったが、私には、もし自分が「前世の記憶が大人たちに影響を及ぼすメカニズム」を理解したならば、それは子どもたちにも適用が可能なのではないか、という思惑があった。

ウルガー博士は、彼自身の物語で本をスタートさせている。彼はイングランドのとある町で生まれ育った。そこは、シェークスピア生誕の地、および永眠の地として知られるストラトフォード・オン・エーボンから、わずか数キロほどの町だった。彼もまたその地域のほとんどの子ども同様、その伝説の劇作家に大いに魅せられ、役者となることを夢見ながら成長した。

しかし、結局彼が進んだのは、演劇学校ではなく、実験主義と無味乾燥な統計学が権威を振るうオックスフォード大学だった。彼は行動心理学と分析哲学の学位を取得して、その大学を卒業した。しかし彼は、大学での勉強に幻滅し、それに大きな疑問を抱いていた。「人類にとって何よりも大切であるはずの心や魂が、統計などで処理されてしまっていいのだろうか?」

「西洋的思考の拘束服」の外側で答えを探そうと、彼はヒンドゥー教とキリスト教神秘主義の中に身を浸した。そしてその過程で、ロンドン大学から比較宗教学の博士号を授与されているが、彼にとってその研究は、単に無味乾燥な哲学的枠組みを露わにしたものにすぎなかった。その中では魂や霊は名ばかりで、それはウルガー博士が探し求めていたものからは、まだ遠く離れていた。

続いてウルガー博士は、チューリッヒのユング研究所で自身の研究を押し進めた。カール・ユングは、フロイトの無意識のビジョンを拡大したことで知られ、彼が確立した心理学理論は、霊と魂のミステリーを許容している。ウルガー博士は結局、そのユングの理論の中で、彼自身の知的側面と霊的側面の双方を養いうる哲学を発見するに至った。

チューリッヒでの研究を終えた博士は、アメリカに渡ってまずバーモント大学で教鞭を執り、やがて精神治療のクリニックを開業した。そしてある日、仲間の一人から、前世退行を体験してみないかと持ちかけられたという。彼はそのテクニックを疑ってはいたが、生来の冒険心には勝てなかった。

そして彼は退行催眠を試みたのだが、なんと驚いたことに、最初のセッションで、十三世紀のフランスでローマカトリック軍の傭兵として生きていたときのことを、鮮明に思い出すことになった。それには彼自身も大いに驚いた。

彼はまず、とてつもない恐怖のまっただ中にいる自分を発見した。フランス中の村人たちが、キリスト教会の名のもとに虐殺され、焼かれていた。あまりの残酷さに耐えきれず、その兵士はキリスト教を捨て、軍隊から立ち去ったが、すぐに捕らえられ、異端者として火あぶりの刑に処せられてしまった。

この退行体験がウルガー博士の目を開かせ、彼の人生を一変させた。それは、彼が長年にわたって見続けてきた、拷問《ごうもん》や殺戮《さつりく》に関する恐ろしい夢の数々を説明するものだった。それらは、彼がそれまでにどんな治療を、どんなに試みても消すことができないでいた夢だった。

さらに、このたった一度の退行体験によって、もう一つの謎もきれいに氷解した。彼は物心がついて以来、火に対する激しい恐れを感じ続けてきていたのだが、いまや、前世で火あぶりになっていたことがその原因であったことも明らかになったのである。

このセッションの威力と速やかな効果を目の当たりにして、ウルガー博士とその仲間たちは、互いに退行催眠を施し合いながら、前世退行のテクニックを意欲的に磨き始めた。彼らは、退行催眠と前世に関する入手可能な情報を片っ端から収集し、各自の洞察を持ち寄り、そのテクニックを加速度的に向上させていった。

そしてウルガー博士は、そのテクニックに関する自信を充分に深めた時点で、前世療法を彼自身の治療活動の中心に据えることにした。

前世の記憶とヒーリング

ウルガー博士とフィオレ博士は、出身地は大西洋を隔ててはいるが、どちらも伝統的な精神治療法を学び、最終的にまったく同じこと、つまり「前世療法は機能する」ということを発見した。彼らの患者たちは確実に良くなっていた。

ウルガー博士の本に登場する前世退行の事例も、フィオレ博士の本に見られるもの同様、すべてが真実の響きで満ちており、その中には支離滅裂な空想的要素は何一つ存在していない。

彼の患者たちが報告した前世のほとんどは、いわゆる無名の人物としてのそれである。貧農、奴隷、兵士、職人、商人、猟師、あるいは原始生活者などとしての前世の様子が、常に、歴史的、包括的な視点からではなく、その時代に生きた個人の小さな、慎ましい視点から語られていた。

それらの前世を貫いている物語の糸は、運命の螺旋《らせん》がどんな歪み方をしていようと、まさに現実の人生におけるがごとく、確かな真実味をもって連続している。そして、あらゆる物語に、私が前世の記憶の真実性の証《あかし》の一つとして認識し始めていた、日常の些細《ささい》な出来事による味付けが施されていた。

しかし、ウルガー博士にとって一番大切なことは、物語の心理学的真実性である。彼は患者たちに、

「前世療法は、たとえ彼らが輪廻転生を信じていなくても、確かな効果を発揮する」と保証している。要するに前世療法は、信念とは無関係に機能するというのである。

そのため彼は、患者たちが思い出した前世を歴史的に検証しようとする意志は持ち合わせていない。それればかりか、逆に患者たちに、そんなことはしない方がいい、とまで助言している。患者たちがそんなことに思いをめぐらしたならば、それによって彼らの注意が散漫になり、ひいてはそれが、物語の持つヒーリング・パワーを減少させてしまうことになりかねない、というのがその理由である。

「前世を思い出すことは、それ自体が目的ではないのである……」彼は強調する。「そうではなく、それは、鬱積《うっせき》した感情の放出、自己理解、そして癒しという、精神治療の真の目的へと至るための一手段に他ならない」

ウルガー博士もフィオレ博士同様、患者たちが問題の原因を求めて前世にさかのぼるのを手助けしている。しかし、フィオレ博士が、前世と現世とを結ぶ、極めて単純な（ほとんどの場合は一対一の）原因と結果のみを示したのに対し、ウルガー博士は、その原因と結果の双方が、いかに複雑な形態を取りうるかをも明らかにしている。

ウルガー博士が示している事例の数々は、一つの問題の原因がいくつもの前世にまたがって存在したり、前世での一つの出来事が、現世における精神、肉体両面の異なった問題を作り出しているということも充分にありうることを明らかにしている。

例えば、前世で権力者を公然と批判したために絞首刑になった魂は、もしかしたら現世で、慢性的な首の痛みという肉体的症状と、人前で話すことを極度に恐れるという精神的症状の双方に悩まされることになるかもしれない。

チェースが悩まされていた騒音に対する恐れと慢性の湿疹も、双方ともが一つの前世でのショッキングな戦闘体験に起因していた。ウルガー博士は、この種の込み入った問題を解きほぐす作業に熟練しており、本の中でその手法をじっくりと説明してもいる。

人々が前世療法を受けにやってくるのは、解放されたいと願う具体的な問題を抱えているからである。ウルガー博士は、患者の前世の記憶を蘇らせることで、彼らが抱えている極めて広範囲の問題が解決可能であることを明らかにしている。

例えば、ウルガー博士は、前世退行によって癒されうる恐怖症（説明不可能な激しい恐れ）を、いくつもリストアップしている。それぞれの恐怖症の背後には、一般に、それを引き起こしている前世での衝撃的な体験――ほとんどの場合は死――が横たわっている。と同時に彼はまた、前世療法はその他のより軽度の恐れ、例えば食欲異常、激しい不安、憂鬱、貧困な自己イメージ、お金への執着といった、いわゆる神経症の類をも効果的に癒しうるものであることを発見してきた。

肉体的問題の場合には、前世での外傷と直接結びつくケースが少なくない。例えば、絞首刑になるなど、首を絞められて殺されたりしていた場合、それは後の人生で首や肩の痛みとして現れる傾向にある。さらには、腹部に外傷を負っていた場合には腸関連の問題として、煙やガスで死亡していた場合には、肺の問題やアレルギーとして現れる傾向にある。

そして肉体的症状の原因は、必ずしも肉体的外傷ばかりではない。心に加えられた激しいダメージ、つまり精神的外傷に起因する肉体的症状も多数突き止められている。例えば、前世で耐えがたいほどにつらい選択を強いられていた場合、それが現世で様々な頭痛として姿を現していたり、未解決の深い悲しみが副鼻腔炎《ふくびくうえん》を引き起こしていたり、肩や背中の痛みが過去の激しい罪の意識に起因していたり、といったことがありうるのである。

ウルガー博士によれば、アイデアや思考は死を超越できるものだという。死の瞬間に心を占領している思いは、多くの場合、魂にしっかりと刻まれ、その人物の次の人生の思考に大きな影響を及ぼす傾向にある。ウルガー博士は、これを「ライフ・スクリプト（人生の台本）」と呼んでいるが、その影響はまさに絶大であり、それによってその人物の気質や期待、動機などの内容、ひいては、その人物の世界観および価値観全体さえも決定されてしまう傾向にある。

例えば、突然の攻撃で死を余儀なくされた人物は、「世の中に出ていくことは危険なことだ」というライフ・スクリプトを手にすることになるかもしれない。「自分は力不足だ」あるいは「いつも悪いのは自分だ」といったライフ・スクリプトの持ち主は、前世で何かひどい失敗をしでかしたことがあるのかもしれない。両親のすぐそばにいたのに事故に遭って亡くなった子どもは、次の人生の中に、「あなた方は私を守らなかった」というライフ・スクリプトを持ち込んでいるかもしれない。

次の人生に持ち越されるのは死の体験ばかりではない。衝撃的な死の次に強力な体験は、「別離」あるいは「捨てられること」である。これは、あらゆる時代を通じて発生してきた悲しい出来事だ。戦争中に両親と離ればなれになってしまったり、飢饉の中で荒野に置き去りにされたり、両親が奴隷《どれい》として売られていってしまったりした子どもたちが、無数に存在する。

両親あるいは家族との突然の別離は、人間の心に極めて大きなダメージをもたらしうるものであり、その喪失感は、たとえ死亡するまでにその後何年かかろうと、後の人生にまでしっかりと持ち越され、不安、他の人々に対する不信感、極度の独占欲、あるいは幼児期の分離不安などとして姿を現してくる傾向にある。

私的な人間関係のもつれや家族内対立もまた、前世からのシナリオであることがとても多い。そもそも、前世から持ち越してきている何らかの共通の問題を解決すべく、同じ人たちが、何度も繰り返して関わり合う傾向にあるのである。言い換えるなら、私たちは、同じテーマの芝居を再演するために、その都度役割や性を交代したりしながら、何度もここに戻ってきているのである。

そして、その関わり合いは、愛に満ちたものから怒りに満ちたものまで様々だが、最も多いのは、愛に満ちたポジティブな関わり合いだと私は信じている。かつての夫が現世では愛娘になっていたり、かつての親友が母親になっていたり、ということが頻繁に起こっている。

一般に、過去においてポジティブな人間関係が存在したとしたら、それが現在に引き継がれている可能性は極めて高い。たとえ演じる役柄がかわったとしても、愛は死を超えて持続する。「ソウル・メート」との出会いは、単なるロマンチックな空想などではなく、本当に起こりうることなのである。

ただし、ウルガー博士の本はヒーリングに焦点を当てている。彼の患者たちの多くは深刻な人間関係の問題を抱えて治療を受けに訪れ、退行催眠を施されると、多くの場合、いくつもの世紀にまたがった、いくつもの人生を通じて繰り返してきた様々ないさかいを描写する。かつての対立が、現世の中で再び活性化され、再演されている。かつての親と子、主人と奴隷、犠牲者と加害者、兄弟、姉妹、夫婦、さらには恋人同士といったように、対立の構図は挙げ始めたらきりがない。

ウルガー博士は、ある父親と娘が互いに立場を変えながら、異なった六つの人生で関わり合ってきた例や、現世でいがみ合っている母と娘と孫娘が、八つの前世でも同じようにしていがみ合ってきた例などを紹介している。

なぜ悲劇ばかりなのか

ウルガー博士の本を読み進めていくうちに、私は大きな感銘を覚えながらも、その一方で何とも暗い気持ちになってきた。彼が紹介している前世物語のほとんどが、あまりにも残酷で悲惨なものであったからだ。強姦《ごうかん》、殺人、自殺、拷問、事故死、大惨事といったもののオンパレードなのである。

彼の本に登場する前世物語は、どうして悲劇ばかりなのだろう。一つには、こういった悲惨な出来事は有史以来、私たちが認識してきたよりも頻繁に発生していて、前世退行は、その種のいわば歴史の暗部に蓋をする機能をまったく持たない、ということもあるだろう。言い換えるなら、これらの前世物語は、糖衣やオブラートに包まれた過去ではないということだ。

しかし私は、別の理由にも気がついていた。ウルガー博士の患者たちは、人生に重くのしかかる深刻な問題を抱えていた上に、他の治療を受けてもまったく改善が見られなかった人たちがほとんどなのである。

そういった厳しい問題の原因を前世に求めたとしたら、それは極めて高い確率で、悲惨な死や、その他のひどくショッキングな出来事に行き着くことになるだろう。前世での死に方が突然であればあるほど、あるいは、過去の何らかの出来事が衝撃的であればあるほど、それは魂によりしっかりとしがみついて、後の人生にネガティブな影響を及ぼす傾向にあるはずだ。

この洞察は、ウルガー博士が示した事例の数々、悲惨な体験の数々は、決して人類史の平均的な断面ではない、ということを強く示唆するものである。事実、ウォムバック博士の調査では、前世退行で蘇った人生のうちの六二パーセントが、とても穏やかに最期を遂げている。ウルガー博士が示した事例は、残りの三八パーセントに属する、その中でも特に極端な例だと言えよう。

ウォムバック博士が指摘しているように、満ち足りた幸せな人生は数多く存在してきており、それらは、それらのポジティブな名残、例えば才能、美徳、知恵、あるいは、愛に満ちた人間関係や、ますます幸せになる傾向などを、次の人生へと持ち越している。この種の証拠はフィオレ博士も発見している。ただし、幸せな人生は、人々を精神治療などに向かわせるような問題を決して発生させない。

しかしながら、ウルガー博士はいみじくも語っている。「苦悩する人たちが幸せな前世に意識を向けることも、同様に価値のあることである。医者が怪我をした足を治療するためには、健康な足を知っていなくてはならない。それと同じことである」

私は、この原則は子どもたちの前世にもそのまま当てはまると信じている。彼らの前世の大多数は概ね恵まれた人生であり、後の人生の中で深刻な問題を発生させることは決してない。

しかし、サラとチェースが私に教えたように、子どもたちも、前世での衝撃的な体験の傷を大人たちと同じようにして持ち越してきていることが、充分にありうるのである。二人の死は、ウォムバック、フィオレ、およびウルガー博士らによって前世に導かれた大人たちのそれと、何ら変わることのない、激しい恐怖に満ちた悲惨なものだった。

結局、チェースは南北戦争という大量殺戮行為のまっただ中で最期を迎え、サラは自宅の燃えさかる炎の中で息絶えていた。この種の悲劇が大人だけに特有のものであることなど、ありようはずがない。

心理学の枠を広げる

ウルガー博士は、『別の人生・別の自己』の中で、単なる事例紹介をはるかに超えたことを行なっている。彼はその中で、前世療法がなぜ、どのようにして機能するのかについても語っているのである。しかも彼は、西洋心理学の力学と原則が、いくつもの人生にまたがって適用可能であるということを、ポイント、ポイントで的確に指摘しながら、前世療法を特殊なテクニックとしてではなく、伝統的な精神治療法の延長線上にあるものとして説明していた。

例えば、あるところで彼は、ユングを引用する得意の手法を用いてこんな議論を行なっている。「コンプレックスは、我々が人生の中で挫折を体験したときに出現する」というユングの指摘に対して、ウルガー博士は「それはどの人生なのだろうか？」と問いかけ、続いて「コンプレックスは、我々がどの人生で挫折を体験したときにも出現するのでは？」と結んで、ユングのその主張をいわば現代化しているのである。

フロイトとともにスタートした伝統的な西洋心理学は、私たちがこの人生で体験することのすべてが、「無意識の心」の中に記録されていると信じている。無意識の心とは、私たちの心の持つ意識的認識の外側にあるすべての力を隠喩《いんゆ》的に表現したもので、それらの無意識の力は、私たちが考え、感じ、行なうことのすべてを形作り、導き、彩色しているという。

そしてウルガー博士は、「前世での体験もまた、その無意識のスープの中を漂っている」と指摘する。「前世での衝撃的な体験や、それに伴う思考、感情などの記憶も、現世で初めて発生した材料と一緒にその無意識のスープの中を漂っており、そうやって漂っている記憶のすべてが、私たちに対してまったく同じようにして影響を及ぼしうるのである」と彼は言う。

たとえ二年前のものであろうと、二つ前の人生のものであろうと、とにかくあらゆる衝撃的な体験が、忘れられ、抑圧されている限り、何らかの問題を引き起こす傾向にあるのである。そしてこれは同時に、忘れられ、抑圧されている衝撃的な体験は、どれもが同じようにして、つまり意識されることによって、きれいに癒されうる、ということを意味してもいる。結局、精神治療とは、原初の体験を探し出し、それを白日《はくじつ》の下に引き出すプロセスに他ならない。

ウルガー博士の観点からすると、伝統的心理学者たちが問題の原因を探し出そうとしている領域は、あまりにも狭すぎる。彼らがそれを探し回る範囲は、一つの人生の中だけに限られているのである。彼らは誕生以前には決して踏み込もうとしていない。

前世療法に従事してきたセラピストたちは、心理学の枠を一つの人生を超えた領域にまで拡大することの意義を証明し続けてきた。彼らはそうやって、患者たちのあらゆる人生に目をやってきたのである。

その拡大した枠組みの中では、誕生は決して絶対的な始まりではない。それは単に、連続的な人生の「変わり目」にすぎないのである。あるいは、経験豊かな魂が、いくつもの前世からの荷物や教訓を抱えてくぐり抜ける、新しい人生への扉に他ならない。

この新しい枠組みの中では、「タブラ・ラーサ（tabula rasa）」として知られる旧来のアイデア、つまり「私たちの心は誕生時には、何も書き込まれていない真っ白な石板のようなものである」という信念は、すでに完全に放棄されている。

そして死もまた、生命の終わりではなくなっている。それもまた誕生同様に、魂が次の人生の旅に出かけるときに通過する扉、あるいは、いまの人生と次の人生の「変わり目」に他ならないのである。

ただし、死は単なる扉以上のものである。それは同時に、重要な心理的イベントであり、後の人生にネガティブな影響を及ぼす、衝撃的な体験ともなりうるのである。

これは新しいアイデアである。従来のセラピスト、つまり精神治療専門家たちにとっては、患者たちの死亡体験に対処したりすることなど思いもしないことであり、当然のごとく未経験の分野である。前世療法のセラピストたちにとっても、あまりにも新しいアイデアであるために、いくら経験を重ねてきたとはいえ、まだまだ学ぶべきことはたくさんある。

ウルガー博士が、偉大な東洋の心理学者たちや仏教およびヒンドゥー教の賢者たち、特に『チベットの死者の書』の著者たちからの導きを必要としたのは、このためである。東洋の賢者たちは何世紀にもわたって死の瞬間に関する研究を重ね、その結果を記録してきた。

仏教徒たちは、西洋の心理学者たちと同じように、心について書いている。しかし彼らは、それを「意識は肉体とは別個に存在し、死後も持続する」というまったく異なった前提とともにスタートしている。この意識の持続性は、西洋人にはなかなか理解しがたいアイデアである。なぜならば、私たち西洋人は、心は死の瞬間に働きを終了すると教えられてきたからだ。

しかしながら、臨死体験をしたり、退行催眠によって前世での死の瞬間を思い出した西洋人たちの証言は、東洋の神秘家たちが何千年にもわたって言い続けてきたことと多くの点で一致している。

仏教徒たちは、一つの人生から次の人生に移行する際に心が辿るプロセス、すなわち「死の瞬間と二つの人生の間のインターバル」を、詳細に観察し、描写している。神聖な仏教の教えによれば、死の瞬間は、心理学的に人生内で最高の瞬間、つまり、誕生から死に至る一つの人生のサイクルの中で、一番幸せな瞬間なのだという。

死の瞬間

死の瞬間、私たちは、自分の肉体とあらゆる心の障壁を捨て去ることになる。その瞬間、物理的な世界の幻想は消え去り、私たちは仏教徒の言う「澄み切った現実の光」と対面する。それは宇宙の本質であり、私たち自身の内なる真の性質と同じものであり、死さえも立ち入ることのできない、時間を超越した永遠の本質である。

そのとき私たちの意識はこの上なく高められ、それによって死の瞬間は、魂の進歩のための絶好の機会となる。それは私たちにとって、自分自身の神聖な性質に心を開き、それを喜んで抱きしめるとともに、終えたばかりの人生から、およびそれ以前のすべての人生からの、あらゆるネガティブなものを放棄するための、そしてそれゆえに、より好ましい人生へと移行するための、素晴らしい機会である。

と同時に、それは危険な瞬間でもある。死の瞬間の思考は信じがたいほどに増幅される傾向にあり、それによって私たちのあらゆる知覚が押し流されてしまうかもしれないからだ。よって、そのときにもし私たちの心がネガティブな思考で満ちていたとしたら、それが増幅され、それ以降の私たちの意識を支配し、私たちの次の人生に様々な面で大きな影響を及ぼすことになるかもしれないのである。

ウルガー博士は彼の患者たちを観察していて、この種のケースをとても頻繁に発見している。結局彼は、患者たちの現世における問題の原因を調べていくうちに、人間にとって死という出来事は、後の人生の幸せに最も大きな影響を及ぼす心理的イベントである、ということを突き止めるに至ったのだ。

彼の患者たちが抱えていた問題の多くが、死の瞬間、あるいはその直前に魂に刻み込まれたネガティブな思考やフィーリングに起因していた。それらの思考やフィーリングは、肉体が死んでも消え去ることがなく、すべてが合体して魂の記憶の一部を形成する。それはいわば、激しい感情的体験に伴うイメージ、思考、そしてフィーリングの混合物である。

ウルガー博士はこう説明している。

「死の瞬間に発生する高揚した意識は、死にゆく人間の思考、フィーリング、肉体的感覚を、我々の本質を人生から人生へと運んでいく乗り物に（それをたとえ何と呼ぼうとも）、とてつもなく強烈に刻み込む」

特に衝撃的な死（突然死や非業の死など）を強いられた場合、私たちはそれを決して穏やかには受け入れられない。さらには、仲違《なかたが》いしていた人たちと仲直りする時間も、愛する者たちに別れを告げる時間も、やり残している仕事をやり遂げる時間も、それによって一挙に失われてしまうことになる。

そのとき、私たちは決して安らかではあり得ない。そのとき私たちは、不完全に死ぬことになる。もし私たちが死の瞬間に、憎悪、恐れ、罪悪感、非難、恨《うら》み、怒りといったネガティブな感情に心を奪われていたとしたら、それらの感情によって、死に際の肉体的感覚や心をよぎるメッセージなどを含む、他のあらゆる感覚が増幅されるという。他のあらゆる印象を魂に貼り付けて、それらが次の人生へとひとかたまりになって移動するのを可能にするのが、これらの感情なのである。

もし私たちが不完全に死んだとしたら、そのとき私たちは、ウルガー博士の言う「魂による未完結の仕事」とともに、その人生を後にすることになる。そのとき私たちは、その未解決の問題と、それを解決したいという強い衝動とともに、死の扉を通り抜けるのだ。

そしてその未解決の問題は、次の人生の中で、その人生で解決されるべき問題として姿を現してくる。結局、未完結の仕事は、それが完結するまで、私たちに、それと関連した前世の記憶を思い出すよう促し続けるのである。

ヒーリングを促す無意識の心からの情報と、退行療法の助けを借りて、私たちは死の瞬間に戻り、それによる影響を無効にする機会を手にできる。それがどのようなメカニズムで機能するのかは、正確にはわかっていない。しかしながら、前世療法の無数の成功例は、それが機能するということの動かぬ証明である。

膠原病《こうげん》を克服したダンサー

ウルガー博士の療法の最も重要なポイントは、患者に死の瞬間を再体験させることである。そのときに真の癒しが発生する。博士は一般に、一人の患者と数度にわたってセッションを重ね、一歩一歩その瞬間に近づいていく。

そしてその瞬間が訪れたとき、博士は患者たちに、彼らが再体験している思考、フィーリング、および肉体的な感覚をじっくりと観察するよう語りかける。

死の瞬間、ウルガー博士は患者の意識をその体験の細部に集中させるべく、このような質問を次々と投げかける。

「いま、何が起こっているんです? あなたはいま、何を考えているんでしょうか? あなたの最後の思いは? あなたはいま、何を感じています? その心の傷は、あなたの体の中にどのようにして閉じ込められているのでしょうか? あなたの体は何と言っていますか?」

このとき患者たちは、それまで押し込めてきた前世での死の瞬間の強烈な感情を、概ね激しく泣きながら、一気に放出する傾向にある。そして、一度彼らがそうしてしまったならば、その記憶を保持していたエネルギーは霧散し、その記憶に固定されていたネガティブな思考、フィーリング、感覚などが、魂から引き離されることになる。

この体験は、患者たちにとって極めて有意義な体験となりうるものである。それは彼らにとって、前世から持ち越している重要な問題を充分に理解し、解決するための、絶好の機会であるからだ。

ウルガー博士は尋ねる。

「その人生の中で何かやり残していることはありませんか？　その人生から完全に離れるには何をする必要があるのでしょうか？」

彼は続いて、心理劇とゲシュタルト療法のテクニックを用いて、患者を前世のキャラクターたちとの会話へと誘っている。その会話を通じて許しが請われ、許しが与えられ、新しい理解が得られ、罪の意識が緩和される。

そして彼は、死のプロセスが終了したこと、あらゆる問題が解決したこと、あらゆる疑問に対する答えが示されたことを確認した後で、初めて患者をトランス状態から引き戻す。そのとき患者は、自分が思い出したことのすべてが、過去のものであり、すでに終わったことであり、二度と演じられる必要のないものであるということを、意識的に知っていなくてはならない。このいわば「過去への幕引き」が、退行セッションのゴールである。

ウルガー博士は、セッションを通じて起こったことについて患者たちと議論することで、セッションを切り上げる。患者と一緒に前世物語を振り返りながら、それと今回の人生との類似点に思いをめぐらしたり、セッションを通じて手にした洞察の数々を日常の生活の中に取り入れる方法や、その知識を利用して古いパターンを変化させる方法を教えたりもする。そして最後に、ほとんどのケースで、新しい理解を強化すべく、「私はいま、安全だ」「私には愛される価値がある」「私は他人を信頼できる」といった自己暗示の言葉を言い続けるよう促してもいる。

ウルガー博士の患者の一人、エディスの例を紹介しよう。死の瞬間に戻ることが、問題を引き起こしている前世のパターンとの決別をいかに効果的に促進しうるものかを示す、劇的な一例である。

二十代後半の女性ダンサー、エディスは、膠原病の一種である紅斑性狼瘡《こうはんせいろうそう》を患っていて、それが原因で手足の関節にいつも痛みを抱えていた。彼女がウルガー博士のもとを訪れたのは、その痛みがどんどん激しさを増し、ついにはダンスが不可能な状態に陥ってしまったからだった。

ウルガー博士とのあるセッションの中で、彼女は、自分がかつてロシア人の若者として、食糧一揆《いっき》の鎮圧に当たっていた近衛《このえ》兵に対する暴動を企《くわだ》てたときのことを、生き生きと思い出した。その若者の父親は、一揆に加わっていて、その数日前に惨殺されていた。復讐心に燃えたその若者は、友人たちと一緒に自家製の爆弾を手に、近衛兵の兵舎を襲撃する計画を立てていた。そしてある晩、外套《がいとう》の下に爆弾を隠し、彼は兵舎に忍び寄った。しかし、その爆弾は彼が投げ放つ前に、彼の手の中で暴発してしまった。

退行体験のこの時点で、エディスは、その若者の心の内を、自分のものとしてしっかりと感じられるようになっていた。ウルガー博士が「いまあなたは、何を体験しているのでしょうか?」と尋ねるや、彼女は、いきなり泣き出した。ほとんど絶叫だったという。そうやって泣き叫びながら、目の前で起こっていることは「見るに耐えない」ことだと言い、続いて、ひどく脅えた様子で「私の体は胴体しかない」と話した。彼女の手足は爆発で吹き飛んでいたのである。その若者は、自分の手足は二度と動くことがないということを自覚しながら、ゆっくりと息を引き取った。

続いてウルガー博士は、エディスにこう提案した。

「死ぬとき、最後にどんなことを考えたのか。最期の思い、あるいは最期の言葉を、ハッキリと思い出しましょう。そして、あなたの心臓が最終的に動きを止めた時点に、行ってください」

エディスは答えた。

「僕の手足はもう二度と動かない。うそだ！　いやだ！」

エディスは突然、その苦痛に満ちた前世での死と、膠原病による関節痛悪化への自身の恐れを結びつけた。

そこでウルガー博士は、エディスを巧妙に導いた。

「あなたの手足があなたから離れる前に、あなたがそれらの中にため込んでいた思いは、他に何かありませんでしたか？」

エディスは、父親を殺した男たちに対する激しい怒りを描写するとともに、自分がどれほど彼らに復讐したがっていたかを口にした。そしてすぐに、自分の復讐心が自分自身に刃《やいば》を向けてきて、それによって結局は自分が苦しむことになったことに気づき、泣き始めた。

そのことに気づいた彼女は、自分の内側から復讐心を一掃することに同意した。彼女は深く息を吸い、ゆっくりと吐き出した。痛みを体験していた彼女の体は、見る間にリラックスしてきた。そして彼女が起きあがり、目を開けたとき、彼女のあらゆる関節から痛みが消え去っていた。

ウルガー博士が半年後にエディスに会ったとき、彼女の膠原病は緩解《かんかい》していて、彼女は再びダンスができるようになっていた。

子どもたちの記憶はずっと浅い場所にある

ウルガー博士の本を読んで、私は、チェースとサラの体験が決して異常なものなどではなく、逆にとても典型的なものであったことを、改めて確認することができた。博士は子どもたちの記憶に関しては特に触れていなかったが、彼のヒーリング事例、特にエディスのケースは、私の子どもたちに起こったことをとてもよく説明するものだった。彼らの前世での死は、不完全だったのだ。

サラは、家が火事になって焼け死んだときのことを鮮明に思い出し、その最期の瞬間に体験した激しい感情を生き生きと再体験していた。そのときの彼女には、泣いたり、家族に別れを言う機会、あるいは、その人生をしっかりと終了させる機会が与えられていなかった。彼女は不完全に死んだのである。彼女は心を取り乱し、両親にひどく腹を立てていた。二人が彼女を見捨てたと信じていたからだ。さらに彼女は、自分を飲み込もうとしていた炎をとてつもなく恐れていた。

しかし、それらの痛みに満ちた感情も、一度彼女が表面に引き上げ、泣き叫んだり、怒りをぶつけるなどして表現したとたん、きれいに消え去ってしまった。そしてその後に訪れた穏やかな瞬間の中で、彼女は両親が自分を必死で助けようとしていたことを知り、彼らを責める理由などまったくなかったことを理解した。そうやって彼女は、自分の怒りを完全に放出できた。

私はいまでも、サラと一緒にキッチンに座っていたあのときのことを鮮明に覚えている。私たちは、彼女から巨大なエネルギーの波が離れていくのを、ほとんど感じることができた。怒りと恐れのエネルギーが、彼女の中から勢いよく噴き出し、消えていったかのようだった。そして、その怒りとともに彼女の恐怖症もきれいに消え去った。

チェースの場合は、騒音に対する恐れと湿疹を克服するのに、この「カタルシス（浄化）」として知られる「鬱積した感情を一気に放出するプロセス」は必要としなかった。ノーマン・イングとの最初のセッションで彼が必要としたのは、認識と理解のみだった。そのプロセスは穏やかであり、それほど激しい感情は伴わなかった。おそらく、チェースにとってはまだ、その前世での自分の死を見る時期ではなかったのだろう。彼はそのときに必要なことだけを体験し、その記憶から遠ざかった。

しかしやがて、彼のその物語は不完全であったことが判明した。かつての戦争体験にまつわる特定の不安定な感情は、彼の内側になおもとどまり続けていた。そしてそれは、三年後、湾岸戦争に誘発されて表面化した。前に思い出した物語に、家族と別れた悲しみが、さらには戦場で迎えた死の瞬間が付け加えられた。死の瞬間と、その直後の状態を体験して、ようやく彼はその人生に終わりを告げた。彼のその前世での死が、それでようやく完結したのである。

ウルガー博士のヒーリング事例は、私が自分の子どもたちに起こったことを理解する上で、素晴らしい助けとなった。しかし、私はもう一つすっきりとしなかった。私の子どもたちの事例は、『別の人生・別の自己』で紹介されている、大人たちの暗く複雑な事例群とは異なった、ある特性を持っているようだった。

サラとチェースが体験していた前世での死も、悲劇的で、恐怖に満ち溢れているという点では、大人たちのそれとまったく同じである。しかし、私の子どもたちの前世の傷は、大人たちのそれよりも、ずっと表面に近いところに存在しているようだった。その証拠に、ほんの少しの、軽い誘導をしてあげるだけで、それを引き出し、解決することができたのである。

それはまるで、私の子どもたちの前世の問題はひっ掻き傷のようなもので、空気に触れさせるだけで治ってしまったが、ウルガー博士の患者たちは深い傷を負っていて、心理的な大手術を必要としたかのようだった。この違いは何なのだろう。私はその疑問を何度も心の中で繰り返した。

すぐに私は、自分がある明白な事実を見落としていたことに気がついた。子どもたちの記憶は、まさしく、大人のそれよりも表面近くに存在するのである。子どもたちは、前世の記憶の上にいろんなものを覆《おお》い被せたり、それを人格の中に完全に埋没させてしまうに充分な年月と経験を、まだ経ていないのである。

特に幼い子どもたちは、彼らの記憶の上に、それをぼやけさせてしまう信念や文化的条件付けなどの覆いを、まったくと言っていいほど乗せていない。その種の覆いには、彼らの想起能力を妨害するのみならず、彼らを、前世を思い出すことなど不可能だという信念へと導いてしまう働きもある。

子どもたちの記憶の上には、大人と比べてはるかに少ない覆いや障害物しか乗っておらず、そのために彼らの記憶は、その覆いを簡単に貫通してしまう。よって、過去の問題にアクセスし、それを解決することが、子どもたちの場合の方がはるかに容易であるのは、当たり前のことなのだ。大人であればいくつものセッションとセラピストの導きでようやく成し遂げられることを、子どもたちは数分で成し遂げてしまうのである。

第5章　前世天国

俗世間を後にする

フィラデルフィアに引っ越した後、私はフロリダに住むノーマン・イングに電話をし、それまでに蓄えていた質問を彼に容赦なく連射した。彼はすぐに、私がこの問題の研究に真剣に取り組み始めていると悟ったようだった。喜んで助けになろうと言い、私にある提案をしてきたのである。

彼の提案は、もし私がフロリダに行くことができたなら、私に退行催眠のテクニックを伝授するというものだった。彼がつけてきた唯一の条件は、家に戻ってからも催眠療法のトレーニングを続けることだった。私は彼の申し出をすぐにでも受け入れたかったが、私にとってフロリダに行くことは大問題だった。スティーブは新しい仕事で家を空けていた。子どもたちの面倒を見てくれる人がいない。私は困ってしまった。

しかし幸運なこともあるものだ。少しして私の母が電話をかけてきて、フロリダの親友の家にしばらく世話になりに行くのだが、よかったら一緒に行かないかと言ってきたのである。しかも母の親友は、ノーマンの家から車でほんの少しのところに住んでいた。

よし、これでフロリダに行ける。子どもたちをディズニーワールドに連れていくこともできるし、母に子どもたちを預けている間、ノーマンのトレーニングを受けられる！　私は二秒後には母の申し出を受け入れていた。

チェースの果てしなく続いた「ねえ、ディズニーワールドにはまだ行かないの？」の後で、ついにその日は訪れた。チェース、サラ、母、そして私は、その魔法の王国のゲートをくぐり、俗世間を後にした。ディズニーワールドは、私たちが期待した通りの場所だった。そこは興奮と魔法に満ちた、夢の世界そのものだった。

チェースは一つの冒険が終わると次の冒険に向かってまっしぐらに走り、その後ろをサラが負けずと追いかけたものだった。母と私はアイスティーやアイスコーヒーの助けを借りながら、遅れながらもどうにか二人についていった。どのアトラクションでも長い行列ができていたが、子どもたちは信じがたいほどに行儀よく並んで待ち続けていた。

私たちは列車に乗り、潜水艦で海に潜り、海賊たちを追ってカリブ海を航行した。子どもたちは大きく見開いた目をキラキラと輝かせていた。ホーンテッド・マンション（幽霊屋敷）では、墓の真ん前で乗り物が十分ほど動かなくなってしまったが、チェースはそれを、その旅のクライマックスだったと言って喜んでいた。

そして私は、別なタイプの魔法も味わうことになった。チェースを見失わないようにと心がけながら、フロンティアランドのパイオニア砦を登っていたときのことである。遠くから「キャロル！」という叫び声が聞こえてきて、私は驚いてその声のする方に顔を向けた。

えっ、うそ！　アッシュビルで親しくしていた友達が、なぜかそこにいて手を振っていた。彼女は、ノーマンの助けで前世に退行したことのある、私が個人的に知る数少ない人間の一人だった。

こんなところで会うなんて、本当に不思議。どちらの住んでいる場所からも遠く離れたディズニーワールドの、しかもこんなところで出くわすなんて……私たちはお互いにそう思った。私は彼女に、ノーマンから退行催眠のテクニックを学ぶためにフロリダに来たのだと説明した。すると彼女は言ったものだ。「あっ、そういうことだったんだ。それじゃ偶然じゃないかもね」私は同意した。

私たちはその魔法の王国のほぼ隅から隅までを、二日間かけて踏破した。子どもたちはしぶしぶとフロリダの現実の世界に戻ったが、母と私は、それに対する準備を充分以上に整えていた。

その次の日、私は子どもたちを母に託し、ノーマンの家に車を走らせた。彼の家に通じる曲がりくねった砂地の小道を走っていたとき、私は、前方の空を、白い色をした一羽の大きな鳥が飛んでいることに気がついた。まるで私に道案内をしてくれているようだった。

まもなく私は、ノーマンの家に着き、車から降りた。すると先ほどの鳥が、すぐ近くの木の枝に止まっていた。ノーマンが家の中から現れ、私に挨拶をし、続いてその鳥に目をやった。

「あの鳥なんだけど……」私は言った。「ここまで私を連れてきてくれたみたい」

「ああ……」彼は目をキラキラさせて微笑んだ。「あの鳥はよくここに来るんだ」

ノーマンと過ごす時間が素晴らしく興味深いものとなることを予感しつつ、私は彼の家に足を踏み入れた。

最初の二日間、私たちはヒーリング、潜在意識、ハワイのカフーナ・シャーマニズム、そして催眠療法について語り合った。私たちは常に、記憶の流れをどうやってスタートさせるかという問題に戻り続けた。

私はノーマンに質問の洪水を浴びせた。サラとチェースは、本格的な誘導はまったく受けなかったのに、どうしてあんなに速く記憶にアクセスできたのだろうか？　もし私たちが、サラとチェースを再び前世に退行させたとしたら、彼らはこの前と同じ前世に戻るのだろうか？　それとも別の前世に？　そして、もし別の前世に戻ったとしたら、それもまた、ひどくつらい出来事を体験した人生なのだろうか？

ノーマンはこのように説明した。トランス状態、すなわち催眠状態とは、ある集中した意識の状態に他ならない。私たちは、意識の焦点を外側から内側に移動させることで、とても頻繁に催眠状態の中に進入している。例えば、テレビや映画を夢中になって見ていたり、感動的な小説に読みふけっているようなときにも、私たちは軽い催眠の状態に進入している。そのとき私たちは、周囲の音や動きにほとんど注意を払うことがない。

ときには高速道路などを運転中にも、似たような状態に陥ることがある。内側の思いにすっかり気をとられ、周囲に対する注意を失ってしまい、出口をはるかに過ぎてからその失敗に気づいたりする。それもまた、軽いトランス状態である。もちろん、そのとき私たちの一部は、どうにか車を運転し、道路の上にとどまり続けている。しかしながら、自分がそうしていることを、一時的ではあるが、意識的に決してハッキリとは認識していないのだ。

催眠状態、トランス状態とは、そのような状態に他ならない。それは、心が内側の思考やイメージ、フィーリングなどによって占領されていて、意識的認識のかなりの部分が停止している状態である。ただし、その意識的な心は、そのときに完全に働きを停止しているわけではない。それは常に監視しているのである。退行中の人間がティッシュを欲しがったり、立ち上がってトイレに行き、トランスの状態を維持したまま戻ってきて椅子に座り直したりすることがあるのは、そのためである。

ノーマンは、トランス状態は子どもたちにとってもまったく同じ状態だと強調した。もし違うところがあるとしたら、それは、子どもたちは大人と比べて、より簡単に、またより頻繁にトランス状態に進入している、ということのみ。彼はそう説明した。

もしあなたが子どもたち、中でも幼い子どもたちを観察し続けたならば、彼らがぼんやりと一点を見つめ、目を大きく見開いたり、呼吸のテンポを変化させたりする場面を、何度となく目撃することになるだろう。そのとき彼らは、自分自身の世界の中にどっぷりと浸《つ》かっていて、周囲で起こっていることにはほとんど注意を向けることがない。彼らの注意は内側の現実に集中しており、そのとき彼らはまさしく、軽いトランスの状態にある。

彼らはその状態の中で、何を体験しているのだろう。正確なところは、よくわからない。しかし、ある心理学者たちは、最も聡明で、最も創造的な子どもたちとは、一点をぼんやりと見つめ続けていることがとても多い子どもたちである、と信じている。ということは、トランス状態は、子どもたちにとって安全かつ自然な状態であるのみならず、素晴らしく有益な状態である、とさえ言えそうなのである。

ノーマンは、大人の患者たちに対しては、外側から内側への焦点移動を援助すべく、リラクセーション、呼吸法、イメージ誘導といった様々なテクニックを用いている。目を閉じて呼吸に焦点を当てることが、そのプロセスの始まりである。その内なる焦点は、続いて、患者に美しい景色その他の快適なイメージ、あるいは患者の心を魅了するイメージなどを思い描かせることによって強化される。

そして、そうやって患者が外側の感覚的要素との接触を断ち、意識の焦点を内側に完全に移動させるや、内側の現実が生き生きと活動を開始する。そのときから意識的な心、つまり顕在意識は「休憩」を取り、無意識の心、すなわち潜在意識が支配的となる。

このようにして患者がトランス状態に入るや、続いてノーマンは速やかに「さあ、前世に戻りましょう」あるいは「あなたの問題がスタートしたときに、戻りましょう」といった暗示の言葉を口にする。

これらの暗示語は、記憶の保管金庫である潜在意識に蓄えられている体験を引き出すための、鍵のような働きをする。もしその鍵が妥当なものであるならば、記憶の扉は開かれる。ただし、その扉はときには開かないこともある。セラピストが妥当な鍵を用いなかったり、患者が何らかの理由で前世の記憶にアクセスする準備を整えていないために、その扉に「かんぬき」がかけられているときなどにである。

一部の人たちの顕在意識は、支配権を明け渡すには強すぎて、そのプロセスに激しく抵抗してくることがある。彼らは誘導催眠をなかなか受け入れられないタイプの人たちで、そういった人たちは実際には極めて少ない。とはいえ、いくつかのテクニックを試みてもうまくいかないときには、無理をしないことがベストである。もし患者が抵抗しているとしたら、それには何らかの理由がある。主な理由は防衛本能だが、それはそれで尊重されなくてはならない。このプロセスに強制は禁物である。

キャンプなんて大嫌い

催眠療法と潜在意識の驚くべきヒーリング機能に関する、何時間ものおいしい話の後で、ノーマンのもとに午後の予約患者がやって来た。その患者、チャールズは、彼のセッションに私がノーマンの見習い生徒として同席することを、前もって快諾してくれていた。彼がノーマンのもとを訪れたのは、好奇心からだった。自分自身のことをもっと知りたくて、前世退行を体験してみようと思ったのだという。

よって彼は、解決したいと願う問題は特に抱えていなかった。
ノーマンは、チャールズに彼の人生に関する様々なことを質問することで、そのセッションをスタートさせた。私は全身を耳と目にして座っていた。何も見落としたくなかった。何も聞き逃したくなかった。

彼はチャールズに、それまでの人生で一番幸せだったこと、一番悲しかったこと、そして一番記憶に残っていることは何かを質問した。彼はさらに、チャールズの病歴も聞き出した。「これまでに経験した、怪我や病気や手術について、思い出せることのすべてを話してくれるかな」

チャールズは、ノーマンの薄暗いオフィスの大きなリクライニング・チェアに座っていた。ノーマンはまだ誘導を開始していなかったが、チャールズは目を閉じ、過去の様々なシーンを思い出しながら、内側の世界にどっぷりと浸っていた。彼の最もつらい思い出は、子どもの頃に夏休みの宿泊キャンプに行かせられたときのものだった。

彼にとって、それは本当にいやなことだった。キャンプ地にいるのが耐えられなくなり、そこを逃げ出し、電車に乗って家に戻ってしまったほどだった。チャールズの父はそれを知って激怒し、彼をベルトで何度も叩いたという。

チャールズが記憶している限りでは、彼が父親から体罰を受けたのは、後にも先にもそのときだけだった。そして彼は、そのときのことを一度として忘れたことがなかった。事実、すでに長い年月が過ぎているというのに、私たちにそのことを話しながら、彼は明らかに身を縮ませ、たじろいでいた。

チャールズはこの他には、特に重要な、あるいは問題になるような体験は何一つ思い出さなかった。

そこでノーマンは、彼を前世へと導くべく、誘導を開始した。私はノーマンのひと言ひと言に聞き耳を立てるとともに、トランス状態に進入したときにチャールズが示す変化を見落とすまいと、彼の顔を食い入るように見つめていた。

ノーマンがチャールズに、目を閉じて呼吸に意識を集中するよう促した。とても穏やかな、ゆったりとした口調だった。彼はさらに、美しい、平和な雰囲気に満ちた自然の中にいる自分を思い描くよう、チャールズに語りかけた。自然な流れの中でいくつかのイメージを思い描かせた後で、次にノーマンは、チャールズを地面に空いた大きな穴のところに導いた。その穴は地下への入口になっていて、階段が下に向かって延びている。

続いてチャールズは、ノーマンの導くままに、その階段をゆっくりと下りていった。一、二、三……九、一〇……いつしか彼は、地下に作られていた明るい部屋の中に立っていた。彼がその部屋を見回すと、四方の壁にいくつもの扉が設けられていた。それぞれの扉が、彼がかつて生きた特定の前世への入口である。彼は好きな扉に近づいて、それを開けることで、好きな前世に行くことができた。

私は息を潜めて成り行きを見守っていた。私の胸の中では心臓が激しく打ち続けていて、私の耳はその音をハッキリと捕らえていた。

私は待った。さらに待った。しかし何も起こらない。チャールズは表情一つ変えずに、黙ったままだった。

ノーマンがゆっくりと、辛抱強く尋ねる。「何が見えるか、話してくれる？」……沈黙。「何を感じているのかな？　体はどう？　体で何か感じない？」……沈黙。「足に目をやってみようか。君はいま、何を履いているの？」

なおも変化はまったく起こらない。そこでノーマンは、チャールズの意識を内なるビジョンに集中させるための別のテクニックを持ち出した。しかし、またもや何も起こらない。ノーマンはさらに次々と新しいテクニックを繰り出したが、結果はやはり同じだった。

チャールズの顔に苛立《いらだ》ちの色が見え始めた。ノーマンが繰り出すあらゆる指示に従っているというのに、通常の思考が作り出す映像以外のものは、何一つ見えてこないという。

ところが、その様子をじっと眺めていた私に、ある奇妙なことが起こり始めていた。私の胃の中で突然、何かが暴れ出した。自分が興奮しているせいなのか、あるいは何かを恐れているせいなのか、私にはわからなかった。続いて背筋に寒気が走った。そして間髪を入れずに激しい悲しみが私を襲い、私の体に充満した。

私はとにかく悲しかった。あまりにも悲しくて、いまにも声を上げて泣き出してしまいそうだった。しかしその衝動は、何とか押し殺した。チャールズのセッションを妨げるわけにはいかない。涙が目に溢れ、頰を流れ始める。私は静かにそれを拭い、深く息を吸って心を静めようとした。私は混乱していた。一体自分に、何が起こっているのだろう。

そのときノーマンは、チャールズとのセッションに見切りをつけようとしていた。チャールズを導くことに集中していたために、私の変化にはまったく気づいていないようだった。彼がチャールズに慰めの言葉を言う。実際、最初のセッションで誰もが前世に戻れるわけではないのである。恥じることなど一つもない。

と、そのときである。私は突然あることに気づき、それを口にしたい衝動に駆られた。もう駄目。押さえられない。私は堰《せき》を切ったように話し始めた。

「ねえ、チャールズ、とても奇妙なの。あなたは子どもの頃にキャンプでひどい体験をしたわよね？

実は私も、ガールスカウトのキャンプに行ったときに、まったく同じようなことを体験しているの。キャンプ地にいる間中、私は泣き続けた。本当に惨《みじ》めだったわ。私はキャンプなんて大嫌いだった。でも、他の子たちはみんなキャンプが好きだったのよね。だから、自分はどこか変なんだって思っていたの。でも、いまわかったわ。あのとき私は、あのサマー・キャンプに行って、自分がコンセントレーション・キャンプ（強制収容所）で死んだときのことを思い出していた……そうよ。そうだったのよ」

私のこの話が終わるまもなく、チャールズは胸をかきむしるような仕草とともに喘《あえ》ぎ始めた。

ノーマンが事の次第を速やかに察知し、間髪を入れずにチャールズに話しかける。

「何が起こっているんだい？」

「ガス……臭いがする……息ができない……苦しい……息が切れる」

絞り出すような、途切れ途切れの、声にならないような声だった。

「君はいま、どこにいるの？」

ノーマンがそう尋ねたとたん、チャールズは子どものように泣きじゃくり始めた。私は彼が何も言う前に、自分の心の中で彼の死に際の光景を見ることができた。まもなく彼は、泣きながらも、寒々とした暗い部屋に多くの人たちと一緒に詰め込まれていたときの恐怖を、詳細に描写した。そのとき彼は、まだ若者だった。部屋に充満しつつあるガスの臭いに気づくまもなく、胸に刺すような痛みを感じるとともに、息ができなくなった。そしてその直後、彼は肉体を離れた。

そして、静寂――。

チャールズが落ち着きを取り戻すのを待って、ノーマンは彼をその人生の少し前の時点へと導いた。彼はポーランドに住むユダヤ人の若者で、家族や近所の人たちと一緒に故郷を追われ、汽車に乗った。

その旅の重苦しさと恐怖を、彼は鮮明に思い出した。そしてやがて、あの部屋の中でガスに包まれ喘いでいる自分を、またしても発見していた。

ノーマンはさらに、チャールズを死後の時点にまで静かに導いた。チャールズはそのガス室で息を引き取った。とたんに彼は肺の痛みから解放され、自由に息ができるようになった。前世での死を再び体験した後の彼は、とても落ち着いた様子だった。

私たちはもう一つの驚きを体験した。チャールズが、トランス状態から戻ってすぐ、こんなことを言い始めたのである。

「僕がよく不安発作に襲われてきたのは、このせいだったんだ！　特に理由もないのに、動悸《どうき》がしてきて、胸が痛くなって、呼吸が苦しくなるんだよね。子どもの頃からのことで、あちこちの病院に連れて行ってもらったけど、どこも悪くないと言われるばかりだった。精神科にまで連れて行かれて、そこでも何もわからなかった。でも、いま、すべてがハッキリした。不安、胸の痛み、呼吸困難……どれもが強制収容所で死んだ体験から来ていたんだ。あのサマー・キャンプは、僕に強制収容所を思い起こさせた。だから耐えられなかったんだ！　これで全部わかった！」

そのセッションが終わった後、チャールズと私は、涙ながらに力いっぱい抱きしめ合った。私たちは見つめ合い、無言のまま理解し合っていた。つい、いましがたの共通の深遠な体験に、二人とも深く感謝していた。

ノーマンと私は、別れの挨拶とともに、チャールズをフロリダのまばゆい日差しの中に送り出した。チャールズの車が遠ざかるのを見ながら、私たちは、彼とのセッションが私にとって、この上なく完璧な学習セッションであったことに気づいていた。どんなに念入りに計画しようとも、あれ以上の学習の機会にはそう恵まれるものではない。

　まず最初に、チャールズは、前世に戻るよう促すノーマンの言葉に、なかなか反応しなかった。そのためノーマンは、普段はほとんど用いることのないテクニックを次々と披露しなくてはならなかった。おかげで私は、ノーマンのテクニックの全レパートリーをじっくりと観察することができたのである。

　さらに私は、もっと重要なこととして、自分の直感を信頼することを学んだ。ノーマンが誘導催眠を行なったとき、私までもが明らかにトランス状態に進入した。そして、私の意識はチャールズに向けられていたため、私はいつの間にか、彼の記憶に波長を合わせていた。最初は感情的に（涙がこらえられなくなった）、続いて視覚的に（私は強制収容所内にいる彼を見ていた）。

　私は自分の直感を信じ、その鍵をチャールズの記憶の扉に差し込んだ。するとその鍵は完璧にマッチし、チャールズの記憶が現れてきた。ノーマンが言うには、前世療法のセラピストがこの種の鍵を患者に提供することは、決して珍しいことではないということだった。ときおりセラピストは、患者が見ているものを同じように見て、その記憶に伴った感情をピックアップすることがあるのだという。

　すでに午後もだいぶ遅くなっていた。太陽が背の高い椰子《やし》の並木に深いコントラストをつけ、そよ風がノーマンの家の周囲の風景をやさしく揺らしていた。その日の濃密な体験は、私にやや感情的な疲れをもたらすとともに、私の心を新しいアイデアでいっぱいにしていた。

　と同時に、私は飢え死にしそうだった。ノーマンと彼の妻ジョイスに連れられて出かけた、タイ料理店での夕食のおいしかったこと。出てくる料理のすべてが、信じがたいほどに美味だった。私は本当におなかが空いていた。

　その後でノーマンは、私をある本屋に連れて行ってくれた。そこは、彼がときおり前世療法の講座を開催していた場所だった。そこにはかなりの数の人たちがいて、私は驚くとともに、とても嬉しかった。前世療法に興味を持っている人たちがこんなにたくさんいるなんて……。

さらにノーマンは、その晩、私をもっと驚かせた。わずか数分後に、私を含めたその場にいた人全員に、あるハワイアン・ソングを歌わせるとともに、フラダンスまで踊らせてしまったのである！

サラ、人民を統治する

次の日の朝、サラとチェースは私の冒険の話を聞き、自分たちもノーマンと一緒にいたかった、と言って口をとがらせた。ノーマンのフラダンスを見られなかったことが、一番残念だとも言っていた。私はノーマンに電話を入れ、事情を説明した。すると彼はすぐに私たちを迎えに来て、彼の家に連れて行ってくれた。空港に向かうまで、まだ数時間の余裕があった。

チェースとサラは、あっという間に彼の家の総合チェックを完了した。彼らの目当ては、ペットやオモチャ、あるいはスイミングプールの類《たぐい》だったが、その種のものとは何一つ出会うことがなく、すぐに彼らは、信じがたいほどのおとなしさで居間に戻り、長椅子に腰をかけた。

少しして、サラの目が光った。続いて彼女は、抗しがたい愛くるしさを振りまきながら、もう一度退行セッションを行なってくれないかとノーマンに尋ねた。ノーマンと私は顔を見合わせ、微笑んだ。それはいい！

私たちはサラを先頭に、ノーマンのオフィスに入っていった。チェースには、そのセッションの間中、静かに座っていられるならば、一緒にいてもいい、と言ってあった。彼はいい子でいると約束していた。彼も私同様、サラに何が起こるのかに興味津々だった。

ノーマンは九歳のサラをリクライニング・チェアに座らせ、「気を楽にして、リラックスするんだ」と言いながら、窓のブラインドを下ろし、朝のまばゆい光を遮《さえぎ》った。続いて彼は、前回のときのように何か問題を抱えているのか、あるいは、何か特別な質問があるのかとサラに尋ねた。私は一瞬、サラがどんなことを言い出すのかと不安になったが、彼女の答えは「ノー」だった。彼女はただ、退行体験そのものに興味があっただけだった。

私はノーマンがそのセッションをどうやって進めるのかに、とても興味があった。というのも、サラにはそのとき、解決すべき問題が特になかったからだ。前回は、彼女は火に対する恐れという問題を抱えていて、ノーマンはそれを、彼女の記憶を引き出すための鍵として用いていた。しかし、今回はその種の鍵が存在しない。ということは、彼は今回は、大人たちに用いているのと同じ誘導催眠のテクニックを、サラに対しても用いることになるのだろうか？

ノーマンはまず、テープデッキのスイッチを入れた。シンセサイザーとフルートが奏でる静かな音楽が流れ始める。彼はサラに、目を閉じて、屋外の美しい場所を思い描くよう促した。彼女の瞼が小刻みに揺れ始めた。彼女の顔がパッと明るくなった。すでに彼女は過去にいた。

「いま、どこにいるんだい、サラ？　何をしてるの？」ノーマンがやさしく尋ねた。

サラは、大昔のエジプトで生きていた大人の男としての自分を描写した。彼女は、その男として、石の柱が立ち並ぶ広々とした部屋の中で、石の椅子に座り、多くの従者たちに囲まれていた。そのシーンを描写しているときのサラは、リクライニング・チェアの上で背筋をキリッと伸ばし、両腕を肘掛けの上にキチンと乗せていた。彼女の顔から柔和さは完全に消え、その表情はまるで石のようだった。彼女の声は私を驚かせた。それはなおも少女に特有の高いトーンの声ではあったが、そのゆっくりとしたリズムと抑揚は、いつも人々から判断を仰がれ、従われる習慣を持つ人間のそれだった。

「そんなに大きな権力を持っていて、どんな気分だい？」

ノーマンはそう尋ねて、彼女の潜在意識が彼女にその人生を見せることを選んだ理由が、その権力の行使と関連があるのかどうかを探ろうとした。

「私はこれを気に入っている。私はこの権力をうまく使っている。私の民は、私のことを好いている」

この時点でチェースはソワソワし始めた。私は自分の唇に人差し指を当て、彼の目を見た。彼は顔をしかめた。どうやら約束は守れないようだ。私はドアを指さした。彼は静かに立ち上がり、ドアを開け、そーっと外に出て、私に視線を送りながら静かにドアを閉めた。

サラは、エジプトの統治者として生きたかつての人生を、詳細に描写した。彼女は、その男が臣民に対して抱いていた気持ちをあれこれと語った。彼は、臣民から自分がどう思われるかに、いつも気を使っていた。また、自分の権力を賢く使うことにも気を配っていた。彼は人々からの助言を重んじ、あらゆる立場からの提案に耳を貸していた。中でも、ある特別な人物のアドバイスをことさら重要視していた。その人物は彼の無二の親友でもあった。

その人物は彼よりも先に亡くなっていた。その人物の死を描写しながら、サラは目を潤《うる》ませていた。その権力者は、亡き親友のために石造りの慰霊碑を建て、難しい問題にぶつかったときには必ずそこに行き、親友の導きを仰いだ。その慰霊碑に手を当てると、亡き親友の存在を明確に感じることができたという。

ノーマンがすかさず言った。

「その慰霊碑のところに行ってごらん。そしてそれに手を当てるんだ」

サラの顔がパッと明るくなった。なおも椅子に座って目を閉じたまま、彼女は明らかに元気を取り戻していた。

「ああ……」彼女は言った。「彼のエネルギーを感じる」

私はノーマンを見た。彼も私を見て頷き、微笑んだ。そうなのだ。彼女は本当にそれを体験していた。

サラが言うには、人々を統治し続けたこと以外には、その人生の中で特に重要なことは起こらなかったということだった。彼には愛する妻と子どもたちがいたが、彼らはいわば物語の背景の中に登場していたにすぎない。彼が死んだときには、彼の責任と権力は彼の長男に引き継がれることになっていた。そしてそのことを、その男はとても喜んでいるようだった。

「その人生の中で、何か後悔するようなことはなかったかい？」ノーマンが尋ねた。

サラの下唇が震え始めた。彼女の顔の毅然《きぜん》とした表情が崩れ、つぶったままの目から涙が落ち始めた。彼女はすぐに涙を拭い、落ち着きを保とうとした。

「どうしたんだい？」ノーマンが尋ねた。

「妹……妹には、ひどくつらい思いをさせてしまった」

「妹に何があったの？」ノーマンが先を促した。

「エジプトのしきたりによって、私は、父の死後にすべてを相続する絶対的な権利を与えられていた。しかし私の妹は、それに嫉妬《しっと》していた。そして夫と一緒になって、ある価値のあるもの……たぶん彫像を、私から盗み取った。それは許されることではなかった。彼女はあんなことをするべきじゃなかった。それは国のしきたりを破ることだった。私はそのことを知って、ひどく腹を立てた。彼女は私が怒っているということを聞き、夜の間に夫と一緒に逃走した。そして彼女は、二度と戻ってこなかった。私は彼女と、その後一度も会っていない。私は彼女がいなくなって、とても悲しかった」

サラは泣き始めた。「私はあのとき、国のしきたりにではなく、自分のハートに従うべきだった。でも、どうにもならなかった。私は、自分の民に手本を示さなくてはならなかった。しきたりに従わなくてはならなかった。でも、妹を失うことがどんなに悲しいことか……」

「いまの人生の中で、その妹とは会っているかい？　彼女はいま、君が知っている人として、近くにいたりはしないの？」

「チェースがそうなの……」サラは躊躇なく言った。「私はチェースと一緒にここに戻ってくることを選んだの。お互いに公平さを学ぶためにね」

彼女はそっと唇を突き出し、小さな微笑みを作った。「でも、おかしい。彼ったらあの人生でも、正真正銘の赤毛だったの。他の人たちは、ほとんどが黒い髪の毛をしていたのに」

ここで彼女は目を開け、大きく微笑んだ。

「あなたがいま、自分のことはさしおいてまで彼に親切にしてあげているのは、それだからなの？……」私は尋ねた。「彼が駄々をこねているときでさえ、あなたは彼にとっても優しいじゃない？」

彼女はいたずらっぽい笑みを浮かべ、こともなげに言った。「ええ、たぶんね」

サラはそれまで、自分は少々我慢してでも、チェースにいろんな面で優しくしてあげていた。スティーブと私は、サラが見せ続けていた、勝手気ままな弟に対する寛容と思いやりに満ちた接し方に、いつも驚かされ、また喜ばされていた。そして私は、サラのその優しさを、私たち夫婦の育て方が良いせいだと考え、密《ひそ》かにニンマリしていたものだった。しかしいまや、彼女のその美徳には、もっとはるかに深い原因があったことを知り、笑い出さずにはいられなかった。

私たちはオフィスを出てキッチンに行き、ジュースを飲んでテラスに出た。まばゆいフロリダの日差しの中で、チェースは辛抱強く私たちを待っていた。こんなに行儀のいい息子を見たのは初めてだ。この目の輝き。微笑み。明らかに何かを期待している。

ノーマンが腕時計に目をやった。もう一度セッションをする時間は充分にあった。彼はチェースを除《の》け者にはしたくなかった。サラばかりを喜ばせたのでは不公平だ。

彼はチェースに声をかけた。

「君もやるかい？」

「もちろん」

チェースの幸せな前世

私たちはノーマンのオフィスに戻っていった。今回はチェースがリクライニング・チェアに座る番だった。小さな男の子が大きな椅子に陣取った。

そしてノーマンが始める。

「ディズニーワールドに行ったんだよね？　一番面白かったアトラクションは何だったのかな？　それについて話してくれないか？」

チェースは、ホーンテッド・マンションで乗った遊覧車のスリルに満ちた不規則な動きを、自分がどんなに楽しんだかを、ノーマンに嬉しそうに話して聞かせた。

「それは良かったね……」ノーマンは続けた。「それじゃ、目を閉じよう。それで、もう一度その遊覧車に乗っているところをイメージしてごらん。それはすごいスピードで、クルクル回りながら走っている」

チェースの両手がリクライニング・チェアの肘掛《ひじか》けをギュッと握りしめる。彼の瞼が小刻みに震え、口が半開きになり、呼吸が目に見えて速くなった。「その遊覧車はいま、すごいスピードで走っているけど、もう少ししたら、いきなり止まってしまう。そして、それが止まったら、君はそれから降りるんだけど、そうやって君が降りたところは、君の前世。しかもそれは、君が行きたいと思っている前世。どの前世でもかまわない。いいね？」

「僕は大人の男。茶色いズボンをはいてる……」ノーマンが私にウィンクをしてきた。サラは目をつぶり、注意深く耳を傾けている。「それから大きな白いシャツを着てる。すごく大きくて、普通のシャツとは違う。それと、サンダルを履いてる。サンダルの革ひもが見える。僕のつま先は、ひどく汚れてる。すごく暑くて埃っぽい。すごく乾燥してる。一人の女性が……僕の妻だ……僕の隣に立ってる。彼女はドレスを着て、大きな白い帽子をかぶってる。僕には小さな息子が一人いる。僕は彼のために、木でオモチャを作ってあげている。犬もいる。僕はすごく幸せ」

私の幼い息子が妻と家族を持っていると言うのを聞いたのは、そのときが二度目だったが、私はなおも、自分の腕や肩に押さえがたい震えを覚えていた。

「どんな仕事をしているんだい？」ノーマンが尋ねた。

「人々のために、木でいろんなものを作ってる。僕は自分の仕事が好きで、すごく幸せ」

「その人生の中で、何か特別なことは起こったのかい？」ノーマンが尋ねた。

「すごくいい人生。家族のことが本当に好きだし」

「その人生の中で、何か重要なことは起こらなかったのかい?」

「僕は仕事をしてる。僕は自分の仕事が好きだ。息子が成長し、彼も木でいろんなものを作る仕事に就いてる。僕たちは、いろんなものを彫ってる。これは、すごくいい人生。僕は家族のことが大好き」

「その人生の中に、いまの人生の中で君の近くにいる人はいないかい? もちろん、見た目は違うけど」

ノーマンは、チェースがその人生から持ち越している未完結の仕事、あるいは、いまのチェースに関する何かを説明する何らかの出来事が存在しないかどうかを探っていた。

「あっ、そう言えば、僕の息子。彼は友達のヘンソンだ」

私はヘンソンを思い浮かべた。彼は学校でいつもチェースとつるんでいる。ヘンソンがチェースの息子だった? 私は思わず微笑んでいた。ヘンソンの母親と私は、二人が放課後に遊んでいる様子を見て、いつも喜んでいた。彼らはいつも本当に仲が良くて、言い争っている様子さえ見たことがない。

「その人生の中で、他に何か気づいたことはないかな?」

私たちの出発の時間が迫っていたが、ノーマンは、チェースとの間でやり残したことがないかどうかを、しっかりと確かめようとしていた。

「そうだ、犬がいた。僕の犬。あの人生で飼っていた犬が、とてもなつかしい。今回、僕がまだ生まれる前に、僕の両親が犬を誰かにあげちゃったとき、僕はすごく腹が立った。僕はもう一度犬を飼いたかったんだ。彼らが犬をあげちゃったとき、僕はすごく悲しかった」

「君は、生まれる前に起こったことを知っているのかい?」ノーマンは確かめた。

「もちろん、知ってるよ。彼らは飼っていた犬をあげちゃったんだ。でも僕は、まだ生まれていなかったから、彼らに『あげないで』って言えなかった」

それは実に興味深い、予想外の出来事だった。そうなのだ。私たちは確かに、犬を飼っていた。ジャーマン・シェパード。すこぶる大きな犬だった。しかし私たちは、田舎《いなか》から町に引っ越すことになり、それを手放さざるを得なくなった。

はたしてチェースは、生まれる前に本当にそのことを知っていたのだろうか？　子どもたちは、母親のおなかの中にいるときに、外の世界で起きていることを本当に知っているのだろうか？　私はこの疑問を、将来の研究課題リストに組み込むことにした。

さあ、出発の時間が来た。ノーマンはチェースに、幸せな人生を思い出すことはとても良いことで、その幸せなフィーリングは永遠に彼について回ると説明した。続いて彼は、チェースに目を開けるよう促した。

チェースの目がパチッと開いた。とんでもなく大きく見開かれている。彼はその目をこすり、続いて部屋の中をぐるっと見回してから、座っていた大きな椅子の肘掛けを乗り越えて床に降り、ドアへと突進した。私たちが居間に入っていくと、チェースが待ちかまえていて、またもや目を輝かせて微笑みながら、尋ねてきた。「テラスのミニ・プールに足を入れてもいい？」

「もう帰らなくちゃ。飛行機に間に合わなくなるわ」

二人の子どもが一斉にうなり声をあげてきた。二人とも、ノーマンに別れを告げるのが本当にいやそうだった。彼らの気持ちはよくわかった。私もまったく同感だったからだ。

帰りの飛行機の中で、私は振り返っていた。ノーマンがまたしてもやってくれた。そして子どもたちも……。しかし今回のセッションは、あの日のキッチンでのそれとは少し違っていた。

ノーマンは今回、子どもたちの記憶に前回とは違う方法でアクセスした。最初のセッションのときには、サラとチェースが抱えていた具体的な問題を利用して、彼らを前世へと退行させた。しかし今回は、解決すべき問題が特に存在しなかったため、リラクセーションとイメージ誘導からなる、彼が普段大人たちに対して行なうのと同じ、包括的誘導法が採用されていた。

ノーマンは今回、チェースを前世に送り込むための乗り物として、ディズニーワールドの遊覧車を選択した。チェースはその誘導に素直に従い、速やかにある前世へと舞い戻った。

サラは、行き先に関する具体的な指示をまったく受けることなく、自身の潜在意識の選択プロセスを通じて、弟との未解決の問題を発生させた前世へと、速やかに舞い戻った。そして彼女は、その問題を解決すべく、今回の人生でもチェースと一緒に生きることを自ら選択した、ということを自分の口から私たちに語っている。彼女のこの退行体験は、いまの二人の関係に何らかの影響を及ぼしたのだろうか？　これに関しては、後ほど検証したい。

チェースが思い出した、木彫師として生きた幸せな人生の記憶は、彼のヘンソンに対する友情や思いやりをうまく説明してはいるが、特別注目に値するような情報は、何一つ含んでいないように思える。もちろん断定することはできないが、この種の幸せな記憶を思い出すことは、潜在意識が行なわせる、心のバランスを保つための大切な活動の一つなのではないだろうか。チェースの場合には、あの幸せな人生の思い出が、衝撃的な戦争の記憶に伴う苦痛を和らげる働きをしていたのかもしれない。

サラとチェースが、前回のように悲劇的なものばかりでなく、比較的穏やかで幸せな前世の記憶も所持していることを知って、私はとても気が楽になった。私たちの内側に、恵まれた幸せな前世の記憶がいくつも存在していることは間違いない。そしてそれらには、悲劇的な前世の傷を和らげる働きがあることも、おそらく間違いないだろう。
「喜びと苦悩は、とてもうまく編み込まれ、神聖な魂の衣《ころも》を形成する」
ウィリアム・ブレークのこの言葉を、いつしか私は反芻《はんすう》していた。

前世天国

私はフロリダから、さらなる研究意欲と推薦図書の長いリストとともに帰宅した。前世と前世療法に関する本はもとより、催眠療法とヒーリングのグランドマスターとして多くの人たちから崇《あが》められている、ミルトン・エリクソン博士の本から、神経言語学的プログラミング（ＮＬＰ）関連の本に至るまでを、私は片っ端から読みまくった。と同時に、ノーマンとの当初の約束を守り、フィラデルフィア在住のある催眠療法士のもとで、催眠療法の基礎訓練を開始することも忘れなかった。

私はまた、ロジャー・ウルガー博士に手紙で、彼の本に対する私からの絶賛の言葉と、子どもたちの前世について私が学んでいたわずかばかりのことを書き送った。博士の住所はパトリックとキャシーから教わっていた。

その手紙の中で私は、そのうちお会いできれば幸いである旨を書き添えてもいたが、それに対して彼は、彼が主催するトレーニング・セミナーの案内書を送ってくれることで応えてくれた。その案内書には、その夏にニューヨーク州北部で一週間にわたって開催される予定のセミナーが紹介されていた。これはもう、行くしかない！

六月の末、私はチェースとサラを母の家に降ろしてハドソン・バレーを北上し、バーモント州との境界に近い丘陵地内のセミナー会場へと車を走らせた。そのセミナーは、湖の畔《ほとり》に立つ大きな山荘で行なわれたが、そこは、電話もなければテレビもないという、外界から隔離された静かな場所で、前世退行のみに集中できる環境を見事に備えていた。

私は、心理療法士、精神科医、ソーシャルワーカー（社会事業家）、弁護士、教育家、助産婦、さらにはコスタリカからやって来たヨガ教師などからなる、一五名のグループに加わった。私は「前世天国」の中にいた。そこで私は丸一週間にわたり、他の人たちを退行させ、自らも退行させられ、また前世について語り合った。

私たちは、ロジャーが彼のテクニックを用いてセミナー参加者たちを前世に退行させる様子を目の当たりにした。彼の本に書かれていた原則の数々が、現実となって私たちの目の前に示された。参加者たちは前世に戻り、信じがたいほどに多様な感情や感覚を体験していた。彼らは一週間を通じて、嘆き、悲しみ、泣き叫び、微笑み、大笑いし、床の上を転げ回った。

私は、人間が自身の前世物語の中にいかに深く入り込めるものであるか、また、ロジャーの誘導テクニックがいかに強力かつ華麗なものであるかに、驚きを隠せなかった。

彼は、一般的な催眠誘導のテクニックはほとんど用いていなかった。その代わりに彼は、イメージ（映像、画像、絵）、繰り返される思考やフレーズ（ライフ・スクリプト）、肉体的症状、あるいはフィーリングといったものを、前世物語への「ブリッジ（橋）」として用いていた。前世物語は、互いに密接に結びついた精神的成分、感情的成分、肉体的成分から成り立っており、それらのどれか一つに焦点を当てるだけで、前世のフル・ストーリーが蘇ってくる。

例えば、誰かがその人自身の問題を、「私は安全でない」というライフ・スクリプトとして描写したとすると、ロジャーはその人に、呼吸に集中しながら、そのフレーズを何度も繰り返すよう指導する。

「私は安全でない。私は安全でない。私は安全でない……」この繰り返しによって、関連したイメージやフィーリングその他がその人の心の中に湧きあがり、すべてが一体となって生き生きとした前世物語を出現させることになる。

同じことは、フィーリングからも可能である。例えば、「そのフィーリングを言葉で表現して、物語と関連したイメージが心の中に現れてくるまで、その言葉を繰り返し口にしましょう」などと語りかけることによってである。

最終的に私は、ノーマンがわが家のキッチンで子どもたちの記憶を蘇らせたメカニズムを、完全に理解することができた。彼が子どもたちに、「大きな音を聞いて怖くなったとき、君は何を見ているのかな？　聞かせてくれるかい？」「目を閉じて。火事の怖さを感じてごらん。何が見える？　僕に話してくれるかい？」と語りかけたとき、彼はまさしく、この「ブリッジ・テクニック」を用いていたのである。そのとき彼は、サラとチェースの恐れを、また、それを誘発した感覚的合図を、彼らの前世物語へのブリッジとして用いていた。

すぐに私は、このテクニックを直《じか》に体験する機会に恵まれた。セミナーの終盤近くになって、私たちは二人一組に分かれて作業を押し進めることになった。私は自分のパートナーと一緒に、山荘の隅っこの静かな場所を確保し、床に敷いたクッションの上に横になった。彼女は私に、私が解消したいと願う「とても気になっていること」を一つ選び、それを描写して聞かせるよう求めてきた。

そこで私は、ロジャーからグループのみんなを前にして何か話すよう促されたとき、自分がどんなに不快な気分になったかを彼女に話した。私は前から、たとえどんな状況においても、人前で話すことが死ぬほどいやだった。彼女は私に、その思いを心にとどめ続けるよう促した。私はそうした。そして、

「自分はどんな人たちのグループにも溶け込めない」と感じてきたことを告白した。私はいつも、自分をよそ者のように感じていた。子どもの頃でさえそうだった。「溶け込むこと」は、私にとっては常に大問題で、それは様々な状況下で頻繁に私を不安にさせていた。

彼女はそれを「ブリッジ」として採用し、目を閉じて深呼吸をしながら、「私は溶け込めない」というフレーズを繰り返し言い続けるよう私に促した。

「私は溶け込めない。私は溶け込めない。私は溶け込めない……」様々なイメージが現れ始めた。「私は溶け込めない。私は溶け込めない……」すぐに私は、別の肉体とともに別の場所にいる自分に気づいていた。

私は少年の自分を見ていた。年齢は、おそらく十二歳程度。四角い原始的な建物の中にある硬い木のベンチに座っている。私は学校にいた。ベンチには他の男の子たちも座っていた。私が着ていた服は、単純な作りで材質は粗く、肌がチクチクする感じだった。私の心に突然、「自分はいま、一七〇〇年代末期のペンシルベニア……そこの宗教共同体、おそらくアーミッシュ・コミュニティにいる」という強い印象がやって来た。

そして私は、問題が何であったかをすでに知っていた。私は賢くて想像力の豊かな子どもで、その禁欲的であまりにも敬虔《けいけん》な社会は、私にとっては完全に場違いだった。この前世のビジョンが現れてきたとき、その中にいた私は、男性教師のいつもながらの単調な話にはまったく耳を貸さず、一人白昼夢にふけっていた。

私は突然、自分の両手に激しい痛みを感じ、我に返った。教師が私の両手を懲罰用の鞭《むち》で叩いたのだ。手はもちろん痛かったが、それ以上に傷ついたのは私の魂だった。僕はここで何をしているんだろう？　僕はここの生活にまったく溶け込んでいない。僕はなぜここにとどまっているのだろう？　こんな窮屈な生活はもういやだ。僕の精神は縛られ、僕の表現は押さえつけられている。僕はもう窒息しそうだ。

次のシーンでは、古い桜の木に登っている自分が現れた。私は単にそれを見ていただけではなく、樹皮がめくれて盛り上がった桜の木の感触を、両手でしっかりと感じてもいた。さらに私は、肩にかけていた麻のロープの感触も感じていた。私は心を決めていた。もう後戻りはできない。私は泣き出した。私は両親のことを思い、罪の意識に苛《さいな》まれていた。私は彼らの許しを求め、かつ神の慈悲を請い、祈りを捧げた。私は自分の首の周りに、チクチクするロープを感じた。

私は枝から飛び降りようとして、一瞬、躊躇した。両手の甲にあの痛みが生き生きと蘇ったからだ。教師の鞭が再びそこにぶち当たったようだった。焼けつくような痛みが、激しい疼《うず》きへと変化する。私の両手は生き生きと活動していた。大量のエネルギーが両手を通じて急激に流れ、それが痛みを作り出していた。

私は飛び降りた。私の最後の息は、私の首を絞めるロープによって、途中で終了させられた。すべてが暗くなった。私の最後の思いは、私の霊にそれ自身を表現する自由を与えてください、という神への懇願だった。私の最後のフィーリングは、喉が締めつけられる苦しさと、両手で脈打つ膨大なエネルギーのそれだった。

暗闇の中、遠くの方から突然声が聞こえ、私はビクッとした。「いま何が起きているの？」私のパートナーの声だった。

続いて私は、十九世紀に生きていた頃の自分を眺めていた。優雅な服装をしてピアノの前に座り、華麗な音楽を奏でている。私の霊が、私の両手を通じて、それ自身を縦横に表現している。私の両手は生き生きと活動していた。しかし私の肺は、病気で弱り切っていた。私は一息ごとに苦闘していた。まるであのロープが、私の首をいまなお絞め続けているかのようだった。二つの人生の結びつきが、とてつもないスピードと鮮明さで、私の認識内に進入した。

一週間のセミナーが終了する頃には、参加者たちのすべてが、濃密な感情的体験の連続により、消耗し、疲れ果てていた。私たちは、劇的なドラマを充分すぎるほどに体験していた。しかし驚いたことに、私たちのほとんどは、その結果として、以前よりもずっと心が軽くなり、より大きな幸せを、さらには、この上ない歓喜さえも感じていた。

私たちはそのセミナーの終わりを、その地方特産のワインと豪華なディナーで祝った。しかしロジャーのサービス精神は最後まで揺るがなかった。最後のパーティーを盛り上げる目的で（そしておそらく自身の最大の趣味を満足させる目的で）、ロジャーはモンティ・パイソン（英国のコメディグループ。テレビ、映画などで既成の社会秩序を痛烈に風刺）の完璧な物真似を披露して、私たちをいやになるほど転げ回らせたものだった。もっとも、すでに私たちは、床を転げ回ることには慣れっこになっていたが。

サラとチェース、「お城の時代」に戻る

私が自己教育のコースを忙しく歩んでいる間に、サラとチェースは彼ら自身の手で、私のための貴重な学習の機会を準備してくれていた。

サラとチェースは、新しい友達を作っていた。ジョンという名で、歳はサラと同じ十歳。私たちの家のすぐ近くに住んでいた男の子だった。

三人は自転車に乗って近所を飛び回り、ファミコンのソフトを貸しあったり、森の中を一緒に冒険したりと、とにかく楽しそうに遊んでいた。七歳のチェースはジョンをあこがれの目で見、いつでも彼の後ろに付き従っていた。私は自分の子どもたちに共通の友達ができたことを知って、心から喜んだものだった。

ただし、その平和と協調は決して長くは続かなかった。サラが、チェースとジョンの友情に嫉妬を感じ始めたのだ。

あるとき彼女はチェースに言った。

「ねえ、チェース、ジョンは別にあなたを好きなわけじゃないのよ。何もすることがなくて退屈なので、とりあえずあなたと遊んでいるだけなの」

チェースは当然のごとく、深く傷ついた。しかしサラは、私の「お姉さんのくせに、そんな意地悪なこと言わないの！」にもまったく動じなかった。

ある土曜日の午後、チェースとジョンは大きな段ボール箱をいくつも集めてきて、それを切り貼りする作業を開始した。チェースは様々な「建築用ツール」を調達すべく、あちこちの引き出しや押入れをひっ掻き回しながら、家中を走り回っていた。

私は一体何の騒ぎかと思い、二人がいた部屋をそっと覗いてみた。彼らは寄り添い、段ボール製のお城に覆い被さるようにして、そこに塔や窓、扉、はね上げ橋などを取り付ける作業に、一心不乱に取り組んでいた。

私は、彼らが自分たちの手で楽しみを作り出しているのを見て、とても嬉しかった。テレビゲームなどで遊ぶよりも、はるかに建設的だ。私は主婦の清掃本能を脇に押しやり、目を覆いたくなるような部屋の中の惨状には目をつぶって、その場を離れた。

サラは、ときおりその部屋をそっと覗き込んでは二人の様子を観察し、毎回、不機嫌そうな顔をして自分の部屋に戻って行っていた。

やがてジョンが家に帰り、サラの出番が来た。彼女はジョンのことを持ち出して、またもやチェースを冷やかした。チェースはもう我慢の限界に来ていた。彼はヒステリックに泣き叫びながら、自分の部屋に走っていった。サラも自分の部屋に走って戻り、勢いよくドアを閉めた。

私はその騒ぎを聞いて急いで二階に駆け上った。私がまず向かったのはチェースの部屋だった。まず彼を慰めなきゃ。サラを諭すのはその後でいい。

チェースはベッドにうつ伏せになり、すすり泣いていた。私がどんな慰めの言葉を言っても、効き目はなさそうだった。彼はただ泣き続けるばかりだった。

ところが少しして、なおもすすり泣きしながら、彼は私に「お城の時代」のイメージが見えると言ってきた。その先の展開はまったく読めなかったが、私は彼に、そのイメージを見続けて、見えたものを話してくれるよう促した。

「僕は若い女の人だ。長いドレスを着てる。石で造られたお城のような建物の中の部屋にいる。僕はいま、すごく悲しい。僕はいま、失恋で死のうとしてる」

この時点でチェースは仰向けになり、とても静かな声で話していた。彼の言葉は途切れ途切れで、聞き取るのが大変なほどだった。私は彼のそばに近寄り、耳を澄ました。

「失恋で死にそうなの？」私は先を促した。

「うん。僕にはいいなずけ（これは彼の言葉である）がいるんだけど、僕はその男の人を好きじゃない。

好きな人は他にいるんだ。でもお父さんが、僕をその男の人と結婚させようとしている。お父さんはそれで、土地が手に入るんだ。お父さんは僕のことなんか何も考えていない。彼が考えているのは、増える土地のことだけ。僕は、他人が選んだ男となんか結婚したくない。僕はお父さんにそう言った。そしたらお父さんは、すごく怒って、僕を部屋に閉じ込めてしまった。僕はその部屋から一歩も外に出られない。僕は何も食べない。もう生きていても意味がない。僕の恋は終わってしまった。僕は失恋で死ぬんだ」

ここで少し間をおいてから、チェースは再び話し始めた。

「サラなんだ。サラが僕のお父さんだったんだ。それからジョン。僕が結婚したかったのはジョンだったんだ」

チェースがこの前世物語を話している間中、サラは自分の部屋にあったミニ・トランポリンの上でジャンプを繰り返していた。ミニ・トランポリンのバネのきしむ音が、ひっきりなしに聞こえてきていた。と突然、その音がやみ、サラがチェースの部屋に走り込んできた。

「私には、彼女にそうさせる権利があったのよ！……」サラはまくし立てた。「父親としてね！　それが国のしきたりだったんだから！」サラはそう叫ぶとくるっと向きを変え、一目散に部屋を出てドカドカと階段を下りていった。

ん？　どういうこと？　私はしばし考え込んだ。一体何が起こっているのだろう？　そんな！　こんなことってあるんだ！

サラはまず、どうにかしてチェースの記憶にアクセスした。そしてそれが刺激となって、同じ時期の自分自身の前世——彼とともに生きた自分自身の前世——を思い出すことになったのだ。私は体が二つ欲しかった。同時に二つの場所にいたかった。

チェースはだいぶ落ち着いてきていた。そこで私は、すぐに戻るからと彼に言い、急いで階下に向かった。

サラは居間の長椅子に座っていた。両腕を胸の前で組み、顎《あご》を挑戦的に突き出し、正面をじっと見据えている。私が近づいていっても、彼女は見ようとしなかった。頬を涙がつたっていた。

「私には、父親としてああする権利があったのよ。それが国のしきたりだったんだから」彼女は言い続けていた。

「それで、いまのあなたの態度については、どう思うの？」そのまま続けてもいいものかと悩みながら、私は尋ねてみた。サラはすすり泣き始めた。「……私はしきたりにではなく、自分のハートに従うべきだった。彼女に結婚を無理強いしたのは、間違いだった」

「それをチェースに言ってあげたら？」

彼女は私を見上げると、涙で頬を濡らしたまま走って階段を上り、チェースの部屋に入っていった。

チェースに近づいた彼女は、遠い昔にチェースに対して行なったことを自分がどんなに後悔しているかを説明した。それが誤りであったことを、いまや彼女は素直に認めていた。チェースは泣きはらした顔で、鼻水をすすりながら、サラの説明をじっと聞いていた。彼はサラの謝罪を抱擁で受け入れた。二人は抱き合い、まもなく、どちらからともなく照れくさそうに微笑んだ。涙と仲違いは、すでに過去のものとなっていた。

私は部屋を出てスティーブを探しに行った。二人の子どもに起こったばかりのことを、彼に早く話したくてたまらなかった。それは驚くべきことだった。サラとチェースの双方が、自然に、そして同時に、かつて父と娘として一緒に生きた前世を思い出したのである！

役柄や状況設定はもちろん違うが、今回の人生においても、サラとチェース、そしてジョンは、なおも同種の仲違いを繰り広げていた。サラの嘲《あざけ》りが引き金となり、遠い過去の物語が表面に浮上した。最初はチェースの物語が現れ、続いてサラの物語が加わった。

私の心の中を、ほんの一瞬、ある疑念が駆けめぐった。もしかしたらこのドラマは、彼らの仲違いを解決するための、空想が作り出した創造的な方法だったのではないのだろうか？　そうかもしれない。いや、違う！　チェースの物語は、空想で切り捨てるには、あまりにも首尾一貫していたし、彼の反応も、あまりにも真実味に満ちていた。そもそも、チェースは「いいなずけ」などという言葉をどうやって知ったのだろう？　しかも彼は、その言葉を物語の中で極めて正しく用いていた。

私は、サラとチェースの物語が真実であることを、自分の体のあらゆる細胞を通じて知っていた。その種の感覚は、私にとってとても馴染み深いものになりつつあった。しかしながら、彼らの記憶があまりにも自然に蘇ったことに、私は大きな驚きを感じていた。それを促すような言葉を、私は何一つ口にしていなかった。

加えて、あのときチェースに起こっていたことを、サラはどうして知り得たのだろう？　これもまた、大きな謎だった。チェースが小さな声で途切れ途切れに語る話を、別の部屋にいたサラが聞くことなど絶対に不可能だった。だというのに、彼女はチェースが何を話していたのかを知っていた。

しかもサラは、同じ前世を彼女自身の観点から思い出し、当時の彼女の立場で反応していた。彼女の物語は、チェースの物語と完璧に一致していた。

このドラマの中でサラは、ノーマンに誘導されてエジプトでの前世を思い出したときに言った、「国のしきたりにではなく自身のハートに従う」というテーマを再び口にした。これら二つの物語に共通のテーマが流れていることは明らかだ。「お城の時代」の前世物語は、サラがフロリダで思い出したエジプトでの前世と照らし合わせることで、より一層信憑性が増してくる。

エジプトでは、遺産がもとで、サラとチェースは兄と妹として仲違いを体験していた。二人はどうやら、いくつもの前世を、何らかの利害がもとで仲違いを体験した身内同士として生きてきたようである。彼らはおそらく、役柄や性別を交代し、シナリオを修正しながら、何度も人生を共有してきたが、いまだ問題の解決には至っていない、ということなのだろう。

サラはノーマンとの退行セッションの際に、このパターンを確認していた。と同時に、「私はチェースと一緒にここに戻ってくることを選んだの。お互いに公平さを学ぶためにね」と言うことで、チェースとの問題を解決しようとする自身の願望をも確認していた。

しかし、兄弟（姉妹）間の対立や競争意識に対する、なんと新鮮な洞察であろうか！　ウルガー博士も、家族同士の込み入った人間関係の事例をいくつか紹介しているが、この種の関わり合いは、問題が完全に解決するまで、いくつもの人生を通じて何度でも繰り返されるもののようである。サラとチェースがそのパターンを理解し、今回の人生の中でどうにかそれを乗り越えることができるよう、祈らずにはいられない。

あの日の午後以来、チェースとジョンは徐々に遊ぶ機会が減っていった。二人の歳の差を考えれば、当然のことだと言えるだろう。サラは穏やかに、二人から遠ざかった。そしてサラもチェースも、あの大騒ぎのことは、あっという間に忘れていた。

しかし彼らは、前世の記憶に関する価値ある情報を私にもたらしてくれた。サラとチェースが同時に蘇らせた前世の記憶は、もちろん彼ら二人にとって重要な意味を持っていたが、私にとってそれ以上に興味深かったのは、サラが自身の記憶を蘇らせる前に、チェースの蘇った記憶に「波長を合わせる」に至ったプロセスだった。二人の間には、ある種のテレパシーが作用していた。私自身も、ノーマンに訓練を受けているときに、チャールズの強制収容所の記憶を直感的に見、感じることで、そのテレパシーを体験していた。

さらに重要なことは、子どもたちの双方が、同じ前世の出来事を自然に思い出したという事実だった。彼らのその記憶は、誰の誘導も受けることなく、突然、ひとりでに現れてきた。私はノーマンが言ったことを思い出していた。「子どもたちは、トランス状態にしょっちゅう進入している」

自分の子どもたちに起こったことを振り返りながら、私は考えていた。他の子どもたちも、こうやって前世のことを自然に思い出しているのだろうか？

第6章　イアン・スティーブンソン博士

金鉱の噂

私は、前世と輪廻転生に関して書かれた本を精力的に探し回り、片っ端から読み続けたが、それらの本のほぼすべてが、何らかの形でイアン・スティーブンソン博士を紹介していた。

しかしほとんどの本が、その大学教授を、彼の統計値を引用したり、脚注の中で紹介するだけというように、言ってみれば、ひどくぞんざいに扱っているにすぎなかった。それらの本を読んで私が彼について知り得たことは、彼がバージニア大学医学校の精神医学部の部長で、「前世を自然に思い出した数千名の子どもたち」の事例を記録している、ということのみだった。

私はもっと知らなくてはならなかった。子どもたちの前世の記憶に関する数千もの事例を所持する医学博士であるならば、その種の記憶のヒーリング効果に関する私の疑問に、明快に答えてくれるだろう。私はそう考えた。

しかし、彼の業績を充分に紹介する書物は、どこを探しても見つからなかった。私は不思議でたまらなかった。前世作家たちはスティーブンソン博士を知っていた。だというのに、彼らはなぜ、博士の研究の成果を充分に掘り起こし、それを世の中に普及させようとしないのだろう？

それは、前世療法に関する情報の宝庫なのではないだろうか？　そして何よりも、輪廻転生の存在を最も明確に証明しうるものではないのだろうか？　それに無関心でいるということは、金鉱掘りが金鉱の噂を無視することにも等しいのではないだろうか？

いまや自分の二人の子どもが、前世の記憶を自然に蘇らせていた。何を躊躇することがあるだろう。私は決心した。噂を辿り、スティーブンソン博士の業績を自らの手で発掘するんだ！

私はまず近所の書店に電話を入れ、ある図書目録の中で見つけた二冊の本、『Twenty Cases Suggestive of Reincarnation（輪廻転生を示唆する二〇の事例）』（邦題『前世を記憶する20人の子供』叢文社）と『Children Who Remember Previous Lives』（邦題『前世を記憶する子どもたち』日本教文社）を注文しようとした。「すみません……」店員が言ってきた。「どちらも学術書で、一般の書店では扱っていません。バージニア大学に直接注文を入れてください」

その後私は、かなりの試行錯誤の末に、バージニア大学出版部の「書籍注文受付担当者」を探し当てた。その女性に二冊の本を注文したとき、私はおそらく相当興奮していたのだろう。彼女はこんなことを言ってきた。「私どもの学術書にあなたほどの熱意を示されるお客様には、めったにお目にかかれませんわ」

その日から毎日、郵便配達用トラックの音が聞こえてくる度に、私は郵便箱までのダッシュを繰り返した。

やがて、待ちに待った二冊の本が届いた。私は郵便箱のところで包装紙を破って本を取り出し、ページをペラペラとめくりながら、丘の斜面をゆっくりと登って家に戻った。各章のタイトルが強い印象を伴って目に飛び込んでくる。「輪廻転生の様々な証拠」「様々な文化内の様々な事例」「前世との関わり合いを持つ子どもの行動」……。

途中、「輪廻転生を示唆する二〇の事例」の中で表になった資料を見つけたとき、私は思わず金切り声をあげ、コマドリたちを一斉に空へと追いやってしまった。それは、横向きに印刷された大規模な一覧表で（それを読むために私は本を大きく傾けなくてはならなかった）、そこには、それぞれの子どもが思い出した前世に関する詳細な事柄を、過去に実在した人物に関する事実と照らし合わせた結果が、びっしりと書き込まれていた。

私は紅茶を入れ、その日の行動予定リストを心の中で破り捨て、お気に入りの読書用椅子に腰をかけた。そして『二〇の事例』を手に取り、それを「適当にめくり、現れたページに目を落とす」という行程をしばらく繰り返したが、目を落とす度に必ずと言っていいほど、驚くべき事例に出くわしたものだ。例えば、こんな事例にである。

インドに住む二歳半の男の子、パルモドは、直前の前世で別のある町の大きなソーダ水とビスケットの店を所有していたことを思い出した。彼の家族がその子をその町に連れて行くと、その子は家族をそのビスケット店にまっすぐに導き、複雑なソーダ水製造器の修理法を披露することまでしたという。ちなみにその機械は、彼の知識をテストするために、わざと故障の状態にされていた。

テキサス州に住む三歳児、マイケル・ライトは、彼を死に追いやったという交通事故の詳細を描写して母親を驚かせた。彼が思い出した前世は、彼の母の高校時代のボーイフレンドの人生だった。そのボーイフレンドのことは、家族内で話題にさえ上ったことがなかった。しかしそのボーイフレンドは、まさしく交通事故で、しかも、幼いマイケルが描写した内容と完璧に一致した死に方をしていた。

インドに住むスクラは、一歳半のとき、木片を抱いてあやしながら、それを娘のミヌと呼んでいた。それから何年かが過ぎ、彼女が前世を充分に詳細な部分まで思い出したとき、家族は彼女を、彼女がかつて住んでいたという村まで連れて行った。その村に着いたスクラは、家族を前世で住んでいた家に案内するとともに、そこでミヌという名の女の子と顔を合わせた。その女の子は、赤ちゃんのとき母親を亡くしていた。その母親とは、言うまでもなくスクラだった。

二つの本とも、この種の素晴らしい事例で満ちている。どの事例においても、概ね二歳から三歳の幼い子どもが、誰からも促されることなく、直前の前世での体験を、検証を受けるに充分な詳細さをもって語っている。そして事実、すべての事例が、スティーブンソン博士によって念入りに追跡調査され、子どもたちが語ったことの正しさが証明されているのである。当然のことながら、子どもたちはそれらの情報を、前世想起以外の、いわば通常の手段によっては絶対に入手不可能であったことも明確に確認されている。

これら二冊の本は、まさに革命的と言うに相応《ふさわ》しい内容を誇っていた。だというのに、スティーブンソン博士の業績は、一般にはほとんど知られていないと言っていい。なぜなのだろう？ 読み始めてから一時間ほどたった時点で、私はその答えを発見していた。彼はこの問題に、かたくななほど学術的にアプローチしていた。私は彼の「定言的判断」や「衒学的《げんがく》（学者ぶった）長文」さらには、方法論に関する長々とした説明などを理解することに、大変な苦闘を強いられた。ダージリン茶を二杯も飲んだというのに、睡魔による絶え間のない襲撃に悩まされたものである。

前世物語そのものの持つキラメキや、ときおりの魅力的な洞察が、私の関心をどうにか本から離さずにはいたが、正直言って、読み進む速度はページを重ねる度に低下していた。しかし私は、その乾いた議論の層の下に、子どもたちの記憶に関する充分な理解に向けた私の探求の旅を強く後押ししてくれる証拠や専門的見解の数々がきっと隠れている、という期待を抱き続けていた。

ところがいくら読み進めても、私は目指すものを発見できなかった。スティーブンソン博士は、前世の記憶のヒーリング効果にはまったく関心を抱いていないようだった。私は急激に落胆し、イライラを募らせた。彼は精神医学者である。そのため私は、彼がヒーリングに興味を抱いているものと信じて疑わなかった。しかしどうやら、そうではないようだ。私は失望し、本をパチンと閉じて睡魔に身を委《ゆだ》ねた。

証明が目的

その後数日間、私は再び本に目を通しながら、子どもたちの前世の記憶に対するスティーブンソン博士のアプローチの意図を、何とか理解しようと試みた。あらゆる先入観を排除し、彼が本を通じて何を行なっているのかのみに焦点を合わせることで、徐々にその意図が見えてきた。彼はバリバリの経験主義者だったのである。

彼の使命は、データを集め、それをそのまま公表することだった。その内容からどんな結論を導くかは、それを読む人の問題なのだ。彼は本の中で、自ら結論を導いたり、自説を主張したりすることを、徹底して避けている。

加えて、彼の頭の中にあった読者は、おそらく彼の同業者のみ、つまり科学者あるいは研究者と呼ばれるような人たちだけだった。一般人には拷問にも等しい学術的表現が多用されたのは、おそらくそのためである。

そしてスティーブンソン博士は、「人類にとって延々と謎のままであり続けてきた、はるかに大きな問題」への答えを明らかにする作業に専念していたため、ヒーリングの問題には気が回らなかった。あるいは、それには意図して触れなかった。その大きな問題とは、もちろん「人間は死んだらどうなるのだろう」である。

私たちは、彼のその長年にわたるたゆみない努力に、大いに感謝しなくてはならない。おかげで私たちは、この世界の歴史上初めて、輪廻転生の客観的、科学的証拠を手にできたのである。彼が蓄積したデータは、「私たち人間を作り上げている何かが、肉体の死後も間違いなく生き続ける」ということを、明確に証明するものに他ならない。

このことに気づいたとたん、私のイライラは完全に吹き飛んだ。スティーブンソン博士に対する不満は一気に、無上の感謝へと姿を変えた。私はいつしか、博士を心から尊敬し、賛美し、彼に対する畏敬の念さえ覚えている自分に気づいていた。彼の経歴に対する私の興味がより一層膨らんだのは、至極当然なことだった。

スティーブンソン博士は精神科医だが、仕事を始めてまもなく、フロイトの精神分析理論と行動心理学の双方に幻滅を感じた。彼は、当時の知識層からもてはやされていた、心に関するその二つの理論を、見当違いの、知性に欠ける、非科学的な理論として否定し、「聖像破壊者」と呼ばれたりした。そして彼は、その他の様々な人格形成理論の研究を経て、あるとき超心理学に遭遇する。

超心理学とは、心の進化した能力（テレパシーなど）や、肉体の死後も存在を続けるもの（霊）などに関する客観的な証拠を追求する科学の一分野で、伝統的な心理学理論の枠組みからは、はみ出した学問である。

超心理学の文献を調べていくうちに、スティーブンソン博士は、子どもたちによる前世の自然想起に関する報告が、いくつかの文献に分散して掲載されているのを発見した。その後彼は、手当たり次第に文献を当たり、最終的に、過去百年間に新聞、雑誌、書籍などに掲載された、その種の四四件の事例を収集するに至った。

それらのすべての事例が異常な現象として紹介されていた。そしてどれもが、もし一つだけ取り上げられたとしたら、わけのわからない現象として、葬り去られてしまいがちなものばかりだった。しかし彼は、分析の結果、それらが互いに極めて類似した特徴を持っていることに気がついた。そしてその認識は、「それらの事例はおそらく本物であり、少なくとも、さらなる研究の対象となるに相応しいものである」と信じるに充分なインパクトを持っていた。

彼は、その種の事例を充分に集めたならば、輪廻転生の議論に新しい強力な証拠を提示できることになるだろうと考えた。子どもたちの前世の記憶に関する系統だった研究は、まだ一度も試みられていなかった。

一九六一年、彼はインドに渡った。自らの手である新しい事例を調査するとともに、いくつかの過去の事例を検証することが目的だったが、当地に着いてまもなく、彼は大いに驚くことになる。アメリカの大学教授が子どもたちの前世に興味を抱いているという噂が、あっという間に広がり、人々が新鮮な事例を次々と彼のところに持ち寄ってきたのだ。

最初の五週間で、彼が調査した新しい事例は優に二五件を超えていた。そしてそれが、彼が残りの人生をフルにつぎ込んで促進することになる大プロジェクトの始まりだった。彼が収集した信頼に足る事例は、三年後には四〇〇件にも及んでいた。

検証法に常に改良を加えながら、彼は新しい事例を精力的に追い求め続けた。すぐに他の研究者たちも彼の手法を採用し、同じ結果を導き始めた。スティーブンソン博士は、すでに七十歳を超えているが、この着実に成長しつつある研究分野を、いまなお先頭に立って引っ張っている。

彼の研究の最も賢い特徴は、輪廻転生を証明するための情報を、直前の前世の記憶を語る幼い子どもたちだけに求めていることである。大人たちが前世を思い出したとしても、彼らがその情報を、本やテレビその他の何らかの媒体を通じて入手したのではない、ということを証明することは、ほぼ不可能だと言っていい。しかし子どもたちは、生まれてまもないため、大人と比べて、はるかにわずかな情報にしかさらされていない。特に幼い子どもたちの場合は、彼らが誕生後に体験したことのほぼすべてを特定できる。よって、彼らが思い出した情報を、彼らの現世の記憶と識別することは、はるかに容易なこととなる。

スティーブンソン博士はさらに、自然に蘇った記憶だけを研究の対象とした。要するに、子どもたちが誰にも促されることなく思い出し、自ら語り始めた前世物語のみを、彼の事例リストに加えたのである。それによって、周りの人間や研究者などが、何らかの手段を用いて子どもたちに情報を吹き込んだのではないか、という批判はまったく意味をなさなくなる。

そして、スティーブンソン博士が調査し、リストアップし、公表した事例のボリュームの多さが、彼が提示した証拠に重さと信憑性を加えている。事例全体の膨大なボリュームは、個々の事例のどんな欠陥でも補ってしまう。「数多くの事例から導かれる総合的なパターンの方が、個々のどんな事例よりもはるかに信頼できる」というのが、私たちの文明を支える重要な科学原則の一つである。ボリュームを増し続けている他の研究者たちの事例リストもまた、まったく同じパターンを示しており、彼が提示した輪廻転生の証拠は、もはや議論の余地がないとさえ言っていい。

初めてインドを訪れてから三十年。その間にスティーブンソン博士が積み上げてきた業績は、まさしく偉大である。今日までに彼は、仲間たちとともに、様々な文化的、宗教的背景を持つ、総勢二六〇〇の事例を収集してきた。ほとんどの事例は南アジアからのものだが、中東、アフリカ、ヨーロッパ、そして米国からの事例も少なからず含まれている。これまでに六五の事例が、全四巻からなる『Cases of the Reincarnation Type』などの本を通じて詳細に紹介され、二〇〇以上の新しい事例の詳細が、近々公表されることにもなっている。彼がこれまでに執筆した記事の数は、優に二六〇〇を超えている。

前世探偵

スティーブンソン博士の難解な文体の解読法を飲み込んだとたん、彼の本が魅力的なドラマのコレクションのように思えてきた。それぞれの事例が、いわば探偵小説である。主人公の名探偵は、もちろん彼自身だ。彼を補佐する助手たち、すなわち研究仲間たちも登場する。博士は彼らに連れられてどこにでも出かけて行く。泥道をジープで延々と走って辿り着く第三世界諸国の片田舎が、主な行き先だ。どんな結果になるかは行ってみなくてはわからない。

そうやって彼は、あらゆる種類の多彩なキャラクター、多くの行き止まり、そしてときには危険にさえも遭遇する。彼は事実にしか興味がないが、どのような手がかりも見逃さない鋭い目を培《つちか》ってきた。その目のあるなしが、単なる調査員と名探偵を区別する。

探偵同様、彼の当面の目標は事件の解決である。前世を自然かつ充分な詳細さで思い出した子どもを発見し、その子どもの記憶がすでに亡くなっている一人の人間（必ず一人でなくてはならない）の人生と一致していることを突き止めたときに、一つの事件が解決する。この「亡くなっている人間」を、彼は「前の人格」と呼んでいる。

そして、それが最終的に「証明」されるためには、さらなる念入りな調査を経て、その子どもが普通の手段では「前の人格」に関する情報を入手し得なかったことが、誰の目にも明らかにならなくてはならない。ちなみに、この「普通の手段」とは、前世の記憶以外のあらゆる手段を意味している。

要するに、前世の記憶以外で説明可能な事例は、たとえそれがどんなに不合理な説明であっても、「証明できない事例」として処理されてきたのである。スティーブンソン博士は、テレパシーや憑依《ひょうい》現象さえも「普通の手段」として扱い、それらを考慮すれば説明が可能な事例までをも「証明できない事例」としてリストから排除してきた。このようにして博士が収集してきた「証明済みの事例」は、これまでに八〇〇件を超えている。

そういった事例は、どこからやって来るのだろう？　彼が研究しているのは、前世の自然想起という自然発生現象であり、それらを診療所や研究所の中で人為的に作り出すことは不可能である。スティーブンソン博士は、それらの事例が彼のところにやって来るのを待たなくてはならない。彼は、前世を記憶する子どもたちに関する情報を収集し、それを彼に報告してくれるスカウトや研究者たちの、世界的なネットワークを所持している。彼がインドの事例を特に多く収集している理由の一つは、彼のこのネットワークが、インド国内では特に綿密に張りめぐらされているからである。

どの事例も、幼い子ども（一般に二歳から五歳）が、誰にも促されることなく、直前の前世の記憶を語り始めることでスタートする。子どもがまず、家族内の誰もが聞いたことのない人々や土地の名前を口にする。あるいは、誰もが首を傾《かし》げる奇妙な行動を示したりする。そして多くの場合、死（非業の死のことが多い）の瞬間を詳細に描写する。中には、「自分は本当は別の町の人間で、別の両親を持っている」さらには「配偶者と子どもを持っている」とさえ語り、そこに連れて行ってほしいとせがんで、両親をひどく驚かせる子どももいる。

子どもたちはまた、たとえ家族にどんなにいさめられようとも、思い出したことを何ヶ月にもわたって語り続ける傾向にある（スティーブンソン博士によれば、家族から記憶の放棄を迫られていたケースが、全体の半分以上に上るという）。そして、彼らが語る前世物語は、しだいに家の外に漏れ出し、村中に伝わり、さらには周囲の地域に広がって、やがては、彼らがかつて生活を共にした家族や親類の耳に届くことになる。

するとその家族は、その子が本当に亡くなった身内の生まれ変わりなのかを確かめたくなり、接触を図ってくる。あるいは、その子の現世の家族が、その子の懇願に抗しきれずに、その子を前世の家族のもとに連れて行く。

そして子どもたちは一般に、前世で暮らした家を初めて訪ねるとき、村に入ったとたんに道案内を開始し、付き添いの人たちを驚かせる。続いてその子は、目指す家に到着し、そこで対面するかつての身内や友人をすぐに見分け、彼らを愛称で呼んでみたり、家の中の変化を指摘したり、そこにいないかつての身内のことを尋ねたり、家族でなければ知らないようなかつての出来事を懐かしがったりする。その子が語ることはすべて、「前の人格」のユニークな視点から語られる。

いくつかのケースでは、かつての家を訪れた子どもが、その家族の隠し財産のありかや、秘密の借金の存在、さらには、これまた身内でなければ絶対に知り得ない、家庭内の特殊な争いごとにまで言及したりしている。

さらに注目すべきことは、「子どもたちは、前の人格が亡くなった後で起こったことについては何一つ知らない」ということである。彼らが覚えているのは、その時点までなのだ。その時点以降に建物、部屋、あるいは家族や友人に発生したあらゆる変化が、彼らにとっては目新しいものであり、ときとしてそれは彼らを戸惑わせ、驚かせたりすることさえある。

スティーブンソン博士の事例調査は、およそ次のようにして行なわれる。

まず博士のスカウトが事例を発見する。博士は調査員たちを率いて、子どもと証人たちの記憶がまだ新鮮なうちに調査を開始しようと、急いで現場に出かけていく。スティーブンソン博士は現場に着くや、その子の前世の記憶が偽物であることを証明すべく、可能なあらゆることを行ない始める。法律の分野で確立されたインタビュー・テクニックを駆使し、子ども、家族、親類、そして村人たちに次々と質問を発しては、彼らの発言を一つ一つ照らし合わせ、矛盾したパターンを探すなどしながら、彼らの証言の信憑性を徹底的にテストする。

彼は間接的な証言は受け入れない。彼が受け入れるのは、子どもの話を直接聞いた人たちの証言のみである。子どもの家族の性格的特徴を正しく把握するために、彼らに知られないようにして、事例に直接関わっていない村人たちに慎重にインタビューすることも忘れない。そして彼は、何ヶ月あるいは何年か後に、その家族を予告なしに再訪問し、同じ質問を繰り返すことまでしている。

スティーブンソン博士は、あらゆる注意を払って、調査結果に誤りが混入するのを防いでいる。例えば、自分が当地の言語を話せないときには（彼は五ヶ国語を操れるが）、インタビューに最低二人（ときには三人）の通訳を同行させるようにしているし、インタビューの内容は、調査員たちのメモに加えて、テープ録音の形でも残されている。有形の証拠、例えば証拠書類や出産斑（先天性のアザやホクロ）などは必ず写真に収めることにもしている。訪問後数日以内に、メモされた事柄を書き写し、整理し、蘇った記憶の時間表を作成するなどして、矛盾点や不自然な点をチェックすることも怠らない。

彼はまた、子どもが「前の人格」の家族と初めて対面し、彼らを彼らだと認識したときの様子を、目撃者たちから詳細かつ慎重に聞き出している。特に彼は、その際に誰かが無意識のうちに、子どもに何らかの合図を送っていたりはしなかったかどうかに、大きな関心を注いでいる。そしてさらに、二つの家族が過去に接触した形跡があるのかどうかまでが、念入りに調査され、それがなかったときに初めて、事例は「証明」されることになる。

スワーンラタの幸せな思い出

『輪廻転生を示唆する二〇の事例』で紹介されているスワーンラタの物語は、ある意味でスティーブンソン博士が収集した事例の典型である。その少女の前世想起は、彼女が三歳のときに始まった。そのときに彼女は、前世で生活を共にした家族を特定するために必要な事実を、具体的に五〇以上も描写し、それらがことごとく検証されていた。

ただし、スワーンラタの事例は、二つの点で他のほとんどの事例と大きく異なっていた。まず第一に、彼女の記憶は成長とともに薄れることがなかった。そしてもう一つ、それは愛に満ちた幸せな思い出だった。

スワーンラタ・ミシュラは、一九四八年、インドのプラデシュに生まれた。彼女の家族は中産階級に属していた。彼女は三歳のとき、父親と一緒に車で旅をしていて、自宅から百数十キロ離れたカトニという町にさしかかったとき、突然ある方向を指さし、脇道に入って「私の家」に行ってくれるよう願い出た。そのとき彼女は、その家に行けば、道路沿いのどこで飲むよりも、ずっとおいしいお茶が飲める、と主張したという。

その後ですぐ、彼女はカトニで暮らしていたときのことを詳細に語り、それを父親は書き記した。彼女の元の名前はビーヤ・パタークで、二人の息子がいるということだった。さらに彼女は、ビーヤだったときに住んでいた家の内外の様子を描写してから、その家の裏側には女の子の学校があり、家の表側からは、鉄道の線路と、いくつかの石灰の炉が見える、とも語っていた。

スワーンラタは、ビーヤは「胸の痛み」で死に、ジャバルプルのS・C・バーブラト博士の治療を受けていたとも言っていた。彼女はまた、別の町で行なわれた結婚式に出た際に、トイレが見つからなくて、ある友達と一緒に右往左往したときのことも思い出していた。

一九五九年の春、スワーンラタが十歳のとき、彼女の噂が、スティーブンソン博士の仲間であったインド人学者、スリ・H・N・バーナジー博士のもとに届いた。バーナジーはすぐにカトニに出向き、スワーンラタが三歳のときに語ったことだけを手がかりに、彼女のかつての家を探し当ててしまった。石灰の炉は、パターク家の敷地に隣接した土地に置かれていた。女の子の学校は、敷地の後方九〇メートルほどのところにあり、家の表側からは見ることができなかった。

その家はパターク家の所有で、彼らは裕福な家族だった。ビーヤ・パタークは一九三九年、二人の息子と夫、それから多くの弟たちを残して亡くなっていた。バーナジー教授はその家族にインタビューし、スワーンラタが語っていたことのすべてが正しかったことを確認した。パターク家の人たちは、百数十キロも離れた場所に住むミシュラ家の人たちのことなど、何一つ知らなかった。ミシュラ家の人たちにしても、パターク家のことなど聞いたことさえなかった。

それから二、三ヶ月後、ビーヤのかつての夫と、彼女の息子の一人、そして一番上の弟が、スワーンラタの記憶をテストしようと、彼女の住む町に出向いていった。彼らは自分たちの身分と目的を隠し、カトニに住む別の九名の男たちを伴い、突然ミシュラ家を訪れた。次のシーンは、まるでミステリー小説からの抜粋のようだが、誓って、スティーブンソン博士の本の中で「証明済み」の事例として紹介されているものからの抜粋である。

スワーンラタはすぐに弟を認識し、彼をバブと呼んだ。それは彼の愛称で、彼女がつけたものだった(著者注：スティーブンソン博士は最低限の事実だけしか紹介していないが、この時点で彼女の心には激しい感情の流れが発生したに違いない)。

続いて十歳のビーヤは、部屋の中を歩きながら男たちに次々と視線を向けた。何人かは見覚えがあり、カトニから来た男たちだと認識したが、まったく初対面の男たちもいた。

続いて彼女は、ビーヤの夫、スリ・チンタマニ・パンディーの前に来た。スワーンラタは視線を下に落とし、はにかんだ様子を見せた。それはヒンドゥー教信者の妻が夫の前で見せるべき姿だった。そして彼女は彼の名を口にした(著者注：スティーブンソン博士は、死に別れてから二十年後に生まれ変わった妻と再会したスリ・パンディーの反応については、何も書き記していない)。

スワーンラタはまた、ビーヤの息子、ムアリを正しく認識した。彼はビーヤが亡くなったとき十三歳だった。しかしムアリは、彼女を惑わせようとして、その日一日中、自分はムアリではないと言い張り通した。彼はまたスワーンラタに、一緒に来ていた彼の友人を、ビーヤのもう一人の息子、ナレシュだと思い込ませようとした。しかしスワーンラタは、どちらのトリックにも引っかからなかった。彼女は、ムアリはムアリであり、彼がナレシュだと言っている男は赤の他人だと主張した。

そして彼らが別れを告げる直前、スワーンラタは、かつての夫に、彼が彼女の二〇〇ルピーをネコババして見つかったときのことを、そのお金が入っていた箱のことまでを含めて、詳細に語った。スリ・パンディーは、自分とビーヤしか知らないはずの出来事をスワーンラタが知っていたことに驚き、彼女がビーヤの生まれ変わりであることを素直に認めた。

それから数週間後、スワーンラタは父に連れられ、ビーヤが住んでいたカトニの町を訪れた。そして彼女は、かつて住んでいた家に着くなり、その家に起こっていた様々な変化を指摘した。手すり、ベランダ、広大な敷地内に植えられていたニームノキ、それらのすべてが、ビーヤの死後に取り除かれていた。すぐに彼女は、ビーヤの部屋と、彼女が最期を迎えた部屋を言い当ててもいる。

続いて彼女は、ビーヤが知っていた二〇名以上の人たちを正確に識別し、彼らのそれぞれと、ビーヤが彼らに対して抱いてしかるべき感情を素直に表現しながら、親密に挨拶を交わすことまでした。ムアリがまたもやいくつかのトリックを仕掛けたが、スワーンラタはまたしても、どれにも引っかからなかった。

そこではまさに壮大なドラマが展開されていた。そこには、遠く離れた土地から初めてやって来た、十歳の少女がいた。彼女の方言は、パタークの人たちが語るそれとは明確に異なっていた。しかし彼女は、まるでその家の女主人のように自信に満ちて振る舞い、家族のメンバーたちの愛称や家族内の秘密をよく知っていた。さらに彼女は、様々な婚姻関係、古くからいる召使い、そして友人たちのことさえもハッキリと覚えていて、二十年の間に彼らがどんなに変わったかを指摘し、冷やかしたりさえした。

そして特に興味深いのは、スワーンラタが、一九三九年以降にパターク家に起こったことに関しては、何一つ知らなかったということである。彼女のその前世の記憶は、ビーヤの死とともにパッタリと途絶えていた。

その後、スワーンラタは定期的にパターク家を訪問し続け、ビーヤの生まれ変わりとして、彼らとの親密な人間関係を再び築き上げるに至っている。スワーンラタの父も彼女の前世の記憶を真実として受け入れ、後に彼女が結婚適齢期を迎えたときには、パターク家に、彼女の夫を選ぶための相談まで持ちかけている。

スワーンラタ自身は、この一連のドラマをどうとらえていたのだろう？　成熟した女性の人生をあまりにハッキリと覚えていたために、混乱したりすることはなかったのだろうか？　そんな心配は不要のようだ。彼女はすくすくと成長し、結婚も果たし、大学の上級学位まで取得しているという。スティーブンソン博士は、彼女と長年にわたって文通を続け、その間に彼女と何度も会っている。

あるとき彼女は、スティーブンソン博士に、「ときおりカトニでの幸せな生活を思い出し、気がつくと涙ぐんでいることがある」と語っていた。そして、そんなときには一瞬、ビーヤの人生と裕福さに戻りたくなることもあったようだが、それもさしたる問題ではなかったようだ。彼女は、今回の人生の身分をしっかりと受け入れ、ミシュラ家の一員として生き続けることに大きな意義を感じていた。

前世に起因する行動

スティーブンソン博士が記録していることは、子どもたちが語ったことばかりではない。彼は子どもたちの行動にも特別な注意を払っている。現世での経験や遺伝では説明がつかず、前世に起因するとすることで初めて説明可能な、子どもたちの気質や資質、恐怖症や好みといったものには、前世に関する子どもたちの証言を強くバックアップする働きがある。この、子どもたちの行動を観察することに重きを置く姿勢も、スティーブンソン博士の研究を支える賢い特徴の一つである。

例えば、いまよりもずっと高い身分で生きた前世を記憶するインドの子どもたちは、現世の両親の習慣やライフスタイルを「洗練されていない」と非難したり、出される食事を「粗末すぎる」と言って拒絶することさえあるかもしれない。

ビシェン・チャンドは、前世では裕福な環境で甘やかされて育ったが、今回はずっと低い階級の貧しい環境に生まれてきた。しかし彼は、前世でのその甘やかされた体験が忘れられなかった。そのため、言葉を話せるようになるや否や、両親の貧しさを激しくなじり、「こんな生活は自分の召し使いの生活にも劣る」と言いながら、より良い食事を要求し、粗末な衣服を拒絶したという。

その一方で、下層階級で生きた前世を覚えている、上層階級の子どもたちは、粗野な言動に出たり、貧者の生存本能みたいなものを露わにしたり、新しい家族に対する攻撃的な姿勢を示してきたりするかもしれない。もちろん中には、以前よりも高い身分を手にし、ずっとおいしい食事を食べ、ずっと上質の衣服が着られる喜びを、素直に表してくる子どもたちもいるだろう。

例えば、ある少女は、インドのカースト制度で最高の身分だとされる「ブラーフマナ（バラモン）」として生まれてきたが、一番下の身分だとされる「不可触民」として生きた前世を思い出していた。その子は気だての優しい、とても愛くるしい女の子だったのだが、ときおり下品な言葉遣いをしたり、豚肉が食べたいと駄々をこねることで、家族をひどく戸惑わせていた（その家族は菜食主義だった）。さらに彼女は、驚いたことに、妹や弟たちの排泄物の始末という、家族の誰もがいやがる作業を、自ら進んで意欲的に行ない続けたともいう（彼女の直前の前世での仕事は清掃人だった）。

また、前世の記憶を持つ子どもたちは、かつての家族や友人たちと再会したときに、それらの人たちのそれぞれに異なった態度で接することが少なくない。スティーブンソン博士が本の中で紹介している、あるタイの女の子は、かつての愛娘との再会を手放しで喜ぶ一方、かつての夫に対しては冷たい視線を投げかけたのみだった。彼とのつらい結婚生活の思い出が、生き生きと蘇ってきていたからだ。

スリランカのある少年も、女性として生きた前世を思い出し、かつての姉妹たちとは喜々として再会したが、意地悪だった兄とは視線を合わせようとさえしなかったという。

スティーブンソン博士はさらに、インドのこんな少年の事例も紹介している。その少年は、ある成人女性をかつての妻だと認識し、その女性に、いつまでも未亡人用の白いサリーばかり着ていないで、色の付いたきれいなサリーを着るべきだと、強い調子で進言したという。それには誰もが驚き、眉をしかめた。というのも、小さな子どもが成人女性に意見することは、当地では道徳的に絶対に許されないことであったからだ。

スティーブンソン博士は、前世に起因すると思われる行動は、一つだけでは意味をなさないと考えている。それだと、何らかの他の説明が考えられたり、単なる異常な行動ですまされてしまう傾向にあるからだ。しかし、互いに結びつきそうもない異常な行動がいくつも重なっていて、それらがすべて同じ前世に起因すると思われるものだとしたら、そのときそれは、輪廻転生の存在を示す明らかな証拠として機能することになる。スティーブンソン博士が研究対象としてきた事例のほとんどが、この種の異常行動の複合体を備えている。

恐怖症は、前世に起因する異常行動の典型である。これは極めて多くの事例の中に登場し、そのほぼすべてが、前世での死と密接に関連している。シャムリニーの恐怖症の場合もそうだった。彼女は誕生以来、互いにまったく関係がなさそうな二つの恐れに取りつかれていたが、その異常行動に関する謎は、彼女の前世での死に方が判明したことで、一気に謎ではなくなった。

シャムリニーは、赤ちゃんのときから水を異常に恐れていて、風呂に入れられそうになると金切り声を上げ、手足をばたつかせて抵抗していた。と同時に、彼女はバスに対する異常な恐れも抱えていた。バスに乗せられたときはもとより、遠くを走るバスを見ただけで、ヒステリックに泣き始めたという。彼女の両親は、困惑するとともに、不思議でたまらなかった。というのも、彼らが知る限り、この二つの恐れの原因となるようなことを、シャムリニーは生まれて以来、何一つ体験していなかったからである。

やがてシャムリニーは言葉を話せるまでに成長した。彼女が両親に「前にも生きたことがある」と語り始めたのは、その直後のことだった。そのときに彼女は、それほど離れていないガルトゥダワという町で生きていたときのことを、詳細に語って聞かせたという。彼女はまた、自分がどうやって死んだのかも詳細に描写した。

ある朝、彼女はパンを買うために家を出た。激しい雨が降っていて、道路が水浸しだったため、彼女はその道の中央寄りのやや高くなっている部分を歩いていた。と、そのときである。バスが彼女のすぐそばを走り抜けた。大きな水しぶきが上がり、それに吹き飛ばされるようにして、彼女は道路際《ぎわ》の田んぼの中へと転落した。田んぼは水でいっぱいだった。彼女は腕を伸ばして「お母さん」と言ったきり、動かなくなった。そうやって彼女は、彼女本人の言葉を借りるなら、「永い眠りへと落ちていった」のである。

少し後でシャムリニーの両親は、ガルトゥダワに住んでいたヘマシーリーという名の十一歳の少女が、通り過ぎるバスをよけようとして田んぼに落ち、溺れ死んでいた事実を突き止めるに至った。

シャムリニーが四歳になったとき、両親は彼女をガルトゥダワに連れて行き、ヘマシーリーの家族と対面させた。彼女は、かつての家族をすべて完璧に識別するとともに、他の様々な形で、自分がヘマシーリーの生まれ変わりであることを証明した。シャムリニーの両親もそれを真実として心から受け入れ、彼女が抱き続けた二つの無関係な恐れの謎は、それで完璧に氷解することになった。すでにそれらの恐れは、彼女の中からは消え去っていた。

僕を殺したのはあいつだ！

ラビ・シャンカールの事例は、スティーブンソン博士が調査を行なう以前から、研究者の間ではよく知られていた。これは、言葉で語られた記憶の信憑性が、それと関連した肉体的特徴によっていかに高められうるかを示す、劇的な事例である。

ラビ・シャンカールは、一九五一年の七月に生まれた。彼は二歳になったばかりの頃に、自分は本当はムンナという名前で、カナウジのチヒパッティ地区で床屋をしているジャゲシュワールの息子だと語り、両親を驚かせた。

彼はさらに、ムンナとして生きていたときに、遊んでいた場所から二人の男に誘い出されて殺されたときのことを詳細に語り、両親をより一層驚かせてもいる。その二人の男は、一人は洗濯屋で、もう一人は床屋だったが、ムンナをチンタミニ寺近くの果樹園の中に連れ込み、そこで彼の喉を切ってから、遺体をバラバラにして砂の中に埋めたのだという。

ラビはその後二年にわたり、家族や親類、友人たち、そして学校の教師にも、この話を繰り返し聞かせ続けた。彼はまた、その前世で持っていたというオモチャその他の様々な品物を、両親にねだり続けてもいた。大きな木製の絵描き板、オモチャのピストル、木製の象、腕時計、および通学カバンといった品々をである。

彼の現世の両親には、それらを買ってやる余裕などまったくなかった。しかし彼は諦めず、駄目だと言い張る両親を罵ることとさえしたという。ムンナとして生きたときのことを、ことあるごとに語り続けるラビは、いつしか家族にとっては悩みの種に、友人たちにとっては鼻つまみ者になっていた。

しかし、彼の教師だけはラビを別の目で見ていた。ラビの話に真実の光を感じた彼は、その話を文章にまとめて、Ｂ・Ｌ・アトレヤ教授に郵送したのである。アトレヤ教授は、この事例を調査した最初の学者だった。

「自分は殺された少年だ」というラビの主張は、次第に町中に広がり、やがて周囲の町々にも伝わっていった。そしてついに、それがスリ・ジェゲシュワール・プラサドの耳にも届くことになったのである。

一九五一年一月十九日、プラサドの一人息子ムンナは、遊んでいた場所から何者かに連れ出され、ひげ剃りのような鋭い刃物で殺されていた。享年六歳だった。事件の直後、「床屋のジャワハールと洗濯屋のチャトゥリが、ムンナと一緒に歩いていた」と証言する人が現れ、その二人は逮捕された。

容疑者の一人には、犯行の動機があった。彼はムンナと血縁にあり、ムンナが死ねば、スリ・ジェゲシュワール・プラサドの財産を相続する権利が転がり込んでくることになっていた。さらに、ムンナのバラバラ遺体が砂の中から発見されたとき、洗濯屋のチャトゥリは犯行を自供していた。しかし彼はすぐにそれを翻《ひるがえ》し、無罪を主張した。犯行を目撃した者が一人もいなかったため、二人は釈放され、結局その事件は迷宮入りとなっていた。

一人息子を殺されたプラサドの悲しみと怒りは、いつになっても消えなかった。彼はラビ・シャンカールの話を伝え聞き、いても立ってもいられなくなった。もしかしたらラビは、本当に生まれ変わった自分の息子かもしれない。確かめてみなくては。そう考えてプラサドは、ラビの家を訪ねていった。

しかしラビの父親は、ラビがプラサドに連れて行かれてしまうのではないかと恐れ、プラサドをラビに会わせなかった。彼にはまた、犯人たちがまだ野放しの状態にあるため、事件を蒸し返したりしたら息子に危険が及ぶのでは、という心配もあった。しかし数日後、ラビの母親は夫を無理やり説得し、プラサドを四歳の息子に会わせることにした。

ラビは、かつての父親を即座に識別した。そして、その父親が腕にはめていた時計が、かつての自分のものであることにも、すぐに気がついた。ラビは、その時計はムンナの父がムンナのためにボンベイで買い求めたものであったことまで知っていた。

ラビはムンナの父に、ムンナが殺されたときのことを詳細に語ったが、そのすべてが、容疑者の一人が行なっていた自供の内容とも、事件の物的証拠とも一致していた。

さらには、ラビが語ったムンナの人生に関するその他の様々な事柄が、プラサドによって真実だと確証された。例えば、ムンナは殺された日に、おやつにしようとグアバの実を持って家を出ていたが、そのことはラビもプラサドもしっかりと覚えていた。

ムンナはまた、ラビが欲しいと駄々をこねた品物のすべてを与えられていた。ムンナの母は、ムンナが殺されたショックで精神に異常を来し、ムンナのあらゆる持ち物を押入れの中に丁寧にしまい、彼の帰りを待ち続けていた。

ラビは、洗濯屋か床屋を見ると決まって恐怖を覚え、体を震わせていた。彼はある日、大きな宗教セレモニーに出席していて、突然体を震わせ始めた。会衆の中にある男を発見したからだ。彼がその男を見るのは生まれて初めてのことだったが、彼はその男が、ムンナを殺した犯人の一人である洗濯屋のチャトゥリであることを知っていた。幼いラビは怒りに身を震わせ、その男への復讐を誓ったという。見知らぬ男に対するラビのその反応を見て、彼の母は調査を依頼した。そして、その男がまさしく、ムンナ殺害の容疑者の一人であったことを突き止めた。

この事例には、さらに注目すべき事実が加わっている。ラビは、ある出産斑を持って生まれてきたが、それはまるで、喉を一直線に横切るナイフ傷のような形をしていた。彼は、自分の前世物語を語り始めた二歳の頃から、洗濯屋と床屋に鋭い刃物で切られた場所は、その出産斑のあるところとまったく同じ場所だったと一貫して言い続けていた。

スティーブンソン博士は一九六四年にラビと会い、その出産斑を観察した。そのときラビは十三歳になっていた。博士はその出産斑を、「ラビの喉を横切って水平に走り、幅は狭いところで約三ミリ、広いところで約六ミリ。周囲の皮膚組織よりも黒ずんだ色と、点紋的形態を呈していて、鋭い刃物による切り傷が癒えて長い年月を経過した状態と酷似している」と描写している。その出産斑は、それを見続けてきた人たちによれば、ラビが幼かった頃にはもっと長くて、成長に伴って色も徐々に薄れてきたという。

スティーブンソン博士は、追跡調査のために一九六九年にもラビに会っている。そのときラビは十八歳になっていて、大学を目指していたが、その頃までにはムンナとして生きた前世の記憶は、完全に消え去っていた。彼は自身の前世物語を知ってはいたが、それはもはや自身の記憶ではなく、他の人たちから聞かされた知識に他ならなかった。

彼が抱き続けた床屋と洗濯屋に対する恐れも、きれいに消滅していた。ただし、ムンナが殺されたチンタミニ寺の周辺地域に足を踏み入れると、なおも気分が落ち着かなくなるということだった。喉を横切る出産斑は、なおもハッキリと見えていた。

出産斑《はん》と先天性身体異常

ラビ・シャンカールの出産斑のような例は、他にもたくさんある。事実、スティーブンソン博士の証明済み事例のうちの三五パーセント（八九五件中、三〇九件）は、前世で外傷を負った場所に、出産斑または先天性身体異常（奇形）を持つ子どもたちの事例なのである。

彼は最近、この現象に徹底して焦点を当てた記念すべきセット本、『Reincarnation and Biology：A Contribution to the Etiology of Birthmarks and Birth Defects（輪廻転生と生物学――出産斑と先天性身体異常の原因に迫る）』を出版した。その全二三〇〇ページの本には、二一〇件の証明済み事例が紹介されているが、その規模の莫大さは、彼が出産斑や先天性身体異常を輪廻転生の証拠としてどれほど重要視しているかを、如実に示すものである。

それらはとても重要である。なぜならば、それらは、前世と現世との結びつきを示す物理的な証拠を提供するものであるからだ。証言や行動的証拠がどんなに強力であっても、批判者たちは創造的にあら探しをするものである。しかし、出産斑や先天性身体異常は、それが特に、実在した人たちの医学的記録で証明可能なものであるときには、前世と現世との直接的な結びつきの、否定しがたい有形の補強証拠として機能する。

スティーブンソン博士は、その新刊書に、例えばこんな事例を掲載している。

あるインド人の少年は、散弾銃で胸を撃たれて死んだときのことを思い出したが、その少年の胸にはおびただしい数の出産斑が散乱し、その散乱状況は、彼の「前の人格」の被弾痕と正確に一致していた（実存する解剖報告書により証明）。

散弾銃によるもう一人の犠牲者は、右側頭部を至近距離から撃たれていたが（病院の記録によって証明）、その前世を思い出したトルコの少年は、「奇形を呈する異常に小さな耳（一側性小耳症）」とともに、「顔の右半分が未発達の状態（半側顔面小体症）」で誕生している。

ある女性の背中には、線状の傷痕のような出産斑が三つ並んでいたが、彼女は子どもの頃に、斧《おの》で背中を三回斬りつけられて殺された前世を思い出していた。その人生においても彼女は女性だった。

インドの別のある少年は、右手だけ指が欠落した状態（極めて珍しい奇形である）で生まれてきたが、あるとき、前世で飼い葉切り機に右手をつっこみ、指を失っていたことを思い出した。

スティーブンソン博士の事例に登場する出産斑のほとんどは、一般に見られるアザやホクロのようなものとは違い、本物の傷痕と見間違うほどの外見をしている。それらは境界がハッキリとしていて、大きくて、とても目立つ特徴を有しているのである。彼が言うには、「本物の傷痕のように盛り上がっていたり、ときには周囲の皮膚より少しへこんでいたりする。そして、そこだけ毛がまったく生えていなかったり、色素が異常に欠落していたり、鮮やかな紫色を呈していることもある」という。

先天性身体異常に関しても同じことが言える。博士の事例に登場する先天性身体異常は、ほぼすべてが、一般的な奇形のパターンからは逸脱した、極めて稀な現象であり、基本的にどれもが、外部から加えられた何らかの衝撃による結果のように見えるのだ。

スティーブンソン博士は、出産斑や先天性身体異常を調査し、記録する際にも、極めて厳密な手法を採用している。

出産斑の場合、まず第一に、それが彼の調査対象となるためには、それが誕生時に間違いなく存在していたということが、医学的資料または複数の目撃者によって、明確に証明されていなくてはならない。そして彼は、それを注意深く観察、測定し、写真に収める。奇形の場合には、それが遺伝的なものである可能性、あるいは胎内での体験に起因する可能性が、完全に排除されなくてはならない。

続いて彼は、子どもたちの「前の人格」だと思われる亡くなった人物の、生と死に関する事実を、目撃者の証言、医療記録、解剖報告書などをもとにして慎重に記録する（彼は医師であり、医学関連の資料を見る専門的な目を持っている）。そして最終的に、証明された「前の人格」の致命傷と、研究対象となっている子どもの出産斑または奇形を、慎重に比較することになる。

ただし、この種の証拠は、あくまでも補強証拠である。スティーブンソン博士は、出産斑を説明するために前世物語を偽造した可能性がありそうな事例は、たとえその可能性がどんなに小さなものでも、厳密に排除している。出産斑や先天性身体障害が調査の対象となるのは、あくまでも、前世の記憶が充分な信憑性を持って語られ、それが周囲の人たちの証言や様々な客観的事実によって裏付けられている事例のみなのである。

中には、こういった出産斑や奇形を単なる偶然の産物として片づけたがる批判者たちもいる。しかしながら、スティーブンソン博士が提示している出産斑事例の中には、二つ、あるいはそれ以上の出産斑が確認されているケースが少なくない。先ほどの女性の場合も、背中に傷痕のような出産斑を三つもつけて生まれてきた。

彼が新刊書の中で紹介している二一〇件の事例中、複数の出産斑を確認している事例は一八件にも及んでいる。そして、そのうちの九件で確認されているものは、弾丸が体を貫通したときにできた傷の名残なのだが、これがまた驚くべき特徴を示している。それらはみな、「前の人格」の体を弾丸が貫通したときにできた傷と、場所的に一致するのみならず、形状的にも一致しているのである！

つまり、弾丸の入口に相当する出産斑は小さめで丸く、出口に相当する出産斑は、ずっと大きくて形が不規則なのである。言うまでもなく、実際に弾丸が体を貫通したときには、まったく同じ現象が現れる。

単純に、二つの出産斑の位置が、二つの外傷の位置と偶然に一致する確率は、どのくらいあるのだろう？　スティーブンソン博士の計算によれば、その確率はおよそ二万五六〇〇分の一だという。だとすれば、これが偶然に一八回発生する確率は、まさに天文学的確率である。

それぞれの信条

スティーブンソン博士は、輪廻転生の存在を証明したのだろうか？　彼自身は、決して証明したとは言っていない。スティーブンソン博士は、「自分は輪廻転生の証拠を提供しているにすぎない」という立場をとり続け、「輪廻転生を証明した」とは永遠に言わないつもりらしい。

そう考えると、彼が最初の著書のタイトルを『輪廻転生を示唆する二〇の事例』としたのも、なるほどと頷ける。バリバリの経験主義者として、彼はどうやら、何かを断言したり最終結論を下したりすることは、自分のやるべきことの範囲を超えていると信じているようである。彼の姿勢は、「ここに証拠はある。結論を出すのは、あなただ」なのである。

この姿勢は、ウルガー博士の姿勢とも、ある意味で類似している。ウルガー博士の姿勢は、「あなたが輪廻転生を信じようと信じまいと、そんなことは問題ではない。問題はヒーリング効果が現れるかどうかなのだから」である。彼が第一に興味を抱いているのは、特定の記憶が人間に及ぼす心理学的治癒効果である。ただし、その彼も一人のヒーラーとしての立場では、「その記憶は、それが前世の記憶のように扱われたときに、最大の効果を発揮するようだ」と語っている。

スティーブンソン博士も、ウルガー博士も、輪廻転生の動かぬ証拠に浸り続けているにもかかわらず、その存在を信じていると公言するには至っていない。しかし私は、彼らほど慎重に振る舞う立場にはないし、そうするつもりもない。私はいま、スティーブンソン博士の経験主義的証拠と、ウルガー博士の臨床結果、および自分自身のこれまでの体験をもとに、自分は輪廻転生の存在を信じているということを、明確に公言できる。

この二人の博士の姿勢は、昔からあるこんな格言を彷彿《ほうふつ》とさせる。

「もしそれが、アヒルのように歩き、アヒルのように見え、アヒルのように鳴いたとしたら、それはアヒルである」

もしスティーブンソン博士が、「ここに、それはアヒルだという証拠がある。しかし私は、それが何であるかを、あなたに言うつもりはない」などと言い続けたいなら、あるいはウルガー博士が「それをアヒルのように扱おうじゃないか」と提案し続けたいならば、それはそれで結構である。

しかし私は、それを素直に「アヒル」と呼ぶ。スティーブンソン博士の本を、彼の論理に従って、個々のデータを理解することに努めながら、たとえ一冊でも読んだならば、輪廻転生の存在を信じないことなど、一体どうやったらできるだろう。

彼がいみじくも言っている。

「一体どんな証拠を示されれば、あなたは輪廻転生を信じるようになるのだろう?」

もはや証明は必要ない

スティーブンソン博士にとっては、公言するしないは別として、証明することが目的だった。彼には大いに感謝しなくてはならない。なぜならば、残された私たちは、彼のおかげで証明する必要がなくなったからである。

いまや私たちは、輪廻転生を証明するというとてつもなく大変な作業を彼が行なってくれたおかげで、輪廻転生と関連した(あるいはそれが示唆する)ヒーリングその他の様々なアイデアとともに、自由に羽ばたくことができるのだ。

盤石《ばんじゃく》な証拠固めを行なうべく、スティーブンソン博士は、「前の人格」を明確に特定できる、詳細かつ信憑性の高い多くの関連情報を持つ、極端な事例のみを研究対象として受け入れてきた。

しかし、いまの私たちには、そんなことを行なう必要はまったくない。いまや私たちは、もっと一般的な事例、つまり、「前世の記憶の特徴に合致してはいるが、それが前世の記憶であることを証明するには、詳細な情報が足りなすぎる」というような事例をも受け入れ、それらと速やかかつ現実的に関わることができるのだ。

例えば、ある男の子が、南北戦争の兵士として生きていた頃の話をしてきたとしても、いまや私たちは、「もしかしたら彼は、これをテレビで知ったのかもしれない」とか、「この子のイマジネーションは、なかなかたくましい」などと考えながら、彼の話のあらゆる細目に疑いの目を向けることなど、しなくてもよくなったのである。

なぜならば、すでに私たちは、スティーブンソン博士のおかげで、前世の記憶が自然に蘇ることがあることを、明確に知るに至っているからだ。いまや私たちは、証明の問題をほとんど省略して、子どもたちの前世の記憶を彼らのヒーリング、および進歩のために利用するという素晴らしい作業に、速やかに取りかかることができるのである。

スティーブンソン博士が明らかにしてくれたこと

スティーブンソン博士が提示してくれた膨大な量の「証明済み事例」は、「輪廻転生は現実である」ということに加えて、本物の前世の記憶に関するいくつかの重要な事実を浮き彫りにしてくれた。

まず一つは、「子どもたちは、人生の驚くほど早い時期に、前世の記憶を自然に蘇らせる傾向にある」という事実である。彼らが前世のことを話し始めるのは、一般に、二歳から五歳くらいにかけてである。この傾向は普遍的なもので、国や文化をいっさい問わない。ただし、話し始める時期に関しては必ずしもこの限りではない。言葉を話せるようになると同時に、前世の話を始めた子どもたちも存在している。

そして、子どもたちの前世の記憶は、一般に、五歳から八歳あたりで薄れ始め、まるで朝の夢のように、潜在意識の中へと次第に退いていく。そして子どもたちは、一度その記憶が消え去ってしまうと、それを思い出したことさえ忘れてしまう傾向にある。もちろん、この記憶を大人になるまで鮮明に保ち続ける子どもたちも、中には存在する。

二つ目は、「前世に起因する恐怖症に悩まされている子どもたちが、とても多い」という事実である。スティーブンソン博士が調査した子どもたちの三分の一以上（三六パーセント）が、前世での死に方と関連した何らかの恐れを抱いていた。前世でトラックに轢かれて死んだ子どもが、現世でトラックや大きな車を恐れるようになっていたり、溺れ死んだ子どもが、水やお風呂を怖がる、というようにである。

前世療法のセラピストたちも、大人の患者たちとのセッションを通じて、前世での死に方と現世の恐怖症との密接なつながりに気づいてきた。しかし、その種のセッションが示す「証拠」は、ほとんどが主観的なものにすぎなかった。なぜならば、大人の前世の記憶は、証明することが極めて困難であるからだ。

しかしいまや、スティーブンソン博士のおかげで、私たちは、現世の恐怖症と前世の死に方を結びつける客観的な証拠を手にできたのである。スティーブンソン博士の研究は、前世療法のセラピストたちが長年にわたって指摘してきたこと、つまり、「前世の死が現世の恐怖症を引き起こしている」という彼らの主張に、客観的な信憑性を与えることになった。

これは、前世療法のセラピストたちにとって、まさしく朗報である。と同時に、これは世の親たちにとっても極めて有意義な事実である。

とても多くの子どもたちが、原因不明の不可解な恐怖症に悩まされてきた。それに対して彼らの親たちは、これまでなす術《すべ》がなかった。しかしいまや、親たちは、子どもたちが不可解な恐怖症に悩まされていることを知ったとき、たとえ子どもたちは何も言わなくても、その恐怖症が前世に起因するものである可能性を想定できるのである。

スティーブンソン博士の研究で明らかになったもう一つの重要な事実は、「前世の記憶に占める死の瞬間の重要性」である。スティーブンソン博士が調査した子どもたちの七二パーセントが、死の瞬間を鮮明に思い出していた。しかも、その半数は非業の死であった。この比率は、前世での自分の名前を思い出した子どもたちの比率をはるかに上回っている。これは要するに、死の体験、特に非業の死は、その他の日常の体験よりもはるかに深く、転生していく意識の中に刻まれる、ということに他ならない。

スティーブンソン博士は、『輪廻転生を示唆する二〇の事例』の中でその理由をこう推理している。

「非業の死のような衝撃的な体験には、記憶全体を強化する、あるいはそれを意識の中に定着させる働きがあるようだ」

ウルガー博士やその他の前世療法専門家たちも、大人たちの記憶に関する研究を通じて、同じ結論に至っている。ウルガー博士の場合には、先ほども紹介したが、それをこう表現している。

「死の瞬間に発生する高揚した意識は、死に行く人間の思考、フィーリング、肉体的感覚を、我々の本質を人生から人生へと運んでいく乗り物に（それをたとえ何と呼ぼうとも）、とてつもなく強烈に刻み込む」

また、スティーブンソン博士はこのように推理している。「子どもたちが非業の死を特に鮮明に記憶しているのは、それが突然の、予想外の、強い感情を伴った体験であるからだとするのが論理的である。それは、自然な寿命を否応なしに短縮し、死に行く人間に何らかの未解決の問題を背負わせることになる。また、たとえ自然な死であっても、それをもし子どもたちが詳細に描写したとしたら、彼らのその前世も、何らかの形で未完結のまま終了している可能性がとても高い」

スティーブンソン博士の研究から浮かび上がったこの事実は、「未解決の感情や問題を背負って死ぬこと、つまり不完全に死ぬことは、その人生の記憶が次の人生で蘇える可能性を、飛躍的に高めることに他ならない」という、前世療法専門家たちが発見してきたもう一つの基本原則を、強く支持するものである。

特に子どもたちは、前世の記憶を、内側のとても浅いところに所持している。そして、もし彼らが、前の人生の完結を促すこの種の記憶を持ち越してきているとしたら、たとえそれが完全には蘇っていなかったとしても、そのとき彼らの一部は、なおも「むこう」にいる。そのとき彼らは、まるで、未解決のフィーリングの網にとらえられたまま、思いがけず立ち去ることになった前の人生に、なおも片足を置いているかのようである。

前世想起は自然現象

スティーブンソン博士の業績は、「子どもたちによる前世想起は、自然現象である」ということを明らかにした。前世の記憶は、子どもたちの意識的認識の中に、自然に、ひとりでに浮上してくるのである。

そうなのである。これは「自然現象」なのだ。子どもたちがいつ前世の記憶にアクセスしても、何ら不思議はないのである。

しかし現実に、どれほど多くの子どもたちがそうしているのだろう？　これは、ほんの一部の子どもたちだけに起こっている、数少ない現象なのだろうか？　それとも、穏やかな形で常に発生しているのだが、私たちがそれを識別する方法を知らないために、見落としているだけなのだろうか？　スティーブンソン博士は、この疑問にはまったく答えていない。

私はさらに考えた。子どもたちによる前世想起が自然現象であるとしたら、それがそうである理由は何なのだろう？　これは単に、宇宙が何の目的もなしに行なってくる、ただの余興に過ぎないのだろうか？　それとも、すべての人間に与えられている、過去の問題を解決して進化を果たすための、絶好の機会なのだろうか？

もし後者だとしたら、「私たちにとって新しい肉体を得ること、つまり生まれ変わることは、霊的に学び成長するための新しい好機を手にすることに他ならない」というヒンドゥーや仏教の教えと一致することになる。

前世療法の専門家たちは、前世の衝撃的な死が大人たちの様々な問題を作り出していると指摘している。そしてスティーブンソン博士は、死の体験が子どもたちの記憶の中で中心的な役割を果たしている、という事実を明らかにしている。

子どもたちによる前世想起が自然現象であるということは、彼らが、前世の死に起因する問題を、大人になるまで持ち越して複雑化してしまう前に解決するのを援助しようとする、宇宙の意思の現れなのではないだろうか。

もしそうだとしたら、私たち親は、どんな役割を担っているのだろう？

子どもたちが自然に前世を思い出すのは、彼らがとても幼いときである。そのとき彼らは、自分たちの肉体的成長を私たち親に完全に依存している。さらに、前世を自然に思い出しているその時期は、おそらく、彼らがその記憶を利用して霊的成長を果たすための絶好の機会でもある。そして彼らは、その点においても、私たちの助けを必要としているのではないだろうか。

第7章　子どもたちの前世の記憶

イアン・スティーブンソン博士による厳密な調査は、子どもたちの前世の記憶が本物であり、自然発生的であることを証明した。前世療法専門家たちは、その種の記憶にはヒーリング効果があることを私に確信させた。

しかし、子どもたちがその記憶から恩恵を受けるのを手助けしようとしているセラピストや研究者は、どこにいるのだろう？　私は何年にもわたって彼らを探したが、一人も発見できなかった。

そこで私は、独自の研究を押し進めようと決意した。それは、私が経験的に知っていたこと、つまり、「子どもたちは前世の記憶によって癒されうる」ということを確証するための研究だった。

ノーマン・イングとロジャー・ウルガーから学んだ退行テクニックと、それまでに読んだあらゆる書物からの知識を武器に、私は前に進む決意をしっかりと固めた。私はまず、自分の手で子どもたちを退行させ、それによって新たに何が発見できるかを探り始めた。

わが家の前世探検家たち

すでに経験豊かな前世探検家だった七歳のチェースが、私の最初の被験者だった。ある日の午後、私は彼に、何の前触れもなく、私と退行セッションをやってみないかと持ちかけてみた。「うん、いいね。やろうよ」が彼の答えだった。

私の指示に従い、彼はベッドに横たわり、目を閉じ、呼吸に意識を集中した。私は興奮していた。と同時に、不安も感じていた。ただし、これから何が起こるのだろうという不安ではなく、何も起こらなかったらどうしようという不安だった。

しかしその不安は、チェースの瞼が小刻みに震え始めると同時に消滅した。私は尋ねた。「いま何をしてるの?」

彼は、いまやお馴染みとなった「断続話法」で、十四世紀のロシアで木工職人として生きていたときのことを語り始めた。私は最初、首を傾げた。これはもしかしたら、彼が以前にノーマンとのセッションで見た、木彫師としての平凡な人生のリプレーではないのだろうか?　いや、違う。どうやら彼は、同じ種類の才能を別の人生においても発揮していたようだ。

今回のチェースは、傑出した創作力と技能ゆえにその地方一帯に知れわたり、大きな名声を獲得していた木工職人としての自分を描写した。彼が言うには、そもそも彼は、部屋の隅に置く斬新な飾り棚をデザインして、それが大人気を博して有名になったという。仕事の依頼がひっきりなしに舞い込んで、大忙しだったようだ。

彼はまた、家族がいて、幸せに暮らしていたとも語っていたが、そのセッション中の彼の思いは、人間関係よりも、木工職人としての成功に向けられているようだった。その前世での彼は、かなりの歳まで生きて、家族に見守られながら幸せな死に方をしていた。

ベッドに横たわっていたチェースの表情が、一段と穏やかになった。それまでのセッションでも、死を再体験した後で同じような表情を見せていた。私は彼に尋ねた。「その人生から何を学んだの？」「人間は、何らかのアイデアを手にして、それを実行し続けたならば、必ず成功する……」彼は続けた。「僕が成功したので、あちこちから人々がやって来て、僕にいろんな相談を持ちかけてきた。僕にとって彼らを助けることは、簡単なことだった。自分の知恵を他の人たちに分け与えることは、すごくいいことだ」七歳の子どもの口から出た、驚くべき知恵の言葉だった。

チェースが笑みを浮かべながら、目を開いた。私は彼が現在に戻ったことを確認した。十五分ほどが経過していた。「すごく楽しかった。ロシアの町の様子が、すごくハッキリと見えて、本当にそこにいるようだった」が、帰還後の彼の第一声だった。

私は彼に、その前世でデザインしたという飾り棚を簡単に描いてみるよう促した。彼は目を閉じ、見たばかりのイメージをじっくりと思い出してから、上部と両側に美しいアーチ型の飾りを配した、小さな棚を描き上げた。

「うん、これだ」その民芸風デザインに最終仕上げを施した後で、彼は誇らしげに言ったものだ。「またやろうね」振り返ってそう言いながら、彼は部屋を出ていった。

私は、彼が退行中に語ったことを書き留め、それを読み返しながら考えた。この「ねばり強さ」の教訓は、彼の中に残り続けて、今後の彼を導き続けてくれるのだろうか？　前世で身につけた知恵は、思い出すことで継続させられるのだろうか？　もし彼が、今回の人生において、この知恵を学ばずして実践できるのだとしたら、それは彼にとって、どんなに大きな恵みであることか……。

それから数日後、私は次の被験者としてサラを指名した。目を閉じて、呼吸に集中するよう促しただけで、彼女は簡単にトランス状態に入った。そして、私が「どの前世に戻ってもいいわよ」と言うまもなく、彼女は、煉瓦《れんが》造りの建物が並ぶ、日の当たる風景の中にいる、若い娘としての自分を見ていた。その人生で、彼女は孤児だった。そして、食べ物を盗み、隠れ家を転々としながら、ようやく生き延びていた。彼女の生存を可能にしていたものは、人目を忍ぶ能力とすばしっこさだった。

その人生で彼女は、とても若くして死んだようだ。食べ物を盗んだために殺されたのだという。なおもトランス状態の中で、彼女は自分のその早すぎる死を、決して悲しんではいなかった。混乱した様子もまったく見せなかった。彼女は大きな安堵を感じていた。

死んだ瞬間の心の内を尋ねると、彼女はこう言った。「人生が終わって、とても嬉しい。すごく大変だった。もうこんな人生は二度といや」

彼女はその人生から、今回の人生に一体何を持ち込んできたのだろうか。私はそれが知りたくて尋ねてみた。「その人生で何を学んだの？」

「走ることと盗むことだけでは、生きていくのは大変すぎる。そんなことをしても、うまくいかない。とてもそれでは生き続けられない。充分に生きるためには、他のいろんな技能を身につけなくちゃ」

目を開けたサラは、自分がいま見たことが信じられない、といった顔つきだった。「いま、ここにいられて、本当に良かった」そう言って彼女は大きくため息をついていた。

その前世は現在のサラにどんな影響を及ぼしたのだろうか？　すぐに私は、サラがとても頑張り屋で現実的で、小遣いを決して無駄遣いせずに、いつもきちんと貯めておくようにしていたことを思い出し、思わず吹き出してしまった。彼女はまた、いつも冷蔵庫の中を覗き込んでは食べ残しを片っ端から平らげている。食べ物を無駄にすることが耐えられないようなのだ。

彼女のこの堅実さと抜け目のなさは、かつての窃盗人生と何らかの関係があるのだろうか？　もしそうだとしたら、それは彼女の未来に、仕事や職業選択に、どのような影響を及ぼすことになるのだろうか？　とても興味深い。チェースのとき同様、私はサラのこの物語も詳細に書き記し、しっかりと保存した。

若きタイムトラベラーたち

実験の対象となる自分の子どもが底をつき、私は被験者たちを外部に求めることにした。まだ一度も前世退行を体験していない子どもたちを退行させることで、どんなことが起こるかを見てみたい。その思いも強かった。

彼らも前世の記憶に簡単にアクセスできるのだろうか？　もしそうだとしたら、彼らはどんな記憶を蘇らせるのだろう？　彼らが見るものは過去の血なまぐさい光景なのだろうか？　それとも、幸せな、平穏無事な人生なのだろうか？

私は、前世退行を施すことの可能な、五歳から十一歳までの子どもを十数名、サラとチェースの友達の中から確保していた。彼らの親たちは、サラとチェースが極めて正常で、礼儀正しく、前世退行を体験しても精神的に安定したままであることを知っていたため、子どもたちが望むならばという条件付きで、私の実験を許可してくれていた。サラの十歳と十一歳の友人たちは、特にやる気満々で、素晴らしい被験者になってくれた。

それぞれのボランティアに対し、私はまず最初に、「私たちはそれぞれ、いくつもの異なった人生を、異なった人物として生きてきた。そして、充分にリラックスすることで、それらの人生を思い出すことができる」ということを、私が信じている、ということを話して聞かせた。すると子どもたちは、前世が存在する可能性を簡単に受け入れ、自分たちがかつてどんな人物であったのかを早く知りたい、という意思を表してきた。

私はまた、「いくら思い出そうとしても、ときには何も起こらないこともある。何も思い出さないときには、何も言わなくていい。それはそれで百点である」と言うことで、彼らを安心させることも忘れなかった。

さらには、衝撃的な出来事を思い出したときのために、その種の体験に対する心構えも、しっかりと説明しておかなくてはならなかった。私たちはこれまで、いくつもの人生を生きてきた。その中には幸せな人生もあれば、そうでない人生もある。もし彼らが、とても悲しい、あるいはつらい出来事を思い出したとしても、何も問題はない。それは映画館で、映画を見るようなものなのだ。上映中の映画に引き込まれているとき、私たちは泣いたり、怖がったりするかもしれない。しかし、映画が終わり、映画館から出たとたん、私たちはもはや、悲しくもなければ、怖くもない。もとの快適な気分にあっという間に戻ることができるのだ。前世退行も、それとまったく同じようなものである。私はそう説明した。

ほとんどの子どもたちは、単純なリラクセーションの作業だけで、あっという間にトランスの状態に入った。そして、彼らが何らかの絵を見始めるや、まず私は、彼らに自分の外見に注意を向けるよう促した。履き物、皮膚や髪の色、年格好、着物といったものにである。そうすることで彼らは、自分自身をより鮮明に見ることができるようになる。

続いて私は、彼らに、周囲の様子（風景や建物など）を描写するとともに、その中で彼らが何を行ない、何を考え、何を感じているのかを話してくれるよう促した。そうやって内側のイメージやフィーリングに注意を向けている間中、彼らの瞼は小刻みに震え続けていた。彼らが描写する前世での様々な体験を、私は一つ一つしっかりと頭に刻み込んだ（そして、後で記録した）。そしてやがて、最終的に死の瞬間を体験して、彼らは現在に戻ってきた。

これらの子どもたちが語ったどの前世物語の中にも、非業の死や、特別に衝撃的な体験は含まれていなかった。彼らが見たものは、ごく普通の人生と平和な死の瞬間だった。子どもたちは、愛する人を失ったり、挫折を体験したりしたときでさえ、それを冷静に受け止めているようだった。

ほとんどの子どもたちにとって、前世にアクセスすることは簡単なことだった。とはいえ、うまくいかないケースもいくつかあった。特に五歳と六歳の子どもたちは、落ち着きのなさと一貫性を欠いた描写ばかりが目立ち、ほとんどが不調に終わった。夢の寄せ集めのような話をしてきたり、テレビの冒険物語のようなもの、あるいは、私を喜ばせようとして、いかにも私が好みそうな空想話をしてくる子どももいた。

しかし私は、その種の物語を常に識別することができた。子どもたちは空想物語を語っているとき、まるで普段の会話のように、あるいは、歌でも歌っているかのように、とても流暢《りゅうちょう》に話していた。私は、真の前世物語は、一語一語かみしめるように、どちらかというとタドタドしく話されるものであることを知っていた。

また、彼らが空想で話をしているとき、彼らのその物語からは、妥当な感情が抜け落ちてもいた。そしてなんと言っても、前世物語の絶対的な特色である、「一貫した、現実的な話の流れ」を欠いていた。

例えば、ある物語は、まるでテレビゲームの物語のようだった。それを語った幼い少年は、彼自身を、あるお城の中にいる王子として眺めていた。様々な通路を抜けて、様々な部屋に入っていったかと思うと、突然真っ暗な空間から飛び出してきた竜と戦ったり……まさに空想の世界そのものだった。

ただし、この種のどんなケースにおいても、私は彼らにその物語を自由に語らせ、最後まで一緒に楽しんだ。たとえ前世は思い出せなかったとしても、それはそれでいいのである。私は彼らを絶対に傷つけたくなかった。そもそも彼らには何の落ち度もないのである。子どもたちを傷つけることだけは、何があっても避けなくてはならない。

フラワーピープル

サラの友達で十一歳のアマンダ・ディッキーは、エリザベス・C（ラストネームは思い出せなかった）という名のイングランド人女性として生きた前世を、とても鮮明に思い出した。

エリザベスは、一八〇〇年代の中頃、母親と兄（または弟）と一緒にロンドンに住んでいた。彼女は、家の近くにあった庭園によく出かけ、「フラワーピープル」に話しかけていた。「フラワーピープル」とは小さな精霊たちで、彼らは、彼女が何らかの問題にぶつかると、いつも適切なアドバイスをしてくれたという。

そしてあるとき、エリザベスはその「フラワーピープル」に関する物語を書いた。その物語はロンドンのある新聞に掲載され、連載物語として人気を博すことになった。彼女は結婚し、息子を一人授かった。しかし若くして未亡人となり、息子と一緒にアメリカに移住した。その後も彼女は病気で亡くなるまで、作家として生計を立て続けた。その病気が何であったかはアマンダにはわからなかった。エリザベスの人生は、兄（または弟）との仲違いを除けば、概ね平和に推移した。

私はエリザベスに興味を抱いた。もしかしたら、彼女の実在を証明できるのではないだろうか……。

私はアマンダに、エリザベスは単行本を出版しなかったのかと尋ねてみた。アマンダによれば、彼女の物語は新聞に連載されただけだということだった。そしてそれは、納得のいく答えだった。十九世紀においては、物語は新聞などへの連載という形で世に出るケースが一般的だった。単行本は、ほとんどの人たちにとって、あまりにも高価だったからだ。私はそのことを知っていた。しかし、十一歳のアマンダがそんなことを知っていただろうか？　考えにくい。

アマンダの物語は、残りの部分も真実味に満ちていた。彼女が語ったエリザベスの人生は、細部に至るまでとても現実的で、彼女はそれをとても容易に思い出していた。そしてそれは、現在の彼女と、よく共鳴してもいた。アマンダもまた、言葉を操る並外れた能力を所持しているのである。

しかし、アマンダの物語には一つだけ解《げ》せない点があった。「フラワーピープル」である。あれは一体、どこから来たのだろう？　アマンダ自身、極めて現実的な物語の中に存在する、その非現実的な香りのする要素に、大きな違和感を感じていた。私はそれを、おそらく「空想のひとかけら」だろうと理解していた。

ノーマン・イングはかつて、このような説明を私にしてくれていた。空想や現世の体験の断片が、ときおり前世想起の流れの中に混入してしまうことがある。前世想起は潜在意識とのコミュニケーションであり、潜在意識の中には、現世も含めたあらゆる人生と関連したあらゆる種類の情報がひしめいているからだ。ただし、一つの非現実的な要素が存在するからといって、物語全体を空想だと決めつけてしまってはいけない。物語は総合的に評価しなくてはならない。

アマンダの物語は、残りの部分は極めて現実的で、真実味に溢れていた。私はそれを真の前世物語として受け入れた。「赤ちゃんを風呂の水と一緒に捨ててしまう」のはいやだった。

それから少しして、アマンダは学校の作文コンテストで優勝した。

「おめでとう……」私は彼女に言った。「やっぱりね。あなたはあの才能を、本当に持ち越してきたみたいね」

アマンダは私を上目遣いに見上げ、ぎごちなく微笑んだ。彼女は、「フラワーピープル」のことがすっきりしなかったために、私と一緒に思い出したことをもう一つ信じ切れないでいた。

次の年、アマンダは家族とともに州外に引っ越していった。しかし、彼女とサラはその後もつき合いを続け、学校の長い休みを利用して互いの家を訪ね続けた。おかげで私は、彼女の作家としての成長を引き続き観察する機会を手にできた。アマンダは学校の文芸クラブに所属し、詩や短編小説を休みなく書き続けていた。

そして、前世退行から五年が過ぎたある日、アマンダは私への手紙の中でにこんなことを書いてきた。

「一年前に両親と一緒にイングランドに旅をしたとき、とても不思議なことが起こりました。私がイングランドに行ったのは、そのときが初めてでした。ロンドン空港に着いた私たちは、そこからタクシーでホテルに向かったのですが、そのタクシーの運転手が話し好きな人で、とにかくどんなことでも話題にしてしまう、というような人だったのです。少しして住宅街に差しかかったとき、母がほとんどの家の前庭に植えられていたきれいな花々に気づき、そのことを指摘すると、その運転手はすかさずそれを話題に、演説を開始しました。

『ロンドンの住人にとって庭いじりは、人生のプレッシャーから逃れるための効果的な方法の一つなんですよ。私も庭いじりが好きでしてね。それで実はね、私を含めて、とても多くの人たちが、庭いじりをしながらフラワーピープルと話をするのを、いつも楽しんでいるんですよ』

彼はそんなことを言ったんです！　フラワーピープルですって？　あれは本当だったんだ！　私の口はこれ以上開かないというほどに開き、私の目は顔からほとんど飛び出していました！……」

死の瞬間を記憶する子どもたち

十数名の子どもたちを退行させた後で、私は考えた。彼らは私とのセッションを行なって、何か具体的に得るものがあったのだろうか？　私は自信がなかった。彼らが思い出した前世は、どれもが素晴らしく興味深いもので、私は思わず聞き入ってしまった。しかし、それは子どもたちにとって、どれほど意味のあることだったのだろう？

解決される必要のある問題、あるいは未完結の仕事は、何一つ表面化しなかった。チェースとサラが体験したような劇的なヒーリング効果も、何一つ現れなかった。彼らが思い出した前世の物語は、単純に、前世から持ち越した才能や長所を今回の人生に活かすよう、彼らに促すためのものだったのかもしれない。しかし、子どもたちはその洞察を、成長してからも覚えているのだろうか？　私にはわからなかった。

ただし、この一連の実験は、別のいくつかの点で明らかに大成功だった。まず第一に、他の子どもたちも容易に前世に戻ることができる、ということを明確に確認できた。さらには、子どもたちは前世退行による悪影響をまったく受けることがない、ということも確認できた。もしも彼らが何らかの影響を受けたとしたら、それは、前世退行とは楽しいものだという認識を手にしたことくらいである。

この実験では、年上の子どもたち（八歳から十一歳）の方が、前世への退行を、より容易に体験できた。それと比べて、四歳から六歳の子どもたちの結果はもう一つだった。しかし、チェースが南北戦争の記憶を初めて蘇らせたのは五歳の時だった。よって、この結果からはいかなる結論も導き出すべきではない。私はそう考えた。

ただし、ある疑問は明確に答えられていた。幼い子どもたちには、明らかに、かつての死の瞬間と、その直後の状態を再体験する能力がある。彼らは自分たちのかつて死を、驚くほど見事に描写していた。この描写を行なっているのは子どもたちなのだということを、私は何度も再確認したものだった。

セッションに先立って、私は彼らに、死の瞬間を思い出す可能性についてはまったく触れなかった。彼らを怖がらせたくなかったからである。しかしながら、セッションの終盤になると極めて自然に、彼らは死の体験を描写し始めた。そして、彼らが思い出した死は、すべてが平和なものだった。つまり彼らは、ウォムバック博士が全体の六二パーセントを占めると指摘した「自然死」を体験していたことになる。

彼らが思い出した死の体験はまた、内容面でも互いに極めてよく似ていた。彼らのすべてが、同じことを体験した大人たち同様、死の直後に肉体を離れて浮かび上がり、上空を漂っていた。それは彼らにとって、まったく無理のないプロセスのようだった。

子どもたちが前世の死を体験している様子を目撃する度に、私は感動を禁じ得なかった。それは常に神聖な瞬間だった。私はその都度、部屋の中のエネルギーが変化するのを感じることができた。ときには、穏やかに横たわる子どもの体が淡い光に包まれることもあった。私は、彼らのエネルギーが静かなピークを迎えるその瞬間を待って、彼らがその人生で何を学んだのかを尋ねるようにしていたが、それに応えて子どもたちは、常に知恵の宝石を私に手渡してきた。

それは、彼らの現世におけるほんのわずかな人生体験からは想像だにできない知恵の言葉で、それに接する度に私は、経験豊かな賢い魂の存在を認識せずにはいられなかった。と同時に、退行セッションが終わり、彼らが突然子どもの人格に戻る度に、「こんなに幼い子が、あんな言葉を口にするなんて」という新鮮な驚きを覚え続けたものである。

チェースの場合もそうだった。あるセッションの中で、彼が死の瞬間を通過した直後に私は尋ねた。

「私たちが死ぬと、その後でどんなことが起こるの？」

彼は一瞬の躊躇もなく、流れるような言葉で、かつ悟ったような声で説明を始めた。

「僕たちは死んですぐ、自分が次に行なうことを選択できる。僕たちは、自分が後にしたばかりの人生の中の特定の場面に戻って、自分のその人生を完全に終了させるために必要な、どんな情報でも手に入れることができる。僕たちは、自分が残してきた人たちに何が起こるのかを見ることができる。僕たちは、霊としてそこに戻って、お別れを言ったり、彼らの未来に何が起こるのかを見ることができる。それでもし、彼らがまったく大丈夫だということがわかったら、そのとき僕たちは、地球の次元を離れる自由を手にすることになる」（一言一句、すべて彼の口から出たものである）

「そのとき、あなたの愛する人たちが問題を抱えていることがわかったとしたら、どうなるの？」私は尋ねた。

「そのとき僕たちは、その人たちのところに戻るために、すぐにまた新しい肉体を手にすることができる。僕たちは死んですぐ、霊体として素早く動き回り、自分が後にした世界の様々なシーンの上空を飛んで彼らをリアルタイムで見る機会を手にすることになる。そのとき僕たちは、地球の一般的な時間とは異なった時間の中にいる。続いて僕たちは、戻ってくる必要があるときには、一度天国に行ってから、別の肉体とともに戻ってくる」

チェースのこの説明は、臨死体験者たちの証言や、東洋の神秘主義が描写する死後の体験と見事に一致していた。この知恵を披露したとき、チェースはまだ七歳だった。七歳の子どもにこんなことが語れたということは、私たちの誰もが、本当は内側のどこかでこのことを知っている、ということなのだろうか？

私たちの誕生は、かの詩人ワーズワースが言うように、「眠り、忘れること」に他ならないのだろうか？　チェースはどうやら、彼の内側にあるこの知識を目覚めさせるために、ほんの微かな刺激しか必要としなかったようである。

チェースの南北戦争関連の不安が湾岸戦争によって誘発されたのは、私が他の子どもたちを相手に一連の実験を行なっていた最中のことだった。彼は八歳になっていた。最初の退行セッションから三年後、彼は前世での死を完結させるべく、再びその時代に戻ったのである。そして彼は、ついに自分の記憶との和解を果たし、その前世から持ち越していた悲しいフィーリングを放出することができた。

チェースとのそのセッションを通じて、私は前世退行というプロセスの真のパワーを再確認した。前世から持ち越している問題が、それを思い出すだけで解消してしまうのだ。前世退行の真の価値がそこにある。そのセッションは私たちの双方にとって、とても貴重な体験だった。

しかし、同じような深い体験を、他の子どもたちとのセッションでは、なぜ手にできないのだろう？　私の幼いボランティアたちが、解決すべき問題を特に持たないからなのだろうか？　それとも、この一連のセッションはそもそも、子どもたちが望んだものではなく、私の要請でスタートしたものだからなのだろうか？

私は大きな壁にぶち当たっていた。子どもたちとのこの種のセッションを続けることで、これまでに学んだ以上のことを自分は学べるだろうか？　また、前世へと導かれることで、子どもたちは価値ある何かを手にできているのだろうか？　私はこのどちらにも確信が持てなかった。

これを続けることに、どんな意味があるのだろう？　私の熱意は萎《な》えつつあった。次に自分は、どこに向かえばいいのだろう？　よくわからない。私は待つことにした。

しかし、あることが起こり、私を進むべき道の上に戻してくれるまで、そう長くはかからなかった。

パジャマ・パーティー

チェースに、ある不可解な問題が持ち上がった。大晦日《おおみそか》の日に、彼が通っていた空手学校で「パジャマ・パーティー」が行なわれ、彼はその種のパーティーに生まれて初めて参加した。忍者タートルが大人気を博していた時期で、子どもたちは、忍者ゲーム、空手ビデオ、そして大好物の忍者タートル・フード（ピザ）のもてなしを受けて大はしゃぎだった。毛布でトンネルを造り、それを忍者タートルの住《すみ》処《か》である下水道に見立てて遊んだりもしたようだ。

チェースは最初、そのお祭り騒ぎを大いに楽しんでいたようだった。しかし夜遅くなって、ひどく気分が悪くなり、眠ることができなくなった。世話係だった私の友達のエイミー・マクロクリンが、ずいぶん気を遣ってくれたようだが、彼の気分は回復しなかった。明け方になって彼女に車で送られてきたチェースは、完全に疲れ切った様子で涙ぐんでさえいた。

彼は家に戻ってからも、何が起こったのかを説明できなかった。彼にわかっていたことは、友達とどれほど遅くまで起きていられるかを競っているうちに、ひどく気分が悪くなって、みんなが眠り込んでしまったというのに、一人だけ全然眠れなくなってしまった、ということだけだった。

その晩以来、チェースは、夜になってベッドに入る時間になると決まって不安発作に見舞われるようになった。毎晩、今夜もまた眠れないのではないかという激しい不安に襲われ、真っ青な顔で押し黙り、おなかを気持ち悪そうに押さえていた。

熱いお風呂やリラクセーション誘導、ヒーリング音楽、さらには温かいミルクまで試してみたが、どれ一つとして効果はなかった。いくら話しかけてみても無駄だった。パーティーの世話人たちに次々と話を聞いてもみたが、特別なことは何一つ起こらなかったことが判明しただけだった。

チェースは一体、どうしてしまったのだろう？　私は途方に暮れた。そして、同じ状態が六週間も続き、夫と私が彼をほとんど病院に連れて行こうとしていたときのことである。チェースが私に退行セッションをやろうと言い出した。

チェースの就寝時刻が迫り、彼の不安発作がスタートするのを待って、私たちはセッションを開始した。私がその晩に用いたのは、ロジャー・ウルガーから学んだ「ブリッジ・テクニック」だった。前世への「ブリッジ（橋）」として採用されたのは、彼がおなかに感じていた不快感だった。

チェースがベッドに横になった。続いて私は、リラクセーション誘導をスキップして、チェースに、おなかのあたりの気分を描写してみるよう促した。彼は、虚しさを感じると言ってきた。その感覚が胃の中から喉の方に行って、また胃に戻ってくる、ということが繰り返されているという。

私は彼に、その感覚の「色」は見えないかと聞いてみた。彼の注意がその感覚に、より集中して注がれるようになるのを助けるためにである。彼は「黄色みがかったオレンジ色」だと答えてきた。そして彼は、気持ちが悪いというよりも（実際には何度か吐いていたのだが）、虚しさを感じるということを強調した。私はその「虚しさ」を感じ続けるよう促した。

このテクニックを用いたのは大正解だった。すぐにチェースは、地下牢に閉じ込められている男の姿を眺めていた。「お城の時代」の出来事だという。その男は紛れもなく、かつての彼自身だった。そこは真っ暗で、彼はひとりぼっちだった。彼の両腕は、ピーンと張りつめた状態で上に伸びていた。そしてそれらは、とても痛かった。彼はこの物語を語りながら、その痛みを感じ続けていた。

私は彼に、地下牢に入れられる前の時点まで、さかのぼってみるよう提案した。すぐに彼は、人混みの中にいる自分を眺めていた。そこは村の市場のようだった。彼は泥棒を企てていた。彼の手が何かに伸びる。と次の瞬間、彼は取り押さえられた。そしていきなり、場面は地下牢の暗闇の中に切り替わった。

私は彼に、彼自身のフィーリングに注意を集中するよう促した。「悪いことをしてしまった。罪の意識を感じる。後悔している……」チェースが話し始めた。「こんな死に方をするなんて、なんてもったいない人生だったんだ。おなかの中に、悲しみと罪の意識を感じる。こんな格好で吊されていたんじゃ、眠ることもできない。僕はここで死ぬ。僕は浮かび始める。城の上に出た。町が見渡せる。町がずっと下に見える。僕はどんどん上に行くんだ。僕にはそれがわかる。すごく気分が良くなった」

「残してきた人たちに言っておかなくてはならないこととか、彼らのためにやっておかなくてはならないことは？」そう言って私は、彼がその人生から未完結の仕事を持ち越した可能性を探ってみた。「死の直後」を体験中の患者たちに対して、ウルガー博士が必ず行なう質問だった。

「彼らは、僕が捕まったことを知っている。それで充分さ」

「その人生と、パジャマ・パーティーの夜に起こったこととの間には、どんなつながりがあるの？」

彼はパジャマ・パーティーで起こったことを話し始めた。彼は、自分がどれほど遅くまで起きていられるかを試すことを、最初は楽しんでいた。しかしそうしているうちに、突然、「自分は眠ることができなくなるのではないか」という不安に襲われ、怖くなったという。そしてその瞬間から、あの不快な感覚が彼のおなかにとりついた。彼自身が言ったことだが、パジャマ・パーティーは彼にとって、まるで地下牢のように「暗くて、未体験のもの」だったのだ。そしてそれが、前世の恐ろしい記憶を蘇らせていたのである。

「それで、いまはどんな気分?」

私がそう尋ねると、チェースは私に抱きつき、「すごく楽になった」と答えてきた。そしてその夜以降、彼はぐっすりと眠れるようになり、不安発作や腹部の不快感に悩まされることもまったくなくなった。

これこそが、私が必要としていたものだった。私の熱意は再び燃え上がった。チェースが私に、前世の記憶を価値あるヒーリングに利用する機会を提供してくれた。そしてそれは、素晴らしい結果を生み出しもした。

チェースは、肉体的症状を伴う、深刻かつ不可解な問題を抱えていた。彼が手にしていたフィーリングを足がかりに、私たちは彼の問題の真の原因へと辿り着いた。それはパジャマ・パーティーの晩に発生したものではなく、その晩に彼が手にしたフィーリングに誘発されて蘇った、前世のある出来事に関する記憶だった。

それはまさに、極めて単純なプロセスだった。私はチェースの前世の話に耳を傾け、彼がその中で問題の原因を突き止めるのを、ほんの少し手助けした。それだけのことである。それだけで彼は、自分を悩まし続けていた問題からきれいに解放された。そしてこれは、どんな母親にも簡単にできることなのである。

前世を記憶するイギリスの子どもたち

チェースとの「パジャマ・パーティー退行セッション」から少ししたある日、私は子どもたちの帰宅時間を気にしながら、近くのショッピングセンター内を走り回っていた。早く買い物を終わらせて帰らなくちゃ。主婦はつらい。ああ、本屋さんだ。どうしよう。しかし習慣とは恐ろしいものである。いつも通り、気がつくといつの間にか本屋の中に走り込み、前世関連の書籍棚をチェックし始めていた。

ん？　見たことのない本がある。『The Children That Time Forgot（時を越えた子どもたち）』。私は急いでそれを抜き取り、表紙を見つめた。薄暗い闇の中に子どもたちの異様な顔が並び、彼らの目のところだけに、細い水平の光が当てられている。すぐに私は、『Children of the Damned（呪われた子どもたち）』という題の映画のポスターを連想した。

「勘弁してよ！　はい、さよなら」そう思った瞬間、その本の副題が目に飛び込んできた。『Shocking true accounts of children who remember their previous lives（前世を記憶する子どもたちが語る衝撃的な真実）』!!　心臓が期待で高鳴り始めた。「真実」という言葉が本当であることを願いつつ、私はページを開き読み始めた。

あっという間に三十分が経過していた。大変だ。本に夢中になっていて、時間を忘れていた。急がなくちゃ。私がレジに走り、大急ぎで支払いを済ませて家に戻ると、スクールバスがチェースとサラをちょうど降ろしているところだった。

一足先に家に入った私は、キッチンのテーブルにおやつを乗せ、勢いよくドアを開けて入り込んできた二人に「お帰り」と言うなり居間に向かい、読書用椅子にそそくさと座り込んで、新しい宝物の品定めを再開した。

『時を越えた子どもたち』は、著者のピーターとメアリー・ハリソンについては、彼らがイギリス人であるということ以外には何一つ触れていなかった。しかしその本は、イギリスの子どもたちによる自然な前世想起の事例を二六件も紹介する、著者の熱意がひしひしと伝わってくる本だった。彼らは、二、三歳の幼い子どもたちが突然話し始めて親たちを驚かせた前世物語を、英国風慣用句をたっぷりと盛り込みながら、とても打ち解けたスタイルで書き連ねていた。

サラとチェースが何事かという顔つきで、戸口から顔を出してきた。私の「ワオー！」がキッチンまで届いたらしい。私はその本に完全に心を奪われていた。そこには、英語を話す、ユダヤ・キリスト教文化の中で起きた、自然発生的な前世想起の事例が書き連ねられていた。その本はこの問題を、私たち西洋人に、とても身近なものに感じさせてくれるものだったのである。

それらの西洋の事例は、内容的にも、スティーブンソン博士の事例群と比べてまったく遜色がなかった。それは、「スティーブンソン博士の事例は、そのほとんどが、輪廻転生を信じる文化的背景を持つアジアの国々で収集されたものであり、それらの国の子どもたちは、自分たちの空想を無意識のうちに前世と結びつける傾向にある」という批判に対する、明確な回答だった（この批判が不当であることは、スティーブンソン博士の本を精読すれば、すぐに明らかになることだが、その労を惜しんで偏見だけで結論を出したがる人たちが少なくない）。

ハリソン夫妻が書いた『時を越えた子どもたち』には、「自分たちの子どもは間違いなく前世の記憶を所持している」と証言する、輪廻転生の存在などまったく信じていなかったキリスト教徒たちが、次々に登場してくるのである。自分たちの子どもが「前に生きていたとき」とか「僕が死んだとき」などと言い始めるのを聞いて、彼らは最初、ひどくまごついた。

ある父親はそれをこう表現している。

「似たような馬鹿げた話は、前にも聞いたことがあった。しかしそれが、自分の家庭内で起こるなんてね。まったく、信じられなかったよ」

それらの子どもたちは、両親からも、テレビ、あるいは絵本などからも、前世の記憶を持つことは当たり前のことだなどという情報は（あるいはそのヒントさえも）、明らかに、いっさい与えられていなかった。それどころか、逆に彼らの親たちは、最初、彼らが本気でそんなことを言っているとは信じられず、そんなふざけたことは言うなと必死で諭《さと》しているのである。

しかし、親たちのそんな抵抗にもかかわらず、子どもたちの記憶は存在し続けた。そして結局、変わらなくてはならなくなったのは、親たちの方だった。

「この子の話は本当だということが、私にはわかるの」

『時を越えた子どもたち』は、子どもたちだけではなく、親たちに関する本でもあった。それは、「私たちは一度しか生きない」という親たちの信念と、彼ら自身の子どもたちが語ることとの間で繰り広げられた、戦いに関する本でもあるのである。その本には、親たちが最初に抱いた疑念、子どもたちを説き伏せようとする彼らの試み、そして、子どもたちの話が真実であると信じざるを得なくなるまでの、彼らの困惑に満ちた長い忍耐の日々が、克明に記録されている。

物語を読み始めてまもなく、私はまるで疑う能力をすべて失ってしまったかのようだった。「うん、これは間違いなく本当……これも真実……これもだわ」

と同時に、そのとき私は、自分がとても慣れ親しんだ道の上を歩いていることに気づいてもいた。チェースに彼が黒人の兵士だったと聞かされて目を丸くしたときのことが、私の脳裏に生き生きと蘇ってきていた。

スティーブンソン博士の事例群から浮かび上がった前世の記憶の特徴が、『時を越えた子どもたち』の中でもしっかりと示されていた。子どもたちは、とても幼いときに前世のことを話し始め、その記憶は学校に行く年齢になるあたりから薄れ始めていた。前世での印象的な出来事を詳細に覚えている子どもたちもいれば、前世の死に起因した恐怖症を手にしていた子どもたち、そして、前世の家族の中に再び生まれてきた子どもたちも紹介されていた。

ただし、『時を越えた子どもたち』に登場する子どもたちは、ほとんどのケースにおいて、かつての名前や、生きていた時代、あるいは場所などを、あまり具体的には語っていない。それらは、言うなればもしもスティーブンソン博士であれば、客観的な証拠に欠けるという理由で、事例リストから除外したに違いない事例である。しかし、だからといって『時を越えた子どもたち』の価値が下がるかというと、そんなことは決してない。

ハリソン夫妻は、私たちに別の種類の証拠を提供しているのである。彼らは、子どもたちの記憶が、彼らの親たちの輪廻転生と死に関する信念をどうやって変化させるに至ったかを、克明に記録している。キリスト教徒であるそれらの親たちにとって、自分たちの子どもの風変わりな主張を公表することは、普通に考えれば「百害あって一利なし」の行為である。しかし彼らは、それが真実であることを確信するに至り、公表に踏み切った。子どもたちの前世の記憶が、親たちの従来の信念と人生までをも変えたのである。

これを証拠と言わずしてなんと言えばいいのだろう。これぞまさに、一般の人たちが容易に理解可能な、子どもたちの証言が真実であることを示す明確な証拠に他ならない。

そもそも親というものは、自分の子どもが話していることが真実であるか否か、あるいはその背景にある動機を、最も容易に知りうる立場にいる。親たちは、自分たちの幼い子どもが誕生以来どのようなことを体験してきたかをよく知っており、それゆえに、子どもが何を知っていて、何を知らないかを、ほぼすべて把握していると言っていい。親というものは、自分の幼い子どもが作り話をしているのか、それとも本当のことを話しているのかを、ほぼ完璧に察知できるものなのである。

ハリソン夫妻は、客観的な証拠を求める外部の人間には気づかなくても、親であれば明確に識別可能な、子どもたちの話し方や表情の微妙な変化に光を当てている。前世で飼っていたペットを思い出したときに子どもたちが示した微妙な声の変化や、大好きだった人を思い出したとたん顔に現れた、そこはかとない喜びの色、といったものにである。

親たちに「雷にうたれたかのような感覚」あるいは「ゾクゾクとする感覚」をもたらし、「子どもの話にもっと真剣に耳を傾けなくては」と思わせたのは、子どもたちのこういった声や表情の変化だった。

ある母親が次のように語っていたのも、子どもが示したこの種の微妙な変化の意味するものを、彼女が敏感に察知したからである。

「この子の話は本当だということが、私にはハッキリとわかるの」

ベビーベッドからの訴え

ハリソン夫妻が紹介してくれた物語の数々は、主として両親の視点から書かれたものであるため、それ以前に私が読んだ本の中では指摘されたことがなかった、この現象の興味深い側面をいくつか浮き彫りにしてもいた。

例えば、物語をいくつか読んだ時点で、私はふと考えた。子どもたちは、ベビーベッドの中にいて、まだ言葉を話せない状態にあるときでも、前世のことを思い出したりしているのだろうか？　何人かの子どもたちは、驚くほど幼い頃に前世の記憶を語り始めていたが、彼らはまるで、早くそれを話したくて、言葉が話せるようになるのをイライラして待ち続けていたかのようだった。彼らは概ね、二歳にな ったかならないかくらいの赤ちゃんで、ほとんどがまだオムツをしていた。

それらの子どもの一人、エルスペスは、生後わずか十八ヶ月の女の子で、それまでは、単語を組み合わせて話したこと、つまり、言葉を文章にして話したことが一度もなかった。ところがある晩、その赤ちゃんが、母親にお風呂に浸けられた瞬間、こんな言葉を口にしたというのである。

「私は修道院で暮らすの」

彼女の母は耳を疑った。この子は確か、いま、生まれて初めて文章を口にしたはず。そんな子が「修道院」なんて言葉、どうして知ってるの！

驚きで目を丸くする母親を見ながら、エルスペスは続けた。「私はいま、エルスペスじゃなくて、ローズよ。それでこれから、シスター・テレサ・グレゴリーになるの」

母親はますます頭が混乱してきた。そもそも彼らは、カトリック教徒ではなかった。そして何よりも、そんな幼いエルスペスが、修道院に加えてシスター（修道女）などという単語を知っている道理がない。彼女はまだ、二歳にも満たない赤ちゃんだったのだ！

エルスペスは、そのときさらに、「前にここにいたときには、頭に黒い布を乗せ、黒い衣を身にまとった年輩の女性だった」とも語っている。まさしく修道女そのものである。そして彼女は、それから二年後、修道女として生きたその人生を、修道院での生活ぶりも含めて詳細に語っている。

彼女の修道女としての一日は、夜明け前のまだ暗いうちから始まった。ヤギの乳をしぼり、チーズを作り、食事の準備を手伝いもした。彼女たち尼《あま》は、頻繁に祈りを捧げた。そして、ある鐘が鳴ると、何をしているときにも、話をやめなくてはならなかった。

年老いていた彼女は、自分の小さな部屋の中で祈りを捧げている最中に倒れ、亡くなっていた。彼女は自分が亡くなった瞬間、すべてが真っ暗になったと語っている。続いて彼女は、起きあがり、何人もの友達――すでに亡くなっていた尼仲間たち――と一緒にいる自分を発見したという。エルスペスは、彼女たちがなおも修道女の法衣を着ていて、生きていた頃よりも若く見えたと語っていた。彼女自身も、死んでから徐々に若く見えるようになったという。エルスペスは、その時点以降のことは何一つ覚えていなかった。そして彼女は、尼として生きたその前世のことを、二度と語ることがなかった。

数名の子どもたちは、彼らが生まれる前に死んだ身内の人間として生きた前世を思い出していた。スティーブンソン博士も、死んだときと同じ家族のもとに生まれ変わってくる魂が少なくないという事実を明らかにしているが、ハリソン夫妻の事例では、身内の人間が生まれ変わってきたことを家族のメンバーたちが確信するに至ったプロセスが、はるかに劇的に描かれている。

オモチャの車で遊んでいたデズモンドが、いきなり母親に語りかけた。「ねえ、ママ。僕、ママのところにくる前に、ルースおばちゃんのところに行ったんだよ。あんまり長くはいなかったけど」

母親は唖然として、その三歳半の息子を見つめた。彼女の義理の姉は十年前に男の子を死産していた。しかしそれは、デズモンドには知る術のないことだった。ルースにとってそれはあまりにも悲しい出来事であったため、家族一同が申し合わせて、それに触れることを意識的に避け続けてきていたのである。

デズモンドは、「ルースおばちゃん」の子宮の中がどんな様子であったかを、ハッキリと思い出していた。そこはとても温かくて、「よく弾んだ」という。彼はそこにいて、幸せだった。快適だった。そして、「とても濡れて」いた。「体の向きを、しょっちゅう変えて」もいた。また、そこはいつも暗かったが、怖くはなかったらしい。

そして彼は、ときどき眠くなり、眠りに就いたのだが、あるとき、「目を覚ましたら、もうルースおばちゃんとは一緒にいなかった」のだという。

デズモンドはその後何ヶ月にもわたって、覚えていることを次々と語り続けた。そして彼の両親は、自分たちのその幼い息子が、ルースが産むことになっていた子どもであったということを、徐々に確信していった。しかしデズモンドの母は、そのことをルースには打ち明けなかった。彼女はその理由をこう説明している。「彼女は結局、あの後子どもができなくて、一人も子どもがいないの。だから、もしデズモンドのことを話したら、彼を欲しくなってしまうんじゃないかと思って……」

デズモンドの父親は、こんなことを言っている。「私たちのところにくる前にルースのところに行っていたなんてことを、あの子が覚えているなんて、まったく信じがたいことさ……でもね、これは本当のことなんだ。あの子があの通りの体験をしてきたということが、彼の話しぶりと、話の内容から、私にはわかるんだよ」

ハリソン夫妻が紹介している子どもたちの半数は、彼らがどのようにして死んだのかを覚えていた。

彼らのほとんどは、悲しみや恐れを感じることなく、穏やかに息を引き取っていて、そのときの様子を実に淡々と描写していた。「前にここにいたとき」に起こったことを、静かに振り返っている、という感じだった。

マンディーは、先天性の心臓病で幼くして亡くなった、自分の姉として生きたときのことを思い出していた。その死は家族を悲しみのどん底に突き落としたが、マンディーが両親に語ったところによれば、彼女が死に際に抱えていた唯一の問題は、家族があまりにも悲しんでいることだったという。彼女は、そうやって家族が泣き叫ぶのを見るのがひどくいやだった。しかしいまや、「戻ってこれて、とても嬉しい」と語り、家族との再会を心から喜んでいた。

二歳のリチャードは、自分が祖父の生まれ変わりであることを両親に完璧に納得させるとともに、死というものは決して怖いものではないということを説明し、その二人の大人を安心させた。「死ぬことは怖いことなんかじゃないよ。僕は前に死んだことがあるんだ。全然平気だったよ」

『時を越えた子どもたち』の中でも、非業の死、あるいは衝撃的な死を体験していた子どもたちの事例が少し紹介されているが、それらの子どもたちもまた、スティーブンソン博士の事例に登場する多くの子どもたち同様、その種の死に起因する恐怖症に悩まされていた。

ドミニクも、明らかに、前世での死に起因する恐れを手にしていた。スティーブンソン博士が提示した最も否定しがたいケース同様、彼も右の太股《ふともも》に、まるで傷痕のような出産斑を持って生まれてきた。それは、「線状に盛り上がった白い領域で、周囲の皮膚が日焼けしたときでさえ、白いままで居続ける」という独特のものだった。

ドミニクは乳児の頃から水を異常に恐れ、母親や祖母が彼を風呂に入れようとすると、決まってヒステリックに泣き叫んだ。結局その二人は、ドミニクを風呂に入れることを諦め、代わりに、スポンジで体を拭いてやることにした。

そして、ドミニクがようやく言葉を覚え始めた頃に、祖母が彼の太股の「傷痕」を何気なく手でさすったときのことである（彼女はそれまで、その傷痕のことを、彼の前で話題にしたことさえなかった）。彼は、祖母からすればとんでもないことを言い出した。

「船に乗っていた男が、大きなナイフでそれを作ったの。血がいっぱい出て、周りが血だらけになった」

彼が言うには、その後で彼は水の中に落ち、溺れ死んだのだという。

彼の母親は、自分のその「赤ちゃん」は、船に乗ったこともなければ、血を流すような怪我をしたこともなく、ナイフで人を殺すなどというアイデアに接したことも一度もない、と断言した。それは、彼が創作できるような物語ではなかったのである。と同時に、ドミニクのその説明は、彼の太股の出産斑とも、水恐怖症とも、あまりにもよく調和するものだった。大人たちは、彼の言うことを信じざるを得なかった。

では、ドミニクの水に対する異常な恐れは、彼がこの衝撃的な死について語った後で、きれいに消滅したのだろうか？　ハリソン夫妻は、その点に関してはまったく触れていない。

この追跡調査の欠如は、私をイライラさせた。ハリソン夫妻は確かに、親たちの反応をよく記録していた。しかし、私は彼らに、もっと踏み込んでほしかった。ドミニクの恐怖症が、前世を思い出した後で癒されたのかどうか。私はそれが知りたかった。もし私が親たちへのインタビューを行なっていれば……もっと、もっと踏み込めたのに……。

ある劇的な癒し

ある物語が、特に私の興味を刺激した。ハリソン夫妻が紹介してくれた物語の中で、ニコラの物語は、カタルシス（鬱積した感情の噴出）とヒーリングを描写した唯一の事例だった。

ニコラは、彼女の二度目の誕生日に両親がくれたプレゼントを見て驚いた。それは小さなオモチャの犬だった。彼女はとても興奮して母親に言った。「前に飼っていた犬とそっくり。マフという名前だったの」

彼女の母、キャサリンは、娘のその「空想劇」に一瞬目を細めはしたが、特に注意は払わなかった。しかしそれ以来、ニコラは来る日も来る日も、そのオモチャの犬と遊び続けた。「ねえ、あのときのこと、覚えてる？　楽しかったよね」などと言いながらである。キャサリンは、ニコラのその「空想」の一貫性に、奇異なものを感じ始めていた。

そしてある日、キャサリンは完全に不意をつかれた。ニコラが突然、自分はどうして今回は、ベンソン夫人の子どもとしてマフと遊んでいたときのように、男の子じゃないのかと尋ねてきたのである。キャサリンは、もはやこれは「空想劇」などではないと悟り、ニコラにもっと詳しく話すよう促した。そしてそれこそまさに、ニコラが必要としていたことだった。

ニコラは語った。彼女の家族は灰色の石の家に住んでいて、その家は「一列につながった四つの家の真ん中」にあり、すぐ近くを汽車の線路が走っていたという。彼女の母親は丈の長いスカートをはき、彼女の人形と同じビクトリア朝風の装いをしていた。そして、彼らが住んでいた町の名前はハワースだった。

彼女は、犬と一緒に家の周囲の野原をぶらつくのが日課で、「別のママ」から線路の近くでは遊ばないようにといつも注意されていた。しかしある日、線路の上で遊んでいて、そこに汽車がやって来た。その汽車は、すごく速く近づいてきて彼女にぶつかった。男たちが彼女を病院に連れて行ったが、そこで彼女は「眠りに落ち、死んで、天国で神に会った後で生まれてきた」のだという。「でも、私は本当には死ななかった。死なないで、こうやって新しいママのところに来たの」

とても無視できるような話ではなかった。すぐにキャサリンは、ニコラを連れてハワースに行こうと決めていた。そこに行って、娘が何かを認識できるかどうかを確かめなくては。車ですぐに行ける距離だった。

ニコラにとってもキャサリンにとっても、ハワースは初めての町だった。しかしニコラは、そこに着くなり、スキップをしながら大通りを抜け、標識のない小道をどんどん進み、母親をあっという間に町外れまで案内すると、何の迷いもなく、自分が描写した通りの家を指さした。それは灰色火山岩で造られた、四所帯用集合住宅の、内側の一軒だった。周囲の野原や線路を含め、すべてがニコラが語ったことと一致していた。

キャサリンは、娘の前世の記憶を追跡調査しようと思い立った。名前も住所もわかっていた。教会区の記録簿を調べれば、ニコラの記憶の正しさを立証できるかもしれない。その古い記録簿の黄色いページを開いたとき、彼女の心臓は、一瞬、打つのを停止したという。

彼女はすぐにベンソン家に関する記録を発見した（その教区内では唯一の名前だった）。その家族には、一八七五年に誕生した息子が一人いた。しかし、六年後に行なわれていた次の調査の記録を見ると、生後六ヶ月と三歳の二人の女の子の名前しか見当たらない。男の子がいなくなっていたのである！　その種の調査で、記入漏れはあり得ないことである。ということは、ニコラが思い出した男の子は、五歳までは六歳までには亡くなっていたことになる。彼女はそう結論づけた。

この物語は、母親によって立証が可能なほどに詳細な内容を伴った、前世自然想起の極めて注目すべき事例である。しかしながら、このニコラの物語は、単に記憶を呼び戻しただけでは終わらなかった。ハワースでの調査から少ししたある晩、ニコラの家族が揃って居間に座り、テレビ映画を見ていたときのことである。画面が切り替わって、猛スピードで線路を走る汽車のシーンが現れたとたん、ニコラが金切り声を上げた。

続いて彼女は床に身を投げ、激しく喘ぎながら、狂ったようにのたうちまわった。驚いたキャサリンが走り寄り、抱きしめようとしたが、彼女は大暴れしながら泣き叫ぶばかりだった。よく聞くと「汽車！　汽車！」と叫んでいる。キャサリンは大急ぎでテレビのスイッチを切った。

とたんにニコラは叫ぶのをやめ、静かに泣き出した。その瞬間、キャサリンはすべてを理解していた。汽車の映像が、ニコラの前世の記憶を蘇らせていた。彼女は、ベンソン家の息子だったときに体験した恐ろしい死の瞬間を、再びまざまざと体験していたのである。

キャサリンは、そのときニコラに何が起こっているのかを知っていた。そのため彼女は、ニコラを自分の腕の中で泣かせ続けていた。ニコラに、彼女の汽車に対する恐れを、感じ続けさせていた。しばらくしてニコラは落ち着き、正常に戻った。

それ以来、ニコラは、汽車を見てもまったく恐れることがなかった。そして五歳になる頃には、ベンソン家の息子として生きた前世に関する、ほぼすべてのことを忘れていた。「ほぼ」とはどういうことだろう？　そう。彼女はなおも、ペットのマフのことだけはしっかりと覚えていたのだ。

幼いニコラに、一体何が起こったのだろう？　私は、キャサリンが行なったこと、および行なわなかったことに、強く心を打たれた。

ニコラの記憶は歴史的資料によって立証されていた。そのためキャサリンは、ニコラがかつてベンソン家の息子として生きていて、そのときに汽車に轢かれて死んだのだということを、心の底から信じていた。そしてそのために、ニコラが居間の床の上でのたうちまわりながら、その死を再び体験していたとき、それを単なる子どものヒステリーで片づけたりはしなかった。

彼女はその感情の爆発を、何の迷いもなく、娘の前世の記憶の結果であると理解した。キャサリンは、過去と現在との結びつきを速やかに見て取り、娘の主張を真実だと理解し、彼女を温かく見守った。

キャサリンはそのプロセスを、疑念によって妨害したりはしなかった。そのためニコラの記憶は、自然なコースを辿って流れ、カタルシスとともにクライマックスに達した。それによって彼女は、ついに、遠い昔に汽車に轢かれて以来、内側に留め続けてきた激しい恐れを、きれいに解き放つことができたのである。

続いてその記憶自体も徐々に薄れ、やがて消滅した。

パズルが完成した

ニコラの事例は特別な注目に値する。彼女の前世の記憶は、誰の干渉も受けずに、それ自身が決めたときにやって来て、それ自身のペースで役割を果たし、去っていった。この種のヒーリング効果の例は、スティーブンソン博士の本の中では見つけることができなかった。

そしてハリソン夫妻も、この点にはまったく触れていない。彼らは、私がニコラの事例の中で特に重要だと考えたことを、それほど重要だとは考えていなかった。しかしそれは、私の目には輝かしい光として飛び込んできた。なぜなのだろう？

わが家のキッチンでチェースとサラがノーマン・イングに会って以来、私は、子どもたちの前世の記憶というパズルに、様々なピースをはめ込み続けてきていた。そして、ニコラの事例がくれたピース、つまり、「自然に蘇った記憶が、それ自身の主導で自然にヒーリングを遂行する」というアイデアこそが、私がこのパズルを完成させるために必要としていた、最後のピースだったのである。

いまや私の手元には、すべてのピースが勢揃いし、一つの絵を構成していた。私は一歩後ろに退き、その全体像をじっくりと眺めてみた。するとそれは、こんな眺めだった。

前世の記憶を取り戻すことは、この世界のどこに住む、どんな子どもにも可能なことである。それは、両親の文化的あるいは宗教的信念にもまったく左右されることがない。

そして、この種の記憶のほとんどは、深刻な問題を発生させない。それらはいわば「快適な記憶」であり、子どもの才能、気質、行動特性などに関する理解の促進に、貢献しうるものである。

これらの記憶はまた、ハリソン夫妻が明らかにしているように、親たちの「生と死に関する最も根本的な信念」を永遠に変えてしまいうるものである。幼い子どもたちは、彼らの記憶を分け与えることで、これまで多くの大人たちに、「生命は死後も持続する」という、大人たちが忘れてしまっていた事実を思い起こさせてきた。

ただし、ときおり子どもたちは、深刻な問題（恐怖症その他の不快症状）を誘発する、いわば「厄介な記憶」を取り戻すこともある。そんなとき子どもたちは、誰かの助けを借りて、過去を現在から切り離さなくてはならないかもしれない。誰かから、前世はすでに終わっているのだということを、教えてもらう必要があるかもしれない。

あるいは、もしもその記憶が、未解決の問題を前世から持ち越してきていることのサインであったならば、その問題を解決すべく、やはり誰かの助けを借りて、それがどんな問題であるのかを突き止めなくてはならないかもしれない。ウルガー博士が開発したテクニックなどの助けを得て、前世での死の瞬間の感情や思考をチェックし、それらによる悪影響から自分を解放する必要があるかもしれない。

そして中には、このプロセスをはるかに簡単に終わらせることのできる子どもたちもいる。彼らのために親が行なうべきことは、彼らの記憶を真実として受け入れること、それを否定しないことだけである。それだけで彼らの記憶は、ひとりでに影響力を失ってしまう。これこそが、ニコラの事例が教えてくれたことだった。

これらの記憶は、たとえそれが快適な種類のものでも、厄介な種類のものでも、親たちに、彼らの子どもたちを援助する絶好の機会を提供する。子どもたちの前世の記憶を認知してあげる理想的な時期は、言うまでもなく、それが現れてきた瞬間である。そして親たちは、極めて高い確率で、その瞬間に子どもたちのそばにいる。彼らは、子どもたちを愛と思いやりで支え、激励することのできる、最高のポジションを手にしているのである。

ただし、彼らが援助できるかどうかは、それが前世の記憶であるということを、彼らがどれだけ速やかに認識できるかにかかっている。子どもたちが前世の話を始めたときに疑いの気持ちが優先してしまうようでは、まず無理である。援助可能な時間はあっという間に過ぎ去ってしまうだろう。その結果、子どもたちは話す気力を失い、二度とその記憶を語らなくなってしまうかもしれない。あるいは、記憶そのものが、二度と浮上してこなくなる、ということも考えられる。

しかし残念なことに、私たちの文化は、親たちにその瞬間をとらえるための方法を何一つ教えてこなかった。それどころか、それは逆に、「子どもたちが前世の記憶を持っていることなどあり得ない」という信念を、親たちに植え付けてきた。親たちは、子どもたちの前世の記憶がどのようなものか、そしてそれにどう対処したらいいかを、まったく知らないでいるのである。

では、どうしたらいいのだろう？　答えは簡単だ。親たちを教育すればいいのである。私は希望に満ちて考えた。子どもたちが前世の記憶を語り始めたときに、親たちがすぐにそれに気づけるようになったとしたら、どうなるだろう？　そのとき親たちは、自分たちの子どもが空想話をしているのか、本当に前世の話をしているのかなどと迷うことなく、速やか、かつ素直に子どもたちの話に耳を傾けられるようになる。

その上で、さらに親たちが、前世の記憶の力学（未完結の仕事やカタルシスのパワーなどの働き）を理解したならば、どうなるだろう？　そのとき彼らは、適切な質問を発することで、自分たちの子どもを、厄介な記憶からの解放へと効果的に導くことができるようになる。なんて素晴らしいことだろう！

これらのアイデアに思いをめぐらしているうちに、ある大胆なアイデアが私の心に湧きあがってきた。

「本を書いてみようかしら。書けるかもしれない」

しかし次の瞬間、別の思いが私の心に入り込んできた。私と同じようなことを考えている人が、他にもいるに違いない。私と同じような調査を行なって、私がいま考えているような本を書き上げつつある人たちさえ、すでにいるのではないだろうか。もしそうだとすると、それを確認するにはどうしたらいいのだろう?

私には心当たりがあった。実は、それ以前に私は、ロジャー・ウルガーから前世療法専門家たちの世界的なネットワークが存在することを知らされていた。そのグループの人たちに尋ねてみればいい。彼らならおそらく、私と同じような研究を行なってきた人たちが存在するとしたら、そのことをきっと知っているはずだ。私はそう考えた。

そのグループは『前世療法研究協会(Association for Past Life Research and Therapies)』という名称を持ち、『APRT《アパート》』という略称で知られていた。私はAPRTに電話を入れ、四月にフロリダで開催予定の彼らの総会に、私がまだ参加可能であることを突き止めた。

その総会では、『On Death and Dying(死とその過程について)』(邦題『死ぬ瞬間』読売新聞社)の著者として有名なエリザベス・キューブラーロス博士が基調講演を行なうことになっていたが、それは私にとって大きなボーナスだった。彼女はいわば文化的なタブーを破り、死後の生命に関する踏みこんだ議論を展開した学者であり、彼女のその勇気に、私は何年も前から大きな敬意を払い続けていた。総会に行けば、その彼女と直接話ができるかもしれない。私はワクワクしてきた。

私は親友のエイミーを誘うことにした。彼女は超個人心理学を学んでいて修士号の獲得を目指していたが、前世研究に対する私の熱意に屈し、「お供しましょう」と言ってきた。もっとも、彼女を説得するのは簡単だった。フィラデルフィアで厳しい冬を過ごした直後にフロリダに旅する。それだけでも、極めて魅力的なアイデアだ。しかも、主婦としての日常から解放されて、想像を絶するワイルドな冒険まで満喫できるかもしれないのである。私たち二人は、もう待ちきれなかった!

冒険の国

エイミーと私は、日の出前に空港に到着した。朝もやが立ちこめる中、夜明けの光がジャンボジェット機の群れを淡いピンク色に染めていた。空港がそれほど美しく幻想的に見えたことは、それまでに一度もなかった。これはきっと素晴らしい旅になる。コーヒーと期待感でいやが上にも高ぶった精神とともに、私たちはフォート・ローダーデール行きのジェット機に乗り込んだ。

海岸線の上空約一万数百メートルを南下しながら、私は目を閉じ、飛行機の単調なエンジン音と一緒に自分の心を漂わせた。サラが生まれて以来、私が一人で旅に出るのはそれが初めてのことだった。私は子どものように胸を躍らせていた。そのとき私は、それまでの十三年間で初めて、家庭や家族に対する責任から完全に解放され、アイデアの世界の旅人になりきっていた。これから私は、自分が本当にやりたいことだけに、完璧に集中することができる！　嬉しい！

私は窓の外に目をやった。はるか下方に見える堡礁《ほしょう》島（海岸線に平行して点在する島で、津波などのときに防波の役割を果たす）の連なり。まるで節《ふし》くれ立った長い指が、私たちの行き先を指し示しているかのようだった。フィラデルフィアからフロリダへのこの空の旅は、私の研究のターニングポイントになる。私はそう予感していた。

それまで私は、子どもたちの前世の記憶に関する様々な疑問に対する答えを、一人で追求し続けてきていた。それまでの私の情報源は、関連書籍と私自身の即興的な実験のみだった。しかしいまや、他の研究者たち、セラピストたち、前世専門家たちから、生の情報を初めて入手できるのだ。

前世療法分野のリーダーたち、創始者たちとも直接会えるかもしれない。ウォムバック、フィオレ、そしてウルガー博士らと並び称される、この分野の開拓者たちにである。しかし彼らは、私をまともな研究者として受け入れるだろうか？　私は少し不安だった。彼らからすれば、私など、単なる風変わりな主婦にしか見えないかもしれない。

ＡＰＲＴ総会への出席者たちは、前世関連分野の中央ネットワークを構成する人たちである。私はそのことをよく知っていた。もしも、子どもたちの前世の記憶と専門的に関わっているセラピストや研究者たちが存在しているとしたら、あるいは、私がまだ出会っていない、その種の研究結果や書籍が存在しているとしたら、彼らはそのことをきっと知っているはずである。私はそう確信していた。

エイミーと私は、総会が始まる何時間も前にホテルに到着した。私たちの計画は、いざ行動を開始する前に、海岸でしばしリラックスして、白すぎる自分たちの冬の肌を、いくらかでも色づけする、というものだった。

しかし、燃えさかるフロリダの太陽は、一時間もしないうちに、私の皮膚をまるで熟したトマトのような色に変えてしまった。私はいつになったら学ぶのだろう？　いずれにせよ、それで私は、フロリダで週末を過ごしたという証を、たとえ他には何もなかったとしても、一つだけは持って帰れることになった。

ホテルに戻った私は、日焼け用痛み止めスプレーを皮膚にたんまりと噴霧してから、薄手のサマー・ドレスを身にまとい、エイミーと連れだって総会の受付を済ますべく、同じホテル内の会場へと足を向けた。すでに多くの人たちが国中から到着していた。彼らのシャツやスカートは、ロビーに飾られていたハイビスカスも真っ青というほどにカラフルだった。

受付を済ませてすぐ、私はＡＰＲＴの創始者たちと手短に挨拶を交わした。ヘイゼル・デニング博士、ウィナフレッド・ルーカス博士、そしてアイリーン・ヒックマン博士という錚々《そうそう》たる顔ぶれだった。その三名の淑女たちは、すでに四十年にもわたり、精神治療分野の最先端を歩み続けてきていた。

彼女たちは一九八一年、前世療法を正規の療法として発展させるべく、(ウォムバック博士やフィオレ博士らとともに)APRTを創設した。六十歳代、および七十歳代のときにである。そして、七十代、および八十代へと年齢を重ねてもなお、組織を束ね、後身を指導し、本を書くなどしながら、古臭い心理学の理論枠組みを威勢よく蹴散らしつつ、精神治療の最前線で活躍を続けていた。

午後の三時を回る頃には、二〇〇名にも及ぶ人たちが動き回っていた。心理療法士や精神科医、催眠療法士たちに混じって、私のような人間、つまり、前世療法に真剣な興味を抱く非専門家たちも、少なからずやって来ていた。そして参加者全員が私と同じ言語を話していた。前世療法に関する会話があちこちで花開いていて、私はどのグループの人たちからも、会話の中に温かく迎え入れられた。そのとき私は、自分と同じ「種族」のまっただ中にいた。

総会が始まるのを待つことなく、私は当初の計画を実行に移した。子どもたちの前世の記憶に関して私以上の知識を持つ、すべての人に話を聞きたい。私はそう考えていた。時間は限られている。総会が始まっても、あらゆる研究発表、あらゆる挨拶の合間を縫って、私は次々と新しい人をつかまえては、自己紹介もそこそこに、子どもたちの記憶に関連する様々な質問を浴びせ続けた。前世の記憶を持つ子どもたちに対処したことは？　その種の子どもたちを専門に研究している人を知りませんか？　興味深い事例を知りませんか？　推薦したい本はありませんか？

誰もがとても親切で、心から私の力になろうとしてくれた。そして、いくつかの興味深い事例を紹介してくれたりもしたのだが、驚いたことに、彼らのほとんどは、子どもたちの前世に関する私が知らない情報を、まったくと言っていいほど持っていなかった。彼らが私に伝えてくれた情報のほぼすべてが、私がすでに入手済みのものだったのである。

子どもたちの記憶に対処したことのあるセラピストもほとんどいなくて、彼らの多くは、大人の患者しか相手にしてこなかったために、子どもたちの前世の記憶のことなど、考えたこともなかったとさえ言っていた。

そしてほぼ全員が、スティーブンソン博士の『輪廻転生を示唆する二〇の事例』を推薦してきた。裏を返せば、彼らが子どもたちの前世の記憶について知っていたことは、ほぼ、その本に書かれていたことのみだったのである。「でも……」私は穏やかに異議を唱えた。「スティーブンソン博士は、子どもたちの記憶のヒーリング効果については、何もおっしゃっていませんよね？」

中には、幼い子どもたちの「壊れやすい自我構造」に手を加えるのは危険だと言う人たちさえいた。そう言われて私は、呆然とするしかなかった。私はとっさに、自分自身の子どもたちを退行させたいくつものセッションと、他の子どもたちと一緒に行なった一連の実験に思いを馳せた。危険？ 壊れやすい自我構造？ 何を根拠にこんな馬鹿げたことを言うのだろう？ 信じられない。彼らは本当にプロなのだろうか？

私は彼らに、それまでに自分が学んだことをかいつまんで話し、彼らの指摘がいかに馬鹿げているかを説明した。ある人たちは、子どもたちの記憶に関する私からの情報をまったく新しい情報だと認め、私の研究に大きな興味を抱き、その研究の行く末を心から楽しみにしている、とさえ言ってきた。

この情報収集活動を開始してわずか二時間もしないうちに、私は、この洗練された専門家グループにとってさえ、子どもたちの前世は、まだまだ未知の領域なのだという印象を強くした。それは私にとって驚きだった。私は人の群れから抜け出してロビーに行き、ソファーに腰を下ろして考え込んだ。この道の上を歩いているのは、私一人なのだろうか？　私とノートを見せ合う人間は、一人もいないのだろうか？

と、そのとき、ロジャー・ウルガーがホテルの正面ドアから颯爽《さっそう》とロビーに姿を現した。カラフルなアロハ・シャツを身にまとい、どこから見ても、めかし込んだ粋な旅行者だった。見慣れた顔の登場に、私は思わず笑みを浮かべ、彼との久しぶりの会話を楽しんだ。彼は総会の中で小セミナーを行なうためにやって来たのだと語った。そして私も、自分がそこにやって来た目的を説明した。

「なるほどね。そういうことか……」ロジャーは言った。「それなら、オランダから来た女の人で、ティーネク・ノードグラーフという人がいるよ。子どもたちに対する前世療法を専門にしてるんだ。少し前にヨーロッパで会ったんだけど、いい仕事をしてるみたいだよ」

きついオランダ語訛りの英語を話す、会場にいる女性の中では、おそらく一番背の高い人だから、と言って彼は立ち去った。

いますぐ、その本を書き始めなさい

私は身長を頼りにティーネクを探し回り、二時間ほどしてようやく、小セミナーの会場から出てきた彼女をつかまえることができた。まるで彫像のような威厳をもって、彼女は私を見下ろした。身の丈《たけ》一八〇センチは下るまい。ウェーブのかかった分厚い茶色のロング・ヘアーに、すべてを見通すかのような鋭い視線。私はヘビに睨《にら》まれたカエルのような心境で自己紹介をし、話を聞かせてほしいと申し出た。しかし彼女は急いでいた。「後で時間が取れたらお話ししましょう」と言い残して、彼女はそそくさとどこかに向かった。

夕刻になり、エイミーと私は晩餐会の会場に向かった。すでに多くの人たちが席に着いていて、空席はまばらな状態だった。私たちは急いで最前列のテーブルに向かい、そこに空席が残っていないかどうかを確かめることにした。キューブラーロス博士の講演をできるだけ間近で聞きたいと考えていたからだ。

幸運なことに、空席が二つだけ残っていた。しかもすぐ隣に、ティーネク・ノードグラーフが座っているではないか。隣の席に座った私を、ティーネクは温かく迎えてくれた。そして、ウェイターが次々と食べ物を持参しては皿を持ち去っていく間に、私はティーネクに質問の嵐を浴びせ、彼女はそれに本当に真剣に答えてくれた。エイミーはその瞬間の重要性を理解し、私たちの会話を黙って聞き続けていた。

真実の探求に費やされた私のそれまでの数年が、サラダとデザートに挟まれたその短い時間の中に凝縮されていた。ティーネクは、子どもたちの記憶に関して私が推測していたことのすべてを、間違いのないことだと確認してくれた。子どもたちの前世想起がヒーリングにつながりうることは、もはや絶対に間違いない。しかも彼女は、そのヒーリングは、私の想像をはるかに超えた深いレベルで発生するとさえ言い切った。

強い訛りの英語で、正確さを期すべく、言葉を慎重に選びながらティーネクは語った。彼女は、オランダですでに七年にもわたり、子どもたちに前世療法を施し、素晴らしい成果を上げ続けていた。彼女が言うには、オランダおよび西ヨーロッパの国々では、前世療法が正規の心理療法の一つとして急速に受け入れられつつあるということだった。

ただし、前世療法を子どもたちの深刻な問題、例えば、各種の麻痺症状、恐怖症、糖尿病、睡眠障害といったものの解決に利用しているセラピストは、まだまだ少数であり、そのために彼女のもとには、深刻な問題を抱えた子どもたちがヨーロッパ中から次々と集まってきていた。そこで彼女は、少し前から、仲間のロブ・ボンテンバルと一緒に、子どもたちに前世療法を施すことのできるセラピストを養成する活動を、ヨーロッパで開始していた。

ティーネクは、子どもたちに対して誘導催眠は用いていなかった。子どもたちに心を開かせ、彼ら自身の問題を語り始めさせるために彼女が用いていたのは、オモチャやゲーム、あるいは描画といったものだった。それらの道具を用いて、彼女は子どもたちの注意を、前世への「ブリッジ」として機能する彼ら自身のフィーリング、イメージ、肉体感覚、あるいはキーフレーズに、効果的に集中させていた。

さらにティーネクは説明した。子どもたちに施す前世療法も、大人たちに施す場合と、大筋ではほとんど変わらない。なぜならば、どちらも真の作業は魂レベルで行なわれるから。大人の魂も子どもの魂も、本質的には同じものである。彼女はそう言った。

そして、いくつかの点では――彼女は続けた――子どもたちに対する治療の方が簡単でさえある。なぜならば、子どもたちの方が時間的に問題の原因に近いところにいるからだ。問題の原因は、一般に、直前の前世の不完全な死である。その前世から持ち越している感情が強烈であるとしたら、未完結の仕事を完結させようとする魂の願望に駆り立てられて、そのときの記憶が自然に蘇ってくる可能性がとても高い。魂は、前世から持ち越した未完結の仕事を常に完結させたいと願っている。それは極めて自然な願望である。

そして――彼女は強調した――子どもたちは前世療法の素晴らしい患者たちである。というのも、子どもたちは、妥当な質問を受けることで、未完結の前世を完結させるためにはどうしたらいいのかを、直感的に理解してしまうと思われるからだ。

私は興奮でゾクゾクしていた。その聡明きわまりない女性、子どもたちに対する前世療法の世界的権威が、私がそれまで推理してきたことのすべてを、私の目の前で確証していた。

私はティーネクに、彼女と会えて自分がどんなに喜んでいるかを素直に告げてから、彼女と同じような治療をアメリカで行なっている人を知らないかと尋ねてみた。「本当に不思議なことだけど」という前置きの後で、彼女は知らないと答えた。私も同感だった。

前世療法の受け入れという点に関して、アメリカはなぜか、ヨーロッパよりもはるかに遅れている。それはアメリカでは、まだまだ異端視されており、前世療法を実際に行なっているセラピストたちの中にも、社会的、および専門的信用を守ろうとして、そのことを隠している人たちが少なくない。当然のごとく、アメリカの親たちのほとんどは、彼らの子どもたちがこの種の記憶を蘇らせる可能性があることさえ、知らないでいる。

自分が書きたいと思っていた本のテーマを念頭において、私は尋ねてみた。

「子どもが前世の記憶を自然に取り戻したときに、その場で、その子の親が手助けすることは可能だと思います?」

「もちろんよ。当たり前じゃない」

「それで、例えば……」私は急に緊張を感じながら尋ねた。「あなたはいま、子どもたちのための前世療法の本を書いていたり、しているんでしょうか?」

「ええ、書いてるわよ……」彼女は言った。「セラピストたち向けの、専門的な本ですけどね。あなたはどうなの？」

「そうですね。まだ書き始めてはいないんですけど、書こうとはしています。別のタイプの本ですけど……」私は思わず口走った。「親のための本なんです。子どもの記憶が蘇ったときに、親がそれにすぐに気づいて、うまく対処するのを、手助けできるような……」

私は急いで付け加えた。「でも、自分がその本を書く人間として最適であるかどうか、まだわからないでいるんです。今回私がここに来たのは、それもあってなんです。つまり……」ティーネクが手を振って私を黙らせた。

続いて彼女は、コブラのような目で私の戸惑いを突き刺しながら言ってきた。「よく聞いて。います ぐ、その本を書き始めなさい。必ずよ！ いいわね！」

あまりの迫力に、私は「はい」としか答えられなかった。

私もオプラ・ショーに出るの

次の瞬間、誰かがナイフでコップを打ち鳴らし、参加者たちのおしゃべりをストップさせた。その日のメイン講演者、エリザベス・キューブラーロス博士の出番が訪れていた。司会者の紹介で壇上に上がったキューブラーロス博士は、飾り気のないシャツに短パン、ハイソックスにサンダルという、まるでハイキングから帰ってきたばかりのような出で立ちだったが、そんな地味な服装とは対照的に、彼女の言葉は、私たちの目を眩《くら》ませるほどの、きらびやかな光を発して輝いたものだった。

キューブラーロス博士は、自らが自然発生的な前世想起を体験しており、彼女の講演は、主としてその体験の紹介だった。さらに彼女は、こんな話も聞かせてくれた。

第二次大戦が終わってすぐ、彼女は、若きスイス人医師としてヨーロッパ中の強制収容所を次々と訪れ、生存者たちの社会復帰を精力的に援助して回った。そしてその際に、ある収容所の子ども収容棟において、以後彼女が何年にもわたって深く思いをめぐらすことになった、驚くべき光景を目の当たりにしていた。子どもたちの寝台の上方、梁やその他のあらゆる場所に、彼らが爪でひっ掻いて描いたチョウチョの絵が無数に残されていたのだ。忍び寄る死の恐怖に脅えながら、子どもたちは、弱々しい指を必死で動かし、希望と自由の最後のメッセージを残していた。

この話が終わる頃には、参加者たちのすすり泣きがあちこちから聞こえてきていた。

次に演壇に立ったのはブライアン・ワイス博士だった。参加者たちは彼の話にも、特別な関心を持って耳を傾けた。というのも、彼はAPRTの全会員中、社会的に最も目立った活躍を見せていた人物であったからだ。高名な主流派の医師として初めて前世療法を支持した人物で、大ベストセラー『Many Lives,Many Masters（多くの人生、多くのマスターたち）』（邦題『前世療法』PHP研究所）の著者である。部屋の中にいた誰もが、彼のおかげで自分たちの仕事や活動が、以前よりもはるかに広く受け入れられるようになったと感謝していた。

ワイス博士はその講演の中で、自身がどのようにして前世退行を発見することになったか、つまり『多くの人生、多くのマスターたち』の柱であるキャサリンの事例を、改めて説明した。

ワイス博士の話が特別な輝きを放つのは、彼が極めて保守的、伝統的な背景を持つからだ。彼はコロンビア大学とエール大学で医師としての教育を受け、マイアミのマウント・サイナイ医療センターの精神科部長という、医学界において大きな影響力を行使しうる地位へと上り詰めていた。彼が所属する主流医学の世界は、前世退行をブードゥー教の呪いや魔術などと同じ類のものとして扱っていて、彼自身もまた、キャサリンと出会うまでは、その見解を支持していた。

キャサリンは、様々なパニック症状や恐怖症を抱えて博士のところにやって来た。博士はキャサリンに、伝統的な医療を十八ヶ月にわたって施したが、症状はいっこうに改善しなかった。そこで彼は、彼女の子ども時代の衝撃的な体験を見つけ出そうとして、催眠療法を試してみることにした。催眠状態に進入したキャサリンに、博士は語りかけた。「症状の原因が発生したときまで戻ってごらんなさい」

すると驚いたことに、彼女の意識は一気に前世にまでさかのぼってしまった。彼女のその記憶はとても鮮明で、その内容は理路整然としていた。そのときキャサリンは、ワイス博士の私的人生に関する深い洞察に満ちた言葉を口にしてもいるが、それには、彼女が絶対に知っているはずのない事柄がいくつも含まれていた。博士はいやでも、それまでの信念を変えざるを得なくなった。

そして、さらに驚くべきことは、キャサリンの諸症状が、その退行体験の直後から和らぎ始め、数ヶ月後には、きれいに消滅してしまったことだった。その間に博士は、彼女に定期的に前世療法を施していた。

ワイス博士がキャサリンの事例を公表したのは、それから八年後のことだった。それは彼にとって、それほど勇気のいることだったのだ。前世退行をまともな療法として紹介したりしたならば、精神医学界から袋叩きにあってしまう。それまでの精神科医としての名声が、無に帰してしまうことにもなりかねない。彼がそう考えたのは当然のことだった。

しかし、彼のその心配は取り越し苦労だった。『多くの人生、多くのマスターたち』が出版されるや、国中の精神科医たちからの感謝の手紙と電話が続々と舞い込んできたのである。彼らもまた、自分たちの患者に前世療法を施し、その効果を確認していた医師たちだったった。

高名を轟かすワイス博士が、大いなる勇気をもって、前世療法の有用性を公表してくれた。おかげで自分たちは、今後この療法をもっと積極的に押し進められる。彼らはそう言って、博士に心から感謝してきた。そして、彼らのうちの何人かは、あの晩に私と同じ部屋にいて、博士の講演に耳を傾けていた。

ワイス博士の講演は素晴らしかった。しかし私は、子どもたちに関する質問を早くしたくて、質疑応答の時間が来るのを待ちかねていた。彼がこれまでに診《み》た患者たちの中には、子どももきっと含まれていたはずだ。それらの子どもたちに、彼は前世療法を施したのだろうか？

質疑応答の時間が訪れた。私はまるで小学生のように、張り切って手を挙げた。しかし彼は、いつになっても私を指ささなかった。いかんせん、手を挙げる人々の数が多すぎた。しょうがない。今日のところは、諦めるしかなさそうだ。私はやや落胆して腰を落ち着けた。そのうちきっと、何らかの形で彼の注意を引きつけてみせる。大胆にもそんなことを考えながらである。

ワイス博士がある質問に答えて、テレビのトークショーに関する話を開始した。面白そう。私はすぐに元気を取り戻した。ワイス博士はトークショーの常連で、それに出演するときのコツを知り尽くしていた。彼は会場にいたセラピストたちに、いくつかのトークショーは、局側が用意した「専門家」と組んで、彼らを罠にかけようとする傾向にあるので、気をつけるようにと警告した。どうやら、前世療法なんかインチキだという印象を、テレビカメラを通じて大々的に、面白おかしく伝えたがっている輩《やから》が存在するようである。

ＡＰＲＴの創始者の一人ヘーゼル・デニング博士が立ち上がり、オプラ・ウィンフリー・ショーは信頼できると進言した。デニング博士が出演したとき、オプラとそのスタッフは、彼女が言わんとすることをとても真剣に聞き、番組を派手な見せ物ショーに仕立てようとしたりはまったくせず、焦点を、当てるべきところにしっかりと当て続けてくれた、ということだった。

　テレビに出演した経験のある他のＡＰＲＴ会員たちも、次々とそれぞれの見解を述べ、その様子を見ているうちに、なぜか私は、テレビに出ることが自分にとっても、とても身近なもののように思えてきた。

　とそのとき、ある悟りのようなものが私の体を貫いた。その瞬間に私は、自分もオプラ・ショーに出演することになるということを知っていた。

　何なの、これ？　この感覚はどこからやって来ているんだろう？　私はクスクスと笑い出した。エイミーが私に顔を向け、眉で「どうしたの？」と言ってきた。私は彼女の耳元でささやいた。「私もそのうち、オプラ・ウィンフリー・ショーに出るの」

　エイミーは目を丸くして鼻を鳴らした。続いて彼女は、真顔で私の目をじっと見つめながら「あっ、そう。わかったわ」と言って天を仰いだ。

　一週間後、親しい美容師のキャサリンにまでオプラ・ショーに出るんだと宣言することで、私はこの予感に検印を押した。

第８章　私たちのブレークが戻ってきた

経験豊かな魂たち

フロリダでのＡＰＲＴ総会から戻ってすぐのある日、私はチェースを歯医者に連れて行くために、車で小学校まで迎えに行った。まだお昼を回ったばかりだった。

その美しい春の日に、学校を早退して私とドライブに出ることを、たとえ歯医者に行くためではあっても、チェースがいやがったりはしないことを、私は知っていた。約束の時間より少し早く学校に着いた私は、芝生の片隅に腰を下ろし、日向《ひなた》ぼっこを楽しむことにした。

校庭はまさしく子どもたちの遊び場だった。群れて飛び跳ねている子どもたち、鬼ごっこをしている子どもたち、ただ駆け回るのを楽しんでいる子どもたち。そのとき私の目が、長い茶色の髪を大きくたなびかせながら、ブランコを気持ちよさそうにこいでいた女の子に吸い寄せられた。髪の毛の先がほとんど地面に触れている。校庭の隅の方では、数名の男の子たちが、なにやらヒソヒソ話をしながら、隣接する林が作り出していた日陰の中へと移動している。一体彼らは、どんなことを考えているのだろう？

子どもたちに目をやりながら、私はさらに考えた。全部で五〇人はいるだろう。この中で、以前にも生き、そして死んだときのことを親に話そうとした子どもは、一体何人くらいいるのだろう？　一人？　二人？　それとも一〇人？　しかし、たとえ彼らがそうしていたとしても、彼らの話を理解できた親たちは、おそらくほとんどいなかったことだろう。

でも、いまの私は知っている。これらの子どもたちの誰もが、前世の記憶を自然に取り戻す可能性を秘めている。そして、これまでに「前に生きていたとき……」と話し始めたことのある子どもが、たとえ全員ではないにしても、何人かはいるはずだ。少なくとも、この五〇人中一人もいないなどということは、絶対にあり得ない。

そうやって子どもたちを眺めながら、私は、すべての子どもたちを以前とはまったく異なった視点から見ている自分に気づいていた。ほとんどの大人たちは、無意識のうちに、子どもたちを自分たちよりも劣った存在として見ている。人生経験が少ないという理由からである。しかしながら、もし私たちの誰もが数え切れないほどの前世を体験しているのだとしたら、私の目の前を走り回っているこの子たちも、体が小さいだけの、極めて経験豊かな魂たちだということになる。

私は校庭にいた子どもたちに改めてじっくりと目をやり、彼らを、「一時的に子ども時代に閉じ込められている賢い存在」としてイメージしてみた。すぐに私は、彼らの一人一人に尋ねたくなった。「あなたは以前、どんなところで生きていたの？　それで、私に何を教えることができるの？」

私はいつしかＡＰＲＴ総会へと舞い戻り、ティーネクのあの言葉を再び鮮明に聞いていた。「よく聞いて。いますぐ、その本を書き始めなさい。必ずよ！　いいわね！」

そのメッセージを無視することはできなかった。その通りにすべきであることを、私も知っていたからだ。もはや逃げるわけにはいかなかった。でも……本を書く？　とんでもなく大変な仕事じゃない！

大学を出て以来、手紙より長いものは何一つ書いたことがなかった。しかし不思議なことに、本のことを考えるだけで、私は元気になった。

心地よい物思いの中、突然肩を叩かれ、私は驚いて振り返った。チェースだった。歯医者に向かう時間が訪れていた。

夢に向けたダイビング

歯医者の待合室にいる間、私はある計画について考えていた。子どもたちの前世の記憶に関する本を、どこから書き始めたらいいのだろう？　私は頭の中の「棚卸し」を行なった。アイデアと理論は持っている。しかし、前世自然想起の独自の事例は、（チェースとサラの事例以外には）何一つ持っていない。充分な数の親たちを調査しさえすれば、それが手に入ることはわかっていた。でも、一体どうしたら充分な数の親たちと接触できるのだろう？

歯医者の待合室に前の年の秋から置かれていた育児誌をパラパラとめくっていて、あるアイデアがひらめいた。その雑誌の最後のページを開いてみる。広告が並んでいた。これだ。事例を求める広告を出せばいい。ただし、この雑誌では駄目だ。そうだ、あれがいい。

私が広告を載せようと考えたのは、チェースが生まれる前に見つけた進歩的な育児誌、『マザーリング（母親による育児）』だった。チェースの治療が済んで家に戻った私は、家計をうまくやりくりして費用をどうにか捻出し、すぐに広告の掲載を申し込んだ。

続いて私は、すぐに書き始めなくてはならなかった。事例が集まってくるのを待っている間に経験を積んで、書くことに馴染まなくてはならない。でも、誰が私に書かせてくれるだろう？

私はＡＰＲＴ総会を振り返り、ハリソン夫妻の本のことを知っていた人がほとんどいなかった、という事実を思い起こした。私はその本を、とても価値のある本だと考えていた。そこで私は、ＡＰＲＴの機関誌『退行療法ジャーナル（The Journal of Regression Therapy）』に電話を入れ、『時を越えた子どもたち』の書評を書かせてくれないかと持ちかけた。

応対した編集者はとても好意的だったが、私に出版経験がなかったため、掲載するかどうかは、できあがった記事を見てからにしたいと言ってきた。もっともなことである。私は躊躇なく同意した。

その短い記事を、私は何週間も費やしてようやく書き上げた。スティーブが私の編集者として大いに協力してくれた。私はその記事を緊張して郵送し、編集会議の判決を待ち続けた。そして、編集者からの葉書が届き、郵便箱の前の路上で私が思わず小躍りしたのは、数週間後のことだった。やったー！　私の書いたものが初めて活字になろうとしていた。

なんて、幸先がいいんだろう。私はますます意欲的に、執筆の機会と事例の源を追求し始めた。ある友達が、エドガー・ケイシー財団の機関誌『Venture Inward（内なる冒険）』をプレゼントしてくれた。偉大な自己催眠透視ヒーラー、エドガー・ケイシーは、最も初期の前世カウンセラーの一人でもあった。

私はその機関誌の編集者に電話をした。そして、その会話が終わる頃には、チェースとサラの前世の記憶に関する記事を、五万人の読者のために書くことが決定していた。準備が整っていようがいまいが、もはや私は本の出版という夢に向かって頭から飛び込んでいた。

裏庭にあった事例

私はいつしか、どこで誰と話をするときにも、その中に、子どもたちの前世の記憶というテーマをそれとなく紛れ込ませるテクニックを身につけていた。そしてその結果として、自分が探していた事例が、自分自身の裏庭にも転がっていたことを発見した。

私がティーウに初めて会ったのは、ある友達の家に遊びに行ったときのことだった。彼女はまるで妖精のようだった。淡い金髪に、キラキラと輝く淡いブルーの瞳。そして天真爛漫《らんまん》な笑顔。私はすぐに彼女を好きになった。彼女の話はとても面白かった。加えて、鋭い洞察と速やかな反応で、どんな会話をも活気づけてしまう。彼女はそんな人だった。

私が子どもたちの前世の記憶をチラッと話題にしたときにも、彼女の反応は速やかだった。「それなら、うちのリーアも去年、ハッキリと思い出していますわ。前世の記憶に間違いないと思います」ティーウはそのときのことを、じっくりと話してくれた。

リーアはまだ二歳で、そのとき私は、彼女を後部座席のベビー椅子に座らせて車を運転していました。そして、急な渓谷に架かった、アルミ製のガードレールのついた、ある橋に差しかかったときのことです。リーアが突然、ハッキリとした言葉で、興奮気味に、こんなことを言ってきたんです。

「ママ、ここ、私が死んだところとそっくり」

彼女は取り乱すこともなく、事実を淡々と述べているという感じでした。私はびっくりして尋ねました。「リーア、どういうこと?」

すると彼女はこう言ってきました。「私は車の中にいたの。そして、その車が橋から落ちて、水の中に入って、私は死んだの」

私はほとんどショック状態に陥り、すぐに車を道路脇に寄せて停車しました。事故を起こしたくはありませんでしたから。一度深く息を吸い込んでから、私は尋ねました。「そのときママはどうしていたの？」

すると彼女は「そのときには、一緒にいなかった」と言うじゃありませんか。一体この子は何を言っているんだろうと思いながらも、ここまで来たらもう少し聞いてみたいという思いの方が強くて、私は尋ねてみました。「あっ、そう。それじゃ、そのときには誰が運転していたの？」

すると彼女、「私よ。もう大きかったので、ペダルに足が届いたの」と言うんです。一体この子は、車を運転するときにペダルを踏むなどということを、どうやって知ったんだろう？　私はとっさにそう思いました。いつも後部座席のベビー椅子に座っていて、運転中の私の足元の様子なんか見たことがなかったはずなのに……。

誘導尋問にならないように気をつけながら、私は質問を続けました。「それで、その後どうなったの？」

「私、シートベルトをしていなかったの。だから車から投げ出されて、水の中に落ちたの」そう言って彼女は、手のひらを後頭部に当てました。「ママ……」彼女は続けました。「私、岩の上に倒れていた。頭に岩が当たっていたわ」そう言いながらリーアは、頭を後ろに傾けて、彼女の頭がどんな状態で岩の上にあったのかを、私に教えようとしました。

「それから……」リーアは続けました。「キラキラと光る橋が見えていた……」続いて彼女は、上の方を指さし、「泡がいっぱい上っていくのも見えた」って言うんです。

私はまたもや愕然としました。一体この子は、泡が水の中を上がっていくことを、どうして知っているんだろう？　彼女はそれまで、水の中に入ったことは一度もありませんでした。泳いだことがなかったんです。お風呂でも、水の中に顔を入れたことは一度もありませんでした。彼女はまた、テレビも見たことがなかったんです。母親の私が、一番よく知っていることです。彼女にテレビを見せ始めたのは、ずっと後になってからなんです。でも彼女は、「泡がいっぱい上っていくのが見えた。水を通して、橋の上にある太陽が見えた」と、ハッキリ言うんです。

そのときから一年以上にわたって、彼女はこの話を何度も繰り返しました。いつもまったく同じ内容でした。それも、とても楽しそうに、淡々とです。いつもそうなんです。死ぬ瞬間のことを思い出しても、動揺はまったくしていなさそうでした。

そして実は、これとおそらく関連した、興味深い事実があるんです。リーアはこれまで、シートベルトに異常なこだわりを示してきたんです。言葉をまだ話せなかった頃でも、車に乗る度に、自分のシートベルトが締まっているかどうかを、必死になって確認していました。そして言葉を話せるようになると、もう大変でした。車の中にいる全員がシートベルトを締めるまで、大騒ぎして絶対に車を出させないんです。

ハリソン夫妻が示した事例の多くと同様、リーアの記憶は、どちらかというと「快適な」種類のものだった。それは、リーアのシートベルトに関する小さな問題を論理的に説明して、両親を安心させる一方で、深刻な問題は何一つ発生させていなかった。

男が僕にトラックをぶつけた

コリーン・ホッケンが私に電話をしてきたのは、『マザーリング』に私の広告が掲載されてから二ヶ月後の、一九九三年一月のことだった。中西部に住む三人の子の母親で、とても穏やかな話し方をする女性だった。コリーンはその電話で、三歳の息子ブレークに関する話をじっくりと聞かせてくれた。彼女は、その息子が前世での衝撃的な死を思い出していると感じていた。

コリーンはその半年ほど前に、ブライアン・ワイス博士がゲスト出演したオプラ・ショーを見ていた。それ以前の彼女は、輪廻転生のことなど考えたこともなかったが、ブラウン管を通じて前世療法の有用性について語るワイス博士の話に、すっかり魅了されてしまった。

彼はその番組の中で、「子どもたちはときおり、親に向かって前世での体験を話し始めるが、親たちは一般に、それを単なる空想物語として受け取ってしまう傾向にある」と指摘していた。そして、それを聞きながらコリーンが考えていたことは、「まったく、うちの子どもたちときたら、変わったことを何一つ言わないんだから。何か言ってくれたら面白いのに」だったという。

しかし、その次の日に彼女の息子が語ったことは、明らかに「変わったこと」だった。三歳になったばかりのブレークは、家の玄関口に立ち、道路際でスクールバスの到着を待つ兄のトレバーを見ていた。そのブレークが突然、大声を張り上げた。「道路から逃げて！　バスが来るよ！」

家の中にいたコリーンは慌てて玄関口に走り、トレバーの無事を確認した。傍《かたわ》らを見るとブレークがいて、左の耳を手で押さえていた。

「どうしたの、ブレーク？」

「耳が痛いよ」

「どうして痛いの？」

「トラックがぶつかったんだ」

コリーンはとっさに、遊び仲間にオモチャのトラックでもぶつけられたのだろうと考えた。

「一体誰にぶつけられたの」

「男がやった」

「大人の男が、オモチャのトラックをあなたにぶつけたって言うの？」

「違うよ……」彼は言葉を荒げた。「大きなトラックだよ！」

「道路を走ってるような、あんな大きなトラックを？」

「うん、そう」ブレークは頷いた。

ブレークの言い分をもう一つ飲み込めないまま、コリーンは尋ねてみた。

「それをぶつけられたとき、あなたはどこにいたの？」

「道路」

そこでコリーンは突然、ワイス博士が前日のオプラ・ショーで語っていたことを思い出した。後に彼女は、そのときの心境をこう語っている。「ここでブレークの話を止めてしまってはいけないんだ。最後まで話をさせてあげなきゃ。とっさに私はそう思いました。ただ、彼を変に誘導してしまうことも、したくありませんでした。だから私、こう質問したんです……」

「それで、その後どうなったの？」これが彼女の質問だった。

ブレークは話を続けた。コリーンは注意深く耳を傾けた。目を丸くして聞き入る母親に、ブレークは、トラックが自分にぶつかってきたときの様子を生々しく描写して聞かせた。

「それで、あなたは、どこに怪我をしたの?」

「体中全部。タイヤの下敷きになったんだ」

ここで彼は、両腕で左半身を掃くような仕草をして、トラックのタイヤがどのようにして彼の体の上を走り抜けていったかを説明した。コリーンは、そうやって説明を続けるブレークの顔に激しい痛みの色が現れているのを見て取っていた。

「それから、どうなったの?」コリーンは探検を続けた。

「男が僕をトラックに乗せて、学校に連れて行った」

三歳のブレークにとって、大きな建物はすべて「学校」であることをコリーンは知っていた。そこで彼女は、彼が語った「学校」は「病院」だと解釈した。

「それが起こったとき、ママとパパはどこにいたの?」

「お店でバイバイして、いなくなった」

コリーンの心の中を、様々な思いが疾走した。すべてが創作なのではないだろうか? いや、それはあり得ない。三歳になったばかりの子どもが、トラックに轢かれたときの様子を、こんなにも具体的に、一体どうやったら想像できるというのだろう?

続いてコリーンは、ブレークが似たようなシーンをテレビで見ていた可能性を思いついた。私が目を離しているすきに、兄のそばに近寄り、兄がテレビで見ていた似たようなシーンを一緒に見た……あり得ないことではない。

「それはテレビの中で起こったことなの?」彼女は尋ねてみた。

「違うよ！」彼は大声をあげた。

この時点でブレークは、母親が事故のことを覚えていないことに、明らかに苛立ちを感じ始めていた。

「違うよ……」彼は繰り返し主張した。「道路で起こったんだ」

「それで、そのときあなたは死んだの？」彼女は尋ねた。

「うん」彼のこの答えは、完璧に普通の口調だった。

コリーンは、ブレークが事故の様子を極めて淡々と、しかも、まるで彼女も知っていて当然のことだと言わんばかりに描写したことに、本当に驚かされたと語ったものだ。彼がふざけている、あるいは作り話をしているといった印象は、どの時点においてもまったくなかったという。それどころか、「わかり切ったこと」を質問してくる母親に、彼は明らかに苛立っていた！

ブレークが次にこの事故のことを口にしたのは一週間後のことだった。家の前を通り過ぎる大きなゴミ運搬車を見るなり、彼は母親に訴えた。「あれだよ、ママ。僕にぶつかってきたのは、ちょうどあんなトラックだった」

その時点でコリーンは、彼に事故関連の質問をするのはもうやめようと決めていた。このことはもう忘れてほしい。彼女はそう考えていた。

大好き……でも大嫌い

コリーンにトラックの話をして以来、ブレークは鬱状態に陥り、その状態は徐々に悪化していった。

コリーンは最初その変化に気づかず、ブレークの様子がおかしいと思い始めたのは、二ヶ月ほどが経過してからだった。

ブレークは明らかに以前の彼とは違っていた。生来の陽気な性格もユーモアのセンスも、すっかり影を潜めていた。テレビの画面や窓の外をボーッと眺め続けていることが、とても多くなっていた。以前の彼からは想像もできない姿だった。以前の彼は、周囲の人間を自然に気分良くさせてしまう能力を持つ幸せな子どもで、近所の人たちから「スマイリー」というニックネームをもらっていたほどだった。

コリーンは最初、ブレークがそんな暗い子どもになってしまったのは、自分のせいかもしれないと考えた。彼女はブレークの他にも、彼女の世話を絶対的に必要としている二人の子ども（一歳の赤ちゃんと六歳のトレバー）を抱えていた。真ん中の子どもにはときおり、手が行き届かないことがある。もしかしたらブレークは、もっと自分に注意を向けてほしくて、このように振る舞っているのかもしれない。彼女はそう推理した。

家族や友人たちに援助を仰ぐわけにはいかなかった。母親として失格だと思われることを恐れたからである。とはいえ、放っておくわけにはいかない。彼にもっと手をかけてあげなきゃ。でも、それだけでいいのだろうか？　ブレークのその性格変化には、他にも何か原因がありそうだった。この子の中で、私には理解できない何かが起こっている。彼女はそう感じていた。

コリーンは意識して、ブレークにより多くの注意を向け始めた。彼を喜ばせようとして、いろんなことを行なった。例えば、彼が大好きだったミュージカルのテープをかけてみた。しかし彼は、立ち上がってほんの少しステップを踏んだだけで、すぐに長椅子に戻り、またもやボンヤリと一点を見据え始めた。

こんなこともあった。そのとき彼は、お気に入りのテレビ番組『ミスター・ロジャーズ』を見ていた。

画面に多くの風船が映し出された。ブレークは風船で遊ぶのが大好きだった。そこでコリーンは、「風船って、面白いよね」と言葉をかけてみた。すると彼は、彼女を無表情に見つめ、「ぜんぜん。風船なんか大嫌い」と言ってきた。それを聞いて彼女は愕然としたという。この子に一体何が起こっているのだろう？　何か大変なことが起こっている。それだけは確かだ。

彼女はブレークのために、さらに多くの時間を割くようにした。本を読んであげたり、パズルで遊んでやったりもした。しかし彼は、彼女がそばに来るのをいやがる素振りさえ見せ始めた。

ブレークはさらに、肉体症状も示し始めた。彼はほぼ毎日のように、腕が痛い、足が痛い、目が痛いなどと訴え続けていた。痛い箇所は、常に左半身のどこかだった。しかし、彼女が何度「さすってあげようか？」と言っても、返ってくる答えは決まって、「いい。向こうに行ってて」だった。

あるとき彼女は、彼に、自分の気持ちを絵に描いてみないかと持ちかけた。それを通じて問題の原因が浮かび上がるのではないかと期待してのことだった。しかし彼は、グチャグチャに絡み合った線や点を描いて、「こんなふうに痛いの」と言っただけだった。

そのときコリーンは彼を抱きしめ、こう言った。「大丈夫よ。ママがきっと助けてあげるから。ねえブレーク、ママはあなたのことが大好き」

するとブレークはキッパリと言った。「僕も大好き。でも大嫌い」

後にコリーンは、私にそのときのことをこう説明している。「そのとき彼は、私のことを好きであると同時に嫌いでもあったようなのです。ただ、その理由はわかっていないようでした」

その理由は、もちろん彼女にもわからなかった。そこで彼女は、医者に診せるべきかもしれないと考えた。しかし次の瞬間、彼女自身がそれまでにしてきた以上のことは、どんな医者にもできないだろうという思いで、そのアイデアは取り下げた。

その時点においても彼女は、ブレークがそんなふうになった責任の多くは自分にあると思い込んでいた。そのために、彼女はこの問題を夫にさえ相談できないでいた。「彼もきっと、私を母親失格だと言って責めるだろう」と考えてのことである。

しかし、やがてクリスマスが訪れ、家族でロンドンに旅したとき、ある恐ろしい出来事が発生し、それがコリーンに、ブレークの不可解な性格変化の真の原因を垣間見せることになった。

コリーン自身に語ってもらおう。


その日、ロンドンはクリスマスの買い物をする人で溢れていました。そしてあれは、私たちが大通りの真ん中に作られた島のような歩道の上で、足止めをくらっていたときのことでした。少し前に交通整理の女性警官が笛を吹いて、私たち歩行者をそこに閉じ込めていたのです。その島状の歩道はぎっしりと人で埋まり、私たちはさながら水揚げされたばかりのイワシの群れのようでした。

そのときブレークは、フード付きの折り畳み式ベビーカーに乗せられていました。それは彼にとって、特別に嬉しいことでした。というのも、そのベビーカーは、ふだんは彼の弟の専用品であったからです。そのベビーカーは、歩道の縁に止まっていました。

そして問題の出来事ですが、それは、一台のトラックが交差点を曲がってこちらに近づいてきたときに発生しました。ブレークがいきなりベビーカーから飛び出し、近づいてくるトラックの真正面に立ちはだかったのです。私は大声ですぐに戻るよう叫びました。でも彼は、そこに立ったまま動こうとしません。

私はベビーカーの後ろにいたこととパニックに陥っていたことが重なり、とっさに彼をつかまえて引き戻すことができませんでした。でも幸運なことに、夫がすぐに彼を抱え上げ、歩道に引き戻してくれました。トラックの運転手が急ブレーキをかけ、降りてきました。彼は私たちをすごい顔でにらんで、なんで子どもを見ていないんだと大声で怒鳴りつけていったものです。

あんなに怖い体験をしたのは、生まれて初めてでした。と同時に、それは私にこんな思いを抱かせることにもなりました。

ブレークがいまのように鬱《ふさ》ぐようになったことと、数ヶ月前に彼が語ったトラック事故は、どこかで結びついているのだろうか？　もしかして彼は、無意識のうちに、再びトラックに轢かれる必要性を感じていたのではないだろうか？

私は怖くてたまらなくなりました。

イングランドから戻って二週間後、コリーンは『マザーリング』に載った私の広告を見て、すぐに私に電話をよこし、ブレークの問題を詳細に話してくれた。「もしこれが前世の記憶だとしたら、ブレークはその体験を再び繰り返さなくてはならない。そういうことなのでしょうか？」私にこう尋ねてきたときの彼女の声には、深い苦悩と恐れが同居していた。

彼女は、ブレークがいつかまた、走ってくるトラックに自ら飛び込んでいくような行動に出るのではないか、と恐れていた。彼女の話を聞いて、私もその危険性を感じていた。何らかの妥当な処置が、速やかに講じられる必要があった。

コリーンが、フロイトの言う「反復衝動強迫」つまり、「結果を顧みることなしに幼児期の衝撃的な体験を繰り返そうとする強い衝動」を描写していたことを私は知っていた。ただし、ブレークの場合には、彼がロンドンで繰り返そうとしたかもしれない衝撃的な体験は、幼児期をはるかに超えてさかのぼった、前世におけるものだった。

私はコリーンに、もしブレークが本当に前世のことを思い出していたとしたら、いくつかのステップを踏むことで、彼の安全を保証してあげられると説明した。続いて私は、ブレークの前世物語の特徴と、自分が知る真の前世の記憶の特徴を照らし合わせる作業に着手した（前世の記憶に対処するためには、何よりもまず、それが本当に前世の記憶であるのかどうかを確かめねばならない）。

まず、ブレークがトラックに轢かれたときのことを話し始めたのは、三歳になったばかりのことだった。それはまさに、最も多くの子どもたちが、前世の記憶を自然に語り始める年齢に他ならない。

彼はまた、トラックに轢かれたときのことを実に淡々と語っていた。その話しぶりから母親は、彼が語っていることは、彼が真実だと信じていることであると確信した。それは少なくとも彼の心の中では、紛れもない真実だった。彼は事実を事実として、淡々と語っていた。そして、その話の内容は、どんな質問を浴びても変わることがなかった。

彼が描写した事故の様子は、極めて詳細かつ正確だった。特にトラックの下からの描写は、生々しさとともに、この上ない説得力を持っていた。その描写は明らかに、事故にあった当事者の視点からなされていた。三歳の子どもに、そんな視点から物語を創作する能力があるだろうか？　たとえオモチャのトラックで人形を轢いたことがあったとしても、また、テレビドラマの事故シーンなどをいくら見ていたとしてもである。

ブレークはまた、トラックが最初にぶつかったという左半身のあちこちに、痛みを感じていた。彼のその訴えと不可解な性格の変化は、私にとって、彼の記憶が本物であり、空想や創作などではないことを示す、最も説得力に満ちたサインだった。

私はブレークに伝統的な心理療法を施すことには賛成できなかった。彼の問題が前世の衝撃的な出来事に根ざしていることが、もはや明らかであったからだ。しかし、コリーンも私も、シカゴ周辺で前世療法を子どもたちに施しているセラピストを、一人も知らなかった。

そこで私たちは、「彼女が自らブレークに援助の手を差し伸べることが、最善の戦略である」ということで合意に達した。彼女がそれを行なっても、ブレークにはいかなる害も及ぶことがない、ということを私は知っていた。もしそれで効果が現れなかったとしても、そのときには別の手段を考えればいいだけだ。しかし、コリーンにはまず、ブレークを助け始める前に、前世の記憶が子どもたちの現世にどのような影響を及ぼしうるかに関する、基本的な知識を身につける必要があった。

死の寸前の感情が後の人生にどのように持ち越されるかを説明するために、私はサラの退行体験を実例として利用した。サラは誤って、前世の両親が彼女を火事から救おうとしなかったと信じ込んでいた。そして、その両親に対する怒りを現世にしっかりと持ち越してきていたのである。

サラの物語を聞いて、コリーンはピンときた。ブレークはいまでも、彼を置き去りにしてトラックから守ることを怠った前世の両親に腹を立てているのではないだろうか？　「僕も大好き。でも大嫌い」と言ったとき、ブレークは、前世の母親と現世の母親を混同していたのではないだろうか？　どちらに対する答えも「イエス」であることを、コリーンは直感的に知っていた。

続いて私は、幼い子どもたちは、ときおり、前世で起こったことと現世で起こったこととの区別ができなくなることがある、ということを説明した。そのときの彼らにとっては、前世の出来事の記憶も、ほんの少し前に起こったことの記憶と変わらないくらいに鮮明なのである。

ブレークは、前世で事故にあった記憶と、当時の両親に対する自分の怒りによって、心を乱され、傷ついていた。彼は、その悲痛な出来事は別の人生の中で起こったことであり、いまの彼はまったく安全なのだということを、ハッキリと知らされる必要があった。

私はコリーンに、いくつかの戦略を提案した。私はまず、ブレークに対する愛こそが、彼女が利用可能な最もパワフルな道具である、ということを保証した。それは、彼女が私から学びうるいかなる言葉、いかなるテクニックよりも、はるかに重要である。私はそう説明した。

そして私は、彼女の母親としての直感を信頼していた。彼女は母親として、息子に愛を伝え、安心感を感じさせるための最適の言葉、最適の話し方を、直感的に選ぶことができるだろう。私はそう信じていた。

私はさらに、ブレークと話をするのは、彼が特にリラックスしているとき、例えば、眠りに就く前や風呂に入っているときなどがいいだろう、ともアドバイスした。

続いてコリーンは、ブレークが思い出したことを本当のことだと認め、彼にどんなことが起こったのかを自分が理解していることを、彼にハッキリと知らせる必要があった。そして最終的に、ブレークは、自分はいま新しい肉体の中にいて安全なのだということ、および、いまの両親は、自分がトラックに轢かれる前に、自分を道路に残して店の中に消えてしまった前世の両親とは別人である、ということを明確に知らされなくてはならなかった。

私たちのブレークが戻ってきた

一週間後、コリーンが興奮した声で電話をかけてきて、こんなとびきり嬉しいニュースを伝えてくれた。

あなたのアドバイス通りに、やってみました。まず、ブレークをベッドに入れて、二、三のほめ言葉を言った後で、こう尋ねてみたんです。

「ねえ、ブレーク。あなたはトラックに轢かれたんだったわよね?」

「うん」彼は答えました。

続いて私は、彼がトラックに轢かれたのは別の人生においてだったこと、それから、そのとき彼は別の体を持っていて、ママも別のママだったのだということを説明しました。彼が私の言うことを理解できずに、それまでと同じ無表情な反応を返してきても仕方ない、と覚悟しながらです。

でも違ったんです。次の瞬間にブレークが見せた表情を、私は一生忘れません! 彼の目は驚きと喜びでキラキラと輝いていました。そして彼は言ってきたんです。「本当にそうなの? あれは別の体だったの? ママも別のママだったの?」

私はどちらの質問にも「そうよ」と答えてから、いま彼の周りにいる誰もが、彼をどんなに愛しているかを説明しました。おばあちゃんも、パパも、お兄ちゃんも弟も、その他の彼を知る誰もが、彼を大好きなんだと話してやったんです。

すると彼は、まるで私から、「もうすぐあなたのところにサンタクロースがやって来るのよ」とでも言われたかのような顔をしてきました! あの子のあんな幸せそうな顔は、本当に久しぶりに見ました。顔中で喜びを表現していて、まるでクリスマス・ツリーのように輝いていました。本当に久しぶりに、彼の目はキラキラと光っていました。彼の心から、とんでもなく重い荷物が取り払われた。そんな感じでした。

彼があんなにすぐに理解できるなんて、驚きでした。私の言葉に、あんなにも大きなインパクトがあるなんて、予想もしませんでした。かなりの長期戦を覚悟していたんです。何度も何度も話をしなくてはならないと思っていました。でも驚いたことに、あの子ったら、次の日の朝にはもう、元気に遊んだり、笑ったり、走り回ったりしていたんです。

もう完全に元通りです。飛び抜けたユーモアのセンスも完璧に復活して、以前と同じ「幸せなやんちゃ坊主」に戻っています。そう簡単には理解できないんじゃないかと思っていたんですけど、子どもって、ほんとうに驚きの塊ですね！

それと、彼がずっと訴えていた体の痛みも、完全に消えてしまったようです。夫も私も、彼の突然の変化にただただ驚いています。私たちのブレークはどこに行ってしまったんだろう？ もう私たちのところには、戻ってこないのではないだろうか？ 私たちはそんな心境でいたんです。

でも、私がほんの少しの言葉を投げかけただけで、文字通り一夜にして、あの子は元通りのあの子に戻ってしまいました。私たちのブレークが戻ってきたんです！

第9章　オプラ・ショーへの道

コリーンと私は、ブレークの治癒が、いかに単純で、いかに速やかなものであったかをともに驚嘆しながら、その電話での会話を打ち切った。彼は、問題の前世はすでに終わっているのだということを理解しただけで、元の陽気なブレークに戻ってしまった。まさに奇跡的な出来事だとしか言いようがない。

コリーンは言った。「子どもたちが頻繁に前世を思い出していて、それが原因で問題が発生しているかもしれないこと、それから、その問題の解決を親たちが援助できるかもしれないということを、もっと多くの人たちが知る必要があると思うんです……私、オプラ・ウィンフリーに手紙を書きます。このことを彼女に知らせなきゃ」

私は心の中でクスクスと笑った……オプラはきっと、毎週何千通もの手紙を受け取っているに違いない。しかし私は、コリーンにユーモアで応えた。「そうね。いいかもしれませんね。ただし、その手紙を出すのは少し待ってくれます？　私が本を書き終えるまで！」

ブレークの劇的な治癒は、私の心をいやが上にも舞い上がらせた。子どもたちの前世について自分が学んできたことを話してあげるだけで、人々の人生にこんなにもポジティブな変化が現れるなんて！

ブレークの物語は、別の意味でも、私にとってすごく重要だった。その事例の宝石は、私のヒーリング理論に載せられた王冠にも等しいものだった。それは、私のそれまでの調査と研究の集大成であり、「もし親たちが、子どもたちの前世の記憶の特徴を理解したならば、そのとき彼らは、前世に起因する子どもたちの様々な問題を癒してあげられるようになる」という私の理論を確証するものだった。

そしてそれは、子どもたちの前世の記憶の特徴を劇的に浮かび上がらせている物語であったために、他の親たちに説明する際に手本として効果的に利用可能な事例でもあった。

講演恐怖症撲滅キャンペーン

ブレークの劇的な治癒という価値ある後ろ盾を得て、私の前に進む自信は大きく膨らんだ。しかし、私にはもっと多くの事例が必要だった。更新した『マザーリング』の広告と『内なる冒険』への投稿記事の影響で、また、私の個人的なネットワークを通じて、事例がポツポツと集まってきていた。スティーブの助けを得て、ＡＰＲＴの機関誌に新しい記事を投稿したりもした。新しい事例をいくつか加えた、前回よりも包括的な内容の記事だった（もちろんブレークの事例も含まれていた）。

さらに私は、思い切って、ビラノバ大学のカウンセリング学科に大学院生として通い始めた。自分のカウンセリング技能を向上させたかったためと、もしかしたら、調査、研究のより洗練された手法も学べるかもしれない、という思いからである。

そしてもう一つ、私にはやらなくてはならないことがあった。自分の活動を人々に知ってもらい、新しい事例を次々と引き寄せるためには、記事を書くだけでは不充分だ。私はそう認識していた。私は外に出ていき、自分がそれまでに学んできたことを、人々に直接伝え始める必要性を感じていた。しかしそれには、問題が一つあった。私はそれまでの人生で、聴衆を前にして話らしい話をしたことが一度もなかったのだ。

そして、その理由は明白だった。私は人前で話すことを大の苦手にしていたのである。聴衆の数は無関係だった。人々を前にして話すことは、たとえその人数がどんなに少なくても、私にとってはひどく恐ろしいことだった。それまで私は、人前で話をしなくてはならなくなる状況を、徹底して避けてきていた。子どもの頃から、例えばクラス内で小さな発表をするといった状況においてさえ、指名された瞬間に頭の中が真っ白になり、心臓がドクドクと音を立て、汗が噴き出してくるのが常だったのである。

しかしいまや、私はその恐れに打ち勝たなくてはならなかった。それなくして目標の達成はあり得ない。私の決意は固かった。とはいえ、なおも私は怖かった。夢にまでうなされる始末だった。

しかし、持つべきものはやはり友達だ。エイミーが私のこのジレンマに理解を示し、わが家の居間に八名の聴衆を招集して、彼らの前で私が話をする、という機会を設定してくれたのである。少ない数の聴衆から始めて、徐々にその数を増やしていけばいい。なるほど、これならできるかもしれない。

しかしそれでも、やはり怖かった。胸がドキドキして、話がうまくまとまらない。ただしそれも、最初の十分のみだった。十分を過ぎたあたりから、不思議にリラックスしてきて、自分でも驚くほど舌が回り始めたのだ。人々に物語を伝えたいという願望が、人前で話すことへの恐れを蹴散らした瞬間だった。それは私にとって、大きな勇気を得た体験だった。その初講演の後で私はエイミーに言った。「この次は、もっと大人数でも大丈夫そう。えー……二〇人くらいならね」

氷を貫く稲妻

講演恐怖症撲滅キャンペーンもスタートし、本の出版に向けた私の計画はすべてが順調に進んでいるかのようだった。しかし人生とは何が起こるかわからない。まもなく、私の計画は一歩も前に進めなくなってしまった。

一九九三年は、私たち家族にとって厳しい年だった。その前の年にスティーブがリストラで解雇になり、彼が家を事務所にして行なっていたコンサルタント業も、家計を完全に支えるに足るお金は生み出せていなかった。私も人並みに分別のある主婦である。自分の夢ばかりを追うわけにはいかない。ここは私も頑張らねば。というわけで、私は自分の時間の多くを、お金を稼ぐために費やさなくてはならなくなった。

一九九四年が明けたとたん、事態はますます悪化した。フィラデルフィア一帯は、厳しい寒さに一連のアイス・ストーム（氷雨嵐）が加わり、まさしく麻痺状態に陥った。一番ひどいアイス・ストームが吹き荒れた晩、私たちは生きた心地がしなかった。家の周りの木や枝が次々に折れては倒れ、また落下していた。その音といったら、まるで戦場の中にいるようで、ある大きな枝が折れ、それがチェースの寝室の屋根を直撃しそうになったときには、文字通り全身から血の気が引く思いだった。

次の日の朝におそるおそる家の外に出てみると、倒れた木々や落下した枝の群れを含むあらゆるものが、二、三センチもの厚さのきらびやかな氷の層で覆われていた。ひとまず嵐が去り、木々の後ろから差し込んでいた日の光が、私たちの目をくらますほどの鮮やかな虹やダイヤモンドを作り上げていた。私たちは、束の間ではあったが、自分たちが直面していた問題のことなどすっかり忘れて、この世のものとも思えないその美しい光景に心を奪われた。

その猛烈な天候は何週間も続いた。一つのアイス・ストームが去るや、すぐにまた新しいアイス・ストームが襲ってきた。すべての道路が黒い氷で覆い尽くされていた。道路管理者たちは、凍結防止用の塩が底をついて以来、なす術を知らなかった。学校が一ヶ月近くも休校になるなど、まるで時間が止まってしまったかのようだった。経済活動もほとんどストップし、スティーブのコンサルタント業も開店休業の状態だった。当然、お金がまったく入ってこない。私たちは心底困り果てていた。

私の調査も完全に停止状態だった。事例を集めるための広告用予算など、どこを探しても出てこない。私の計画は、小鳥用の水桶《みずおけ》同様、固く凍り付いていた。私の幸運の星々は、私に幸運を届けるための宛先を、すっかり忘れてしまったかのようだった。

二月中旬のある日、アイス・ストームの隙間をぬって私は散歩に出た。まさに陰鬱な曇り空だった。一人で歩きながら、私は考えていた。大学院の学位を早く取得して、ちゃんとした仕事に就かなくては。私はそれを、もはや自分の夢の達成を促進する手段としてではなく、生きるために不可欠なこととして捉えていた。陰鬱な空を見上げながら、私はため息をついた。もはや自分が本を書くことは、何らかの奇跡が発生しない限り不可能になってしまった。

家に戻った私は、紅茶を入れ、それを手に寒いポーチに腰をかけた。ティー・カップからの蒸気が、立ち上るまもなく消えていく。まるで私の計画のようだった。カップが空っぽになり、私は寒空にボンヤリと目をやった。終わった。完全に終わった。私の夢は完全に消えてなくなった。

とそのとき、スティーブが勢いよく扉を開けてポーチに出てきた。彼の手には携帯電話が握られていた。彼の顔は青ざめていた。明らかにショックを受けているようだった。「何?　何があったの?」私は尋ねた。すでに私の胃はブーツの中まで沈み込んでいた。

彼は無表情に電話のボタンを押し、留守電のメッセージを再生した。「君が待ち続けてきた電話だよ」そう言いながら彼は、受話器を私の耳に近づけた。

その留守電メッセージは、女性の声でこう言っていた。

「こちらは、シカゴのオプラ・ウィンフリー・ショーです。キャロル・ボーマンさんとお話がしたくて、電話を差し上げました。すぐにお電話をいただければ幸いです」

私は叫び声を上げげた。スティーブもそうした。その電話の意味を私は瞬間的に把握していた。まさに氷を貫く稲妻だった。奇跡が起こったのだ！

誤って分類されていた手紙

突然の朗報の稲妻にエネルギーを充塡《じゅうてん》された私は、大きく息を吸い込み、シカゴに電話を入れた。留守電メッセージの声の主は、オプラ・ショーの制作会社『ＨＡＲＰＯ』でディレクターをしていた女性だった。彼女は自己紹介をした後で、子どもたちの恐怖症に関する調査を行なっていて、たまたまコリーン・ホッケンズの手紙を発見し、私のことを知ったのだと言ってきた。

その手紙はコリーンが、ほぼ一年前にオプラ・ショー宛に送っていたものだった。ただしそれは、そのときに誤って分類されていた。本当ならば「前世」関連のファイルに入れられるべきところを、「恐怖症」関連のファイルに入れられていたのである。

そのディレクターは、子どもたちの前世に関するショーをずっとやりたくていたのだが、その分野の資料も専門家も見つけられないでいたのだと私に語った。たまたま「恐怖症」関連のファイルを調査していたら、コリーンの手紙が出てきて、それを読んですぐに私に電話をくれたのだという。

「あなたの調査で他にも判明していることがあるなら、その資料を送っていただきたいのですが、どうなんです？……」彼女は尋ねてきた。「この話題だけで一つのショーを作れるかどうか……それを検討したいので、できるだけ多くの資料が欲しいんです」

私はあると明言して、コリーンの手紙が誤って分類された年に書いていた、最新の最も包括的な記事を、ファックスで彼女に送った。

すると彼女は数分後に電話をかけてきた。私が送った記事を彼女がちゃんと読み終えていないことは明らかだった。その記事にざっと目を通しただけで、興奮が押さえきれなくなり、それを私に伝えたくて、大急ぎで電話してきたようだった。彼女は私に次々と新しい質問を浴びせてきた。

私たちは時間を忘れて会話を続けた。彼女との話を続けながら、私は自分に驚いていた。気がつくと私は、彼女からの矢継ぎ早の質問に的確に答えるのみならず、自分が話したいことを驚くほど積極的に、しかもスラスラと話していたのである。その「経験豊かな」女性が私の活動に並々ならぬ興味を抱いていることが、ヒシヒシと伝わってきていたことも影響したのだろう。彼女のそんな姿勢に接して、私はこの上なく嬉しかった。

私は彼女に、自分の話をこんなふうに聞いてくれる人に出会えて、すごく興奮してる旨を伝えた。それまで私は、本当に長い間、風の中でたった一人で吠え続けてきていた。

しかし、最終的にそのショーの放映が決まるまでには、クリアされるべきことがまだたくさんあった。彼女は、サラとチェース、および他の母親たちと子どもたちも、一緒にそのショーに出演させたいと考えていた。さらに彼女は、サラとチェースの出生証明書も必要としていた（彼らはどんなことも当たり前のこととして受け入れたりはしなかった)。チェースの、ノースカロライナにいた頃の医療記録も必要としていた。彼が本当に慢性湿疹を患っていたかどうかを確かめるためにである。彼らの徹底した完璧主義には、まったく驚かされた。

そしてそのショーは、二日後に公式なものとなった。放映が最終的に決まったのである。私たち家族は、次の週、水曜日に行なわれる録画取りのために、火曜日に全員でシカゴに飛ぶことになった。私たちはオプラ・ショーのメーン・ゲストとして、シカゴのノースサイドにある豪華なホテルに滞在し、どこに行くにもリムジンでの送り迎えを受けることになっていた。ほんの少し前までの冷え切った生活からは、想像もできなかったことである!

果てしない準備

とたんに毎日があわただしくなり、時間が急速に進み始めた。プロデューサー女史とHARPOのスタッフは、まるで二十四時間態勢で仕事をしているかのようだった。早朝から深夜に至るまで、彼らは時間を選ばずに電話をよこし、ファックスを送ってきた。一体彼らはいつ眠っていたのだろう?

ショーの準備が進むにつれ、彼らはますます多くの質問を私に浴びせてくるようになった。彼らは、ほぼすべての情報の入手を私に頼っていて、そのことは日を追うごとに明らかになっていた。

シカゴが超ハードワークを続けるなか、私たちも大忙しだった。買い物にも行かなくてはならない。子どもたちの新しいジーンズを買わなくては。私だって着るものが必要だ。話を聞いた友人や親類たちからの驚きの電話にも応対しなくてはならない。そうだ、美容院にも行かなきゃ。

私の美容師キャサリンは、私からオプラ・ショー出演のニュースを聞かされ、叫び声を上げていた。

「信じられない！　本当にこんなことになるなんて！」

それから……あっ、そうだ、オプラ・ショーを見ておかなきゃ。わが家にはオプラ・ショーを見たことのある人間が、まだ一人もいなかったのである。古いテレビにスティーブがアンテナを接続してくれた。そして私たちは、毎日午後になるとそのテレビの前に集合し、自分たちが画面を通じてどのように見えるかを想像しながら、オプラ・ショーを見続けた。

私はすぐに、オプラの質問の鋭さと、頭の回転の速さ、そしてテキパキとショーを進行させる才能に圧倒された。私は考えた。彼女が正しい質問を発してくるのを悠長に待っていたりしたら、言いたいことを何も言えないで終わってしまうかもしれない。視聴者に理解してほしいことをしっかりと強調できるよう、完璧に準備しておかなくては。もし私が自信に満ちて明瞭に語らなかったら、私のアイデアは曲解されるか、まったく理解されないで終わってしまうかもしれない。

それまでの数年間、私は明確な目的を持って事例の収集に当たってきたが、自分の様々なアイデアをつき合わせたり整理したりする作業には、まだ取りかかっていなかった。そのいわば「まとめ」の作業は、本を書きながら何ヶ月もかけてゆっくりと行なえると考えていたからだ。しかしいまや、一週間以内にその作業を終わらせなくてはならなくなった。

すぐに私の心は、超ハードワークを開始し、それが毎日、毎分、毎秒、休みなく続くことになった。眠ろうと努めても、いろんなアイデアが頭の中をブンブンと音を立てて飛び回っていた。こんな状態で、自分の脳は一週間もつのだろうか？　私は真剣にそう考えた。

あるとき私は、シカゴとの会話中に、私たちのショーをどのくらいの人が見ることになるのかと尋ねてみた。「世界中の、およそ二〇〇〇万人」が答えだった。二〇〇〇万人？　それを聞いて私は、会話の中ではどうにか平静を保ち続けたが、心の中では金切り声を上げていた！

私はプロデューサーに、自分が人前で話すことを恐れてきた人間であるということを話していなかった。そしてそれは、彼女には察し得ないことだった。というのも、彼女との電話を通じた一対一の会話の中では、私はとてもリラックスして、自信たっぷりに話し続けていたからだ。

しかし、視聴者の数を聞いたとたん、私の心は揺らぎ始めた。スタジオに詰めかけた聴衆をいざ前にしたとき、はたしてどうなることか。彼らの数は明らかに八名は超えるだろう。加えて、何台ものカメラが回り、その先には二〇〇〇万人の視聴者がいるのである。ステージに上ったとたん、体が微動だにしなくなったりして？　吐き気を押さえられなくなったりはしないだろうか？　気を失ってしまうことだって、あるかもしれない。

その時点までは、自分がショーの中で話すべきことだけに焦点を当てていたため、この恐れについてはあまり考えていなかった。しかしいまや、それが突然、再び顔をもたげ始めた。録画予定日まで、もうわずかしかない。もはや後戻りは不可能だ。すでにあまりにも多くの人たちが、動き出してしまっている。しかも彼らは、ショーの成否を完全に私に頼っている。

私の内側では、私の内なる悪魔と人生の使命との間で激しい戦いが繰り広げられていた。私の人生を治めている不可視のパワーが、私のためにこの好機の扉を開いてくれている。これは偶然や単なる幸運などでは決してない。私はそう信じていた。そして私は、その扉の前に立ちはだかっている「人前恐怖症」という悪魔を撃退しない限り、自分は永遠に人生の使命を遂行できないということも、よく知っていた。

しかも、その悪魔を撃退するチャンスは一度のみ、いまだけである。それに失敗したら、もはや私は二度と立ち上がることができないだろう。私は援助を求めて、強さを求めて、そして勝利を願って、祈るしかなかった。

大切なのは名前や時期ではない

ショーの構成がほとんど固まった。まず最初に、チェース、サラ、そして私が、オプラと一緒にステージに登場する。続いて、ショーが一定の進展を遂げた時点で、他の母親たちと子どもたちが加わってくる。ティーウ・ラターとコリーン・ホッケンもやって来ることになっていた。そして、もう一人のすてきな母親、メアリー・フレミングも、三人の子どもたちと一緒に出演を快諾してくれていた。彼女も、『マザーリング』の広告を見て私に接触してきた母親の一人である。

それは申し分のない構成だった。母親たち、そして子どもたちが、彼ら自身の物語をテレビカメラに向かって語るのである。いかなるトリックも行なわれない。私たちをピエロにしようとする、いかなる罠もかけられることがない。私はそう保証されていた。私がまったく知らない他の親たちと子どもたちも、参加するかもしれなかった。プロデューサーたちは、前世の記憶を持つ他の子どもたちを見つけ出す努力も続けていた。

そして、ショーのバランスを取るために、輪廻転生に対する否定的見解を持つ、ある女性心理学者も出演することになっていた。その心理学者が、子どもたちを威圧したり、彼らに直接反論を仕掛けてきたりしなければ、という条件付きで、私は彼女の出演を快諾していた。

シカゴのプロデューサーたちは、チェースの南北戦争時の記憶をショーの中で証明する、というアイデアに魅せられていた。そこで彼らは、南北戦争に詳しい歴史家と民間の研究者にも出演を依頼し、チェースの記憶に関する事実チェックをしてもらうことにしていた。私はその計画を聞いて喜んだ。私は以前から、チェースの記憶をもとにして、実在した人物を突き止めることが可能かどうかに、強い興味を抱いていた。ただし、チェースが思い出していた事実のみで、それが可能かどうか、私には不安だった。名前もわかっていなかったし、それを行なうにはやや情報不足ではないかというのが、私の正直な予想だった。

そこでプロデューサーが、あるアイデアを持ち出してきた。私がチェースとサラを再び退行させて、彼らに、前世での名前やその時期を正確に思い出すよう、促してみる、というアイデアだった。そのセッションは、前もって録画してもいいし、ショーの中で行なってもいい、ということだった。

もしかしたら、うまくいくかもしれない。私はそう思い、賛成した。ただし、そのときに私は、彼らを退行させるのは、彼らの母親よりも、別の誰かにした方が、信憑性が高くなるのではないかと提案した。私は、自分が知っていたある精神科医の名前を彼らに紹介した。その医師ならば、子どもたちを、きっとうまく退行させてくれると思ったからだ。

そしてその計画は、すぐに現実化した。仰々《ぎょうぎょう》しい機材を抱えて撮影班がわが家にやってきたのは、わずか二日後のことだった。指名された精神科医も、シカゴから受け取ったファックスを手に現れた。「子どもたちの記憶の完全な証明につながりうる、名前、時期、場所などを探ってほしい」と依頼するファックスをである。

その医師は着くなり、誘導催眠のテクニックを用いて、まずチェースを退行させた。チェースは速やかに軽いトランスの状態に進入した。しかし、その後何分もしないうちに、私は自分でチェースを退行させなかったことを後悔していた。その医者は、忙しい診療の合間をぬってやって来たらしく、事実を掘り起こすことだけを目的に、セッションの間中、チェースをとても急がせていた。

チェースは明らかに、南北戦争時代の前世に戻っていた。私にはそれがよくわかった。しかし、彼がイメージやフィーリングに集中しようとする度に、その意識の流れを医者は遮ってしまい、「君の名前は？　君は自分の名前を覚えているのかい？　それは何年のことなんだい？」などという質問を強引に発し続けたのである。そのためチェースは、結局は集中できずじまいだった。苦し紛れにヘンリー・ジョンソンという名前を口にしたが、彼自身、いかにも自信がなさそうだった。

サラもその後のセッションで、まったく同じフラストレーションを体験することになった。医者が立ち去った後で、サラとチェースは一致して、彼の「事実究明最優先」の質問が聞こえてくる度に、記憶の流れが寸断されてしまったとこぼしていた。そして二人とも、医者の求めに応じようとする意識から、名前を創作してしまったかもしれないと告白した。彼らはそれを悔《く》やんでいたが、私は無理もないことだと言って彼らを慰めた。

そのときサラは、言ったものだ。

「大体、あんなの本当の前世退行なんかじゃないと思う。何を体験して、何を感じるかでしょ？　それで、それがいまの人生にどう影響しているか。それが大切なのよね？　名前や時期なんて、そもそも、どうでもいいんだから」

私もまったく同感だった。そして、本当にホッとしたことに、ＨＡＲＰＯは結局、そのテープをショーでは使わないと約束してくれた。

シカゴへの飛行

私たちがシカゴに飛ぶのは火曜日と決められていたのだが、月曜の午後にＨＡＲＰＯが電話をよこし、火曜日の朝に子どもたちをスケッチ画家と会わせたいので、その日のうちにシカゴに入ってほしいと言ってきた。

彼らが予約できたのは、三時間後に離陸する飛行機のみだった。さあ、大変だ。私はチェースを迎えに急いで学校に向かった。サラの迎えはスティーブが請け負ってくれた。スーツケースに衣類を詰め込み、あわただしく家を後にして、インターステート・ハイウェー95号線を飛ばし、空港に向かう。どうにか間に合いそうだ。ところが少しして、運転していたスティーブが顔をしかめ、タイヤがパンクしたかもしれないと言ってきた。私たちはそうではないことを祈りながら、先を急いだ。

しかしながら、空港に向かうハイウェーの出口に到着したあたりで、車体の異常な揺れを私たちの全員が感じ始めた。どうしよう。空港まで辿り着けるだろうか？　スティーブは赤信号を突っ切って車を飛ばした。そして、私たちが空港ビルの入口に到着したのは、問題のタイヤがピエロの靴のようにバタバタと言い始めた瞬間だった。

私は手荷物と子どもたちを鷲づかみにして車から降りた。スティーブはポーターと交渉の末に圧縮空気を手に入れ（彼はそのためにいくら支払ったかを最後まで明かさなかった）、それでタイヤを膨らませるや、トンネルを下って駐車場へと突進した。

そして彼は、搭乗ゲートで待つ私たちのもとに、そのゲートがいまにも閉まらんとするときに到着し、私たちはドタバタと機内へと走った。ああ、よかった。これで間に合った。私は座席に体を埋め、インターステート・ハイウェー上で座礁しかかったことを、頑張って考えないように努めた。

西に沈む太陽を追いかけるようにして飛ぶ旅客機の中で、チェースと私は窓の外に目をやっていた。下界にはすでに暗闇が訪れていたが、上方の雲はなおもピンクとオレンジ色に染まっていた。果てしなく続く街明かりが美しい。中西部の町々が暗闇の中で、格子状のきらびやかな光を発して、その存在を誇示しているかのようだった。

チェースは、それらの光を灯していた電気が、どこから来ているのかを知りたがっていた。私は、下に見える光の一つ一つがまるでテレビ受像器のように思えてならなかった。この下に住んでいる人たちのうちの、一体何割くらいが、二週間後のオプラ・ショーに登場する私たち家族を見ることになるのだろう？　そう考えたとたん、膝が震え始めた。私は大きく息を吸い、雑誌を手に取り、何も考えないように心がけながら、ページをめくり続けた。

シカゴに着き、空港を出た瞬間から、素晴らしく楽しい時間が始まった。リムジンに乗り込むや、チェースは、目に入るあらゆるボタンを次々に押しては、ステレオを、テレビを、そして窓を、気まぐれに調節し続けた。サラは自分の手でバーからソーダ水を取り出し、上機嫌でその味を堪能していた。

そしてホテルには、さらに目新しい遊び道具が揃っていた。サラは、バス・ルームの電話をいつまでも手離すことができなかった。チェースは、フィットネス・ルームの電子制御エクササイズ・マシンの魅力に、延々と取りつかれていた。

オプラ・ショーのゲストたちは常にそのホテルに滞在することになっていたようで、そのホテルのスタッフは私たちの滞在目的をよく知っていた。そして彼らは、私たちがどんな話題で出演するのかと興味深そうに尋ねてきたが、おかげで私は、自分のアイデアを簡潔明瞭に説明するための、いい練習ができた。

前世のスケッチ

次の日の午前中いっぱい、私たちは、画家のサリーと仕出し料理の山と一緒に、HARPOの会議室に隔離され続けた。サリーの仕事はチェースとサラの前世のスケッチ画を描くことだった。それらの絵は、二人がショーの中で前世物語を語るときに、画面を通じて紹介されることになっていた。

サリーは、彼女自身が母親であることもあり、チェースとサラを快適な気分にさせるツボを心得ていた。子どもたちはすぐに彼女に心を開き、和《なご》やかな雰囲気で作業は続けられた。彼女はまず、前世の様子の詳細な描写を彼らに求めた。彼らが話し、彼女がスケッチする。続いて彼女はその絵を彼らに見せ、感想を求め、それに従って描き直すか、さらなる描写を彼らに求め、作業を先へと押し進める。

このプロセスを繰り返す度に、サラとチェースは彼らの内なるイメージにどんどん意識を集中していき、いつしか彼らは軽いトランス状態に進入していた。そのとき彼らは明らかに、前世に退行していた。彼らは目を開けたままで、前世のシーンをそれまでのどのときよりも鮮明に見ながら、サリーに次々と詳細な情報を提供していった。いくつかの情報は私にとっても初耳だった。サリーは文字通り、彼らの中からどんどん記憶を引き出していった。

私たちはサリーとのそのセッションを、お昼ちょっと過ぎに終え、リムジンでホテルに戻った。次の日の朝まで、私たちは自由だった。「それじゃ、リラックスして……」プロデューサーが言った。「明日のショーのために、ゆっくりと休んでください」

リラックス？　どんなにそうしたかったことか！　サラは風邪を引いたのか、喉の痛みを訴えていた。声がかすれてきてもいた。天気予報によれば、夜には吹雪が襲ってくるという。ティーウは、フィラデルフィアからここまで、時間に間に合うように来られるだろうか？　他の人たちはどうだろう？　特にコリーンは、車でやって来るという。途中で雪に埋もれてしまったりはしないだろうか？　そして、明日のショーの中であの心理学者は、一体どんなカーブボールを投げてくるのだろう？

ああ、もうやめよう。自分にできる最も建設的なことは、何も考えないで眠ることだ。私はそう結論づけた。スティーブとチェースが寒風吹きすさぶシカゴの街に出ていったのとは対照的に、サラと私はベッドに向かった。ちなみにスティーブは、チェースが死ぬほど遊びたいと言ってねだったバーチャル・リアリティー・マシン探しに、つき合わされていた。

私はベッドの中で胎児のように体を丸め、結局は眠ることができず、自分の恐れと必死に戦っていた。自分の心を総動員して、次の日のリハーサルをすることによってである。オプラの質問にスラスラと答えている自分を、私は何度もイメージし続けた。

「ええ、この種の記憶には素晴らしいヒーリングのパワーがあるんです。そしてその点が、何よりも重要なポイントなんです」「いいえ、それは違います。この種の記憶が子どもたちを傷つけたり、彼らに害を及ぼしたりすることは、絶対にありません」

私は、自分の体の中から、いまにも飛び出してしまいそうな感覚を手にしていた。そこに電話が入り、私はベッドから起きあがった。コリーンからだった。嬉しい！　しかも彼女は、同じホテル内からかけてきていた。吹雪よりも先にシカゴに入ってくれるよう、ＨＡＲＰＯから要請されたのだという。

私たちはその晩、夕食の席で、互いに初めて顔を合わせた。彼女は、電話の声から想像していた通りの、とても魅力的で、いかにも誠実そうな人だった。そしてやはり、とても緊張している様子だった。

私たちは確認し合った。「私たちは、これを子どもたちのために行なおうとしている……それを忘れないようにしましょう」いくらか気分が楽になった。

私、テレビに出たくない

次の日の朝、ホテルの窓から外を見ると、そこは別世界だった。前日までの騒々しいシカゴが、いまや分厚い雪の覆いで口をふさがれ、静まりかえっていた。一夜にして姿を変えた街並みを見下ろしながら、私はふと考えた。ショーは予定通り行なわれるのだろうか？　ティーウはちゃんと来れただろうか？

私たちがスタジオに着くと、その緑の部屋は、神経過敏な親たちと、青ざめて途方に暮れたような顔をした子どもたちでいっぱいだった。メアリー・フレミングと彼女の三人の子どもたちもいた。でも他の人たちは、一体どんな人たちなのだろう？　知っている顔がまったくない……あっ、ティーウだ！よかった。彼女も今日のショーには欠かせない。

ティーウが走り寄ってきて、雪中の苦難の旅を早口で説明し始めた。「雪で飛行機がとんでもなく遅れて、結局、ホテルに着いたのは朝の四時。だから正味二時間くらいしか寝てないの。でも心配しないで。コーヒーをたっぷり飲んできたから」

ある家族は、サラと同年代の二人の女の子を連れてきていた。その子たちは、どちらも豊かな髪をたくわえていて、その髪を、手袋をはめた手の指で後方にひっきりなしに梳《と》かしていたが、その様子を見てサラは、とたんに落ち着きを失った。

続いて、私たちは控え室に入り、メークアップを施され、髪をセットされ、ヘア・スプレーをたんまりと噴霧された。私はその部屋の中をせわしなく行き来しながら、自分が知っている、気持ちを落ち着けるためのあらゆる方法を思い出し、やってみた。深呼吸を繰り返す……最高の結果をイメージする……たかだか二時間で収録は終わってしまうんだから、と何度も自分に言い聞かせる……駄目だ。何をやっても無駄だった。そうこうしているうちに、私たちがステージに上がる時間が近づいてきた。

ん？　サラの様子がおかしい。私は尋ねてみた。「どうしたの？　サラ」

「私、テレビに出たくない」

彼女の言い分はこうだった。テレビカメラの前で自分が語ろうとしていることは、あまりにも個人的なことで、それを友達のみんなに知られてしまうのは耐えられない。そのことに突然気づいたのだという。

私の神経はすでに充分に擦《す》り切れていた。彼女を優しく説得することなど、もはや私にはなし得ないことだった。私にできたことは、親の権威を前面に押し出して、ここまで来てしまったのだから、もう後戻りはできない、と申し渡すことだけだった。そしてそれは逆効果だった。彼女はますます態度を硬化させた。そこにアシスタント・プロデューサーが割って入り、サラを優しく抱きかかえるようにして部屋の外に連れていった。

いよいよ時間だ。チェースと私を残して、スティーブはスタジオ内の聴衆席へと導かれていった。チェースと私は、連絡があるまで控え室で待っているようにと言われていた。

後でスティーブに聞いたことだが、聴衆が全員着席すると、きちんとした身なりの元気な女性が現れてきて、聴衆の準備運動を開始した。まず彼女は、その日の話題が「前世を記憶する子どもたち」であることを聴衆に告げ、続いて、前世の存在を信じている人の挙手を求めた。すると半数以上の人たちが

かと持ちかけた。手を上げてきた。そこで彼女は、マイクの前に立って体験談なり、意見なりを話してくれる人はいない

すぐに帽子をかぶった年配の女性が前に出て、輪廻転生は聖書によって認知されていない、と主張した。すると今度は顎鬚《ひげ》を生やした男性が前に出て、輪廻転生は何世紀も前に、カトリック教会によって聖書から削除されたのだと反論した。

圧巻だったのは、ホルターネックのからし色のベストを着た女性による体験談だった。彼女は子どもの頃に思い出した前世の話をしたが、そのときに見た映像があまりにも鮮明であったために、それを彼女は、いまだにハッキリと見ることができるということだった。まだ幼い少女だった頃に、上空を飛ぶ飛行機の音を聞いた瞬間、彼女はその記憶を取り戻した。それは、空を埋め尽くすほどの爆撃機の大群が、彼女のいたところにどんどん近づいてきている映像だった。それを見て彼女は祖父のもとに駆け寄り、「早く地下に隠れなきゃ！　空襲よ！」と叫んだという。

前世を思い出したことを覚えている人が、わずか一〇〇名ほどの聴衆の中に、少なくとも一人いた。この番組を見る人の数は二〇〇〇万だという。この番組を見て、どれほど多くの人たちが同じような体験を思い出すだろう？　スティーブはそのとき、そう考えたという。

その頃、チェースと私は控え室で出番を待っていた。私はせわしなく歩き回り、チェースはコーラを飲んでいた。私は怖くて、青ざめていた。サラは、いなくなったままだった。一体、どうしたらいいの！　そう思った瞬間に、サラは戻ってきた。一体どうやったのだろう？　とにもかくにも、アシスタント・プロデューサーは、サラを出演する気にさせていた。さすがにプロ。恐れ入った。

さあ時間が来た。私たちは導かれるままに、広い通路を抜けて、スタジオに入っていった。

再び優雅に力強く

開け放たれた扉を抜けてスタジオに入り、聴衆を見たとたん、私は頭がクラクラしてきた。膝はまるでゼリーになってしまったかのようだった。まずい。倒れてしまうかもしれない。私の体はアドレナリンを次から次へと分泌しながら、「逃げろ！　隠れるんだ！」と叫んでいた。しかし、私の論理的な脳は、どこかでまだ機能していて、私に逃げるなと言い聞かせるとともに、私がそのまま歩き続けなくてはならない理由を、私に思い出させようとしていた。私はまたもや、自分の体から飛び出してしまいそうな感覚を味わっていた。

とそのとき、突然、あるビジョンが見えてきた。それは、前に思い出したことのある十九世紀のピアニストの姿だった。そのとき私は、うっとりと聞き入る聴衆を前にして、優雅に、そして力強く演奏する彼の姿を、ハッキリと見ていた。彼と聴衆は一つになっていた。ピアノの華麗な調べが聞こえてきていた。彼の腕が、そして全身が、音楽と完璧に調和して動いていた。彼の喜びと自信を、私は感じることができた。

すると次の瞬間、エネルギーの塊が頭のてっぺんから背中を抜けて、足の裏へと走り、私を地面にしっかりとくくりつけた。そのエネルギーは、私の膝にパワーを与え、私を体の中にしっかりと引き戻した。

続いてそのビジョンは、現れてきたとき同様、瞬く間に私の目の前から消滅し、私の恐れを一掃する穏やかな強さを私の中に残していった。「私にはこれができる。私にはそれがわかっている。そうよ。前にも行なったことがあるんだから」

突然、周囲のあらゆるものが、しっかりと見えるようになった。私の心は研ぎ澄まされていた。足の震えは完全に止まり、呼吸も穏やかになっていた。私は、自分が何を行なうべきかを知っていた。そして、自分がそれに集中しているのを感じていた。私はゆっくりとステージに上り、腰を下ろした。

オプラが、その圧倒的な存在感と魅力を惜しげもなく振りまきながら入ってきた。聴衆は即座に彼女の魔法の虜となり、崇拝の拍手喝采《かっさい》を爆発させた。彼女は微笑み、手を振りながら、ステージに向かってまっすぐに歩いてきた。そして、チェースと私の向かい側に腰を下ろし、人なつっこい挨拶と巧みなジョークで私たちをリラックスさせた。技術陣が私たちのマイクを調節し、いくつもの大きなテレビカメラが、それぞれの位置から私たちにレンズを向けた。

オプラと膝を接するようにして座りながら、私は彼女のハイレベルの精神性とエネルギーを、ひしひしと感じていた。彼女は、私たちと会えたことを心から喜んでいるようだった。と同時に、私たちが話したがっていることを意欲的に聞こうとしていた。

心のピンポン

オプラはまず、チェースにアプローチした。彼女はチェースに、彼の前世物語を語ってくれるよう、そして、サリーが描いた戦場のスケッチを用いて、彼がその中でどのような動きをしたのかを説明してくれるよう促した。私は、彼が素晴らしくハキハキと、とても要領よく話すのを目の当たりにして、驚くばかりだった。彼はとてもリラックスしていて、オプラとのアドリブ合戦を、ことこもなげにこなしていた。

続いてオプラは歴史家に話を向け、チェースの記憶の信憑性に関する見解を求めた（私が待ちに待った瞬間だった)。するとその歴史家は、彼自身は前世の存在には懐疑的であるがと断った後で、「南北戦争で用いられた迫撃砲を、チェースが極めて正確に描写していることは間違いない」と明言した。さらに彼は、「チェースが描写したあらゆる出来事が、その戦争の中で実際に発生し得たこと」だとも述べていた。

そしてサラの番が来た。彼女も自分の前世物語を落ち着いて話し、燃える家の中の様子を、サリーのスケッチを用いて上手に説明していた。サラが話している間、私は、前世想起のヒーリング効果を強調する機会を狙い続けていた。チェースが主役だったときには、オプラの素早い進行についてゆけず、その機会を手にできなかった。しかし今回は何とかしなくては……。結局私は、うまく機会をとらえ、前世想起のヒーリング効果をしっかりと強調することに成功した。

続いてオプラは、サラとチェースのそれぞれに、死とはどういう体験だったのかと尋ねてきた。二人とも自信と権威に満ちて、死は速やかで痛みのないプロセスだったと語り、チェースはそれに、「その後、気がついたら高いところに浮かんでいました」と付け加えていた。サラも同じことを別の言葉で語り、「もしあれが死というものだったとしたら、死ぬことなんて、私はまったく怖くありません」と結んでいた。

そのショーは、全体が素晴らしく構成されていた。チェースとサラの話がひと通り終わると、優しく誠実なコリーンに、元気はつらつ、天真爛漫なティーウが続き、その後に、あどけない目をした幼い芸術家二人を従えたメアリーが登場し、それぞれの物語を自信に満ちて語り続けた。誰も気を失わなかった。誰もひるまなかった。全員が素晴らしい仕事を行なった。

オプラは、ショーのエネルギーを常に高いレベルに保ち続けた。彼女は、新しいアイデアを持ち出すための、あらゆる好機に飛びついた。私は、彼女のペースに遅れまいと、超高速で考えなくてはならなかった。話の流れを正しく把握し、補足すべきこと、あるいは明確にすべきことを、妥当なときに適切な言葉で表現しなくてはならなかった。

それはまるで、心のピンポンだった。常に注意を怠《おこた》らず、乱舞するアイデアの中からこれぞというものを速やかに選択し、それを表明してポイントを突かねばならない。私の最大の関心は、ショーの焦点を、「前世を自然に思い出している子どもたちが存在する」ということに対する単純な驚きから、「これはヒーリングの可能性を秘めた心理学的現象でもある」という、発展的なアイデアへと移行させることだった。

プロデューサーたちが探し出してきた他の子どもたちの事例を見て、私はホッと胸を撫で下ろした。どの事例も、私が集めた事例の信憑性を高めてくれるとともに、私が言わんとすることを強調してくれるものであったからだ。

最初の女の子エリンは、自然災害、特に火災と洪水に対する激しい恐れを抱いていた。あるセラピストが数日前に彼女を退行させたときの様子が、テープで紹介された。

彼女は明らかに、自分が溺れ死んだときのことを鮮明に思い出していた。

「たくさんの人たちが溺れていて、炎が空につき上がっているのが見える。水がどんどん増えてきている。そして私は泳げない……私はいま、水から逃げて、できるだけ高いところに行こうとしている」

彼女は、水がどんどん増えて頭の上に達したとき、テーブルの上に立っていた。そしてまもなく、「すーっと死んだ」という。

もう一人の女の子シャノン（スタジオにいた豊かな髪の女の子の一人）は、彼女自身の祖父の生まれ変わりだということが確実視されていた。彼女は幼い頃に、彼女にはとうてい知りようのない、彼女の祖父の人生に関する様々な事実を語り、両親を驚かせていた。そして近年になって退行セッションを行なったところ、自分の祖父として生きた時代にさかのぼり、その人生で死んだときのことを鮮明に思い出したのだという。彼女はそのとき、二人の男に首を銃で撃たれて死んでいた。

加えて、興味深いことに、彼女はある先天性身体異常とともに生まれていた。首の筋肉の一部が、激しく突起していたのである。彼女はそれを手術で取り除かなくてはならなかった。そしてその突起が存在した場所は、彼女の祖父が銃撃を受けた場所と正確に一致していた!

私はこの事例に接して、興奮を隠せなかった。スティーブンソン博士が本の中で紹介していたのとまったく同じタイプの事例が、私の目の前に、そして全国ネットのカメラの前に、直接示されていたのである!

メアリー・フレミングの幼い子どもたちの手になる洗練された芸術作品は、オプラの心をとてつもなく強く打ったようだった。彼女は明らかに感動の表情を浮かべながら、こんなコメントを発していた。「もし私がそんなふうに描けたとしたら、いま頃こんなトークショーなんかやっていなかったでしょうね。本当にそう思う。断言します」

カメラが一斉に聴衆の方向に向けられたとき、チェースが私に寄りかかってきて、ささやいた。「おしっこに行きたい」

私は最も厳しい母親の表情を作り、声を潜《ひそ》めてこう言った。「我慢しなさい!」

古い枠組みへの執着

母親と子どもたちが物語を語り終えたところで、ショーのバランスを取るための「対立見解」を述べるべく、心理学者のイザベルがステージに上がった。彼女はどんなことを言うのだろう？　私は強い興味を持って、そのときを待っていた。

それまでの話を、彼女は聞いていたのだろうか？　私の記事を読んだことはあるのだろうか？　私たちの見解に同意することはないだろうが、少なくとも、これらの子どもたちの体験を不思議なこととして受け入れる程度には、心を開いてこないだろうか？　私は、彼女との間で、子どもたちの記憶に関する知的な討論を行なえることを期待していた。

でも、どうだろう？　この心理学者は、はなっから議論する気などないのではないだろうか？　私たちがこれほどの証拠を示しても、他の多くの批判者たち同様、すべてを、「空想」「願望成就」「投影」といった、心理学の超包括的な概念で片づけてしまおうとするのではないだろうか？

この世には、「人間は一度しか生きない」という信念に凝り固まっていて、それと調和しない証拠を見せられても、他の可能性にまったく心を開こうとしない自称科学者たちがたくさんいる。科学者の本分は、証拠と調和した理論を構築することである。しかし彼らは、それを行なう代わりに、証拠を押しつぶして古い理論の中に無理やり押し込もうとする、何とも非科学的な人種なのだ。

イザベルの最初の発言で、彼女の心はスタジオに来る前から決まっていたことが、明らかになった。

「別の人生が存在するなんて、私は信じません。死んだ後で戻ってくることなんか、あり得ません」

これでは議論になどなり得ない。証拠に関する議論を行なう意志が、はなっからないのである。彼女が行なおうとしていたことは、彼女の信念と彼女が受けてきた教育を、なりふり構わずに弁護しようとすること。それだけだった。

彼女は、それまで何も聞いていなかった。当然のごとく、それまでに紹介された驚くべき物語の数々に対する直接的な反応は、何一つ示そうとしなかった。その代わりに、彼女が行なったことは、中身のない専門語を並べ立てることで、前世の記憶を論理的に説明しようとすることだった。「隠喩」から、「葛藤《かっとう》の発露」「抑圧された精神的探求の現れ」「人格として認識された心の叫び」そして「子宮内体験からやって来るもの」に至るまでが、次々と彼女の口から飛び出してきた。

彼女はまた、「無意識」という専門語が好きなようで、それを何度も口にしていたが、それによってすべてが説明できるとでも言いたげな様子は、滑稽《こっけい》でさえあった。

心を決めてしまっている人間と議論したところで、何の意味もない。私はそう考えながら、彼女にどうやってアプローチしたらいいものかと悩んでいた。しかし、私は何もしなくてよかった。オプラが先頭に立って、その心理学者が繰り出す「議論の余地のない」説明に、ことごとく挑戦状を突きつけてくれたのである。

イザベルが、「前世の記憶は精神的探求の現れの一つ」だと指摘したとき、オプラは、二歳のリーアが橋から落ちて死んだときのことを思い出したという事実を、そんなものでどうやったら説明できるのか、と噛みついた。

続いてティーウも、もう我慢できないという様子で聴衆に訴えた。「そもそも彼女（リーア）は、生まれてから一度も体験したことのない状況を、いろんな感覚を通じて……五感をフルに使って描写しているんですよ？　似たようなことさえ、一度も体験していないんです！」そう言ってティーウは、「でまかせを言うのは、もうよしなさいよ！」という表情をイザベルに向けた。

それに対してイザベルは、リーアはある種の模擬水中体験を描写したにすぎないと反論した。「水、あるいは海は、無意識の象徴なんです……これらの子どもたちは、とても強い無意識の衝動を所持しています。それに対して、彼らは反応しているんです」

ティーウは間髪を入れずにまくし立てた。「うちの娘は、ユング心理学の無意識的な動機は持てても、前世は持てないとおっしゃるんですか？」

イザベルの顎が下がった。彼女は明らかに、一瞬うろたえた。こんな可愛いブロンドの母親が、こんなに強い調子で、しかも彼女の専門語リスト内の言葉を用いて反発してくるなんて……彼女の仕草がそう物語っていた。すぐに彼女は反応を示したが、ティーウの質問には答えず、「前世は存在し得ない」という持論を繰り返しただけだった。

すかさずオプラが言った。「あなたのその主張が誤りであることを、私は心から望んでいます。一度しかチャンスがないなんて、ちょっと大変すぎますもの」

一分後、オプラは彼女自身の質問をイザベルにぶつけた。「ねえ、イザベルさん。ちょっと考えみていただけません？　これらの子どもたちは、いわば、前にもここで生きたことがあるように見えるわけですけど、それはどう説明します？　この子たちの目は輝いていますよね？　そして、彼らを詳しく調べた人たちが、彼らを、小さな体の中の経験豊かな魂だと主張している。こういったことを、あなたはどう考えます？」

イザベルの答えはこうだった。「そうですね。無意識と関わることで、どのようなことが起こるのかを考慮する必要がありそうですね」

オプラはうんざりした表情を浮かべて反論した。「しかし、その無意識というのは、一体何なんです？　それは実際、どんなものなんです？」

いいぞ、オプラ！　彼女は、子どもたちの貴重な体験を、訳のわからない一つの単語で説明させたりするつもりはまったくなかった。

事の次第をじっと見守り続けていたサラが、心理学者のあまりにもいい加減な主張に天を仰いだ。続いて彼女は、オプラに許可を求め、イザベルに向かって話し始めた。

「それが何であっても、そんなことはたいした問題ではないと思います。大切なことは、私は以前、火が怖かったけれども、いまはまったく怖くない、ということです。チェースも大きな音を恐れていました。手首に湿疹もありました。でもいまは、すっかり良くなっています。大切なことは、それが私たちを癒してくれた、ということなんです」

サラったら、すごいじゃない！　私は彼女をとても誇りに思った。イザベルはそれまでヒーリングの問題をすべて無視し続けてきていた。しかしサラは、そのアイデアを再びショーの中に引き戻したのである。

続いて、聴衆の中から男性が一人立ち上がり、イザベルに立ち向かった。彼はマイケル・フレミング少年の芸術的才能に関連して、彼女にこんな質問をぶつけた。

「五歳の子どものあの傑出した芸術作品は、どう説明するんです？　あれは明らかに実体のあるものですよね。彼は、自分が偉大なアーティストであるということを、空想しているわけではないんです。彼は誰から見ても、紛れもなく偉大な芸術家です。しかも、そのための訓練をまったく受けていない。この事実をどう説明します？」

イザベルの答えは、予想通りだった。彼女はもう一つの、極めて曖昧《あいまい》な意味しか持たない壮麗な単語を口にしただけだった。「彼には偉大な才能が備わっている、ということだと思いますけど」

オプラは彼女を逃がさなかった。「でもそれは、どこから来たんです？」

イザベルにはまだ答えがあった。さらに壮麗な言葉だった。「創造的天才から」

オプラはもう手を抜かなかった。「それじゃ、それはどこから来るんです？」

イザベルは苦し紛れに話題を変えた。

ショーの終了間際、聴衆の中にいたある母親が、輪廻転生がいかに自然の法則と調和したものであるかを端的に説明した。

「エネルギーは創造されることもなければ、破壊されることもないということ、そして、私たちの魂はエネルギーであるということ、そして、生命力もエネルギーであるということがわかっている以上、私たちは、輪廻転生を当然のこととして受け入れなくてはなりません。他のエネルギーは破壊されることがないというのに、どうして私たちだけが破壊されなくてはならないのでしょう？　私たちも、変化し、姿を変えながら、永遠に存続すると考えるのが論理的というものです」

「それではまた、すぐにお目にかかります」オプラがカメラ目線でショーの終わりを宣言した。

一九九四年三月一日

三月の最初の日、私のアッシュビル時代の友人キャシー・スカイが大西洋の彼方の地アイルランドで友達と一緒にリラックスしたひとときを過ごしていたときのことである。つけっぱなしになっていたテレビに見慣れた顔が現れた。「うそ！……」テレビに走り寄って彼女は大声を張り上げた。「キャロル・

ボーマンじゃない！　私の友達なの。キャロルが、オプラ・ショーに！」

彼女は次の日、私に電話をかけてきた。「やったじゃない、キャロル！　ついこの前まで、一緒にキッチンでお茶を飲んでいたあなたが、オプラ・ショーの主役になるなんて、すごい！　もう信じられない！」

「そうよね……」私は言った。「でも、これで終わりじゃないわよ。まだ始まったばかりなの」

第2部

前世療法でわが子を癒す

第10章　四つのサイン

私が子どもたちの前世の記憶について話をすると、人々は最初、決まってこう尋ねてくる。「前世物語と空想は、どうやって識別すればいいのでしょうか？」

それに対して以前の私は、単に「そうですね。親であれば自然に識別できるはずです」としか答えられなかった。言うまでもなく、それは決して満足できる答えではなかった。

しかしながら、次々と新しい事例が集まり、それらを研究していくうちに、私は、子どもたちの記憶に関する親たちの証言の中に、いくつかの共通点が存在することに気づき始めた。そうか、この共通点を知っていれば、誰でも簡単に前世物語と空想を識別できるではないか。私はそれらの共通点を四つに集約して「四つのサイン」と名付け、真の前世の記憶と空想を識別するためのチェック・リストとして、人々に教え始めた。

これらが、子どもたちの前世の記憶の「四つのサイン」である。

①突然の口調変化
②内容の一貫性

③経験を超えた知識
④物語と関連した行動や特徴

すべての前世の記憶がこの四つのサインのすべてを示している、というわけでは決してない。前世の記憶は、その内容はもとより、現れ方やインパクトの強さに関しても、子どもによってまさに千差万別である。ただ、私がこれまでに知る限り、一つのサインしか示していなかった例は一つもない。私がこれまでに確認してきた子どもたちの前世の記憶は、どれもが、これらのサインの二つ、三つ、あるいは四つを必ず示していた。

これらのサインを速やかに認識できようになるための最善の方法は、この本で紹介されている事例の中でそれらを探し出す練習をすることである。たとえ私が一つのサインしか指摘していない事例であっても、ほとんどの場合は、その中で別の何らかのサインを発見できるはずである。

これら四つのサインは、親が自分の子どもとの関わり合いの中で用いるためのものである。これらは、子どもたちをよく知る人たちのみが知覚しうるサインであり、そのような人たちであれば、注意を怠らない限り、まず見落とすことのないサインでもある。

よって、これら四つのサインは、前世の記憶や輪廻転生の科学的証明には結びつかない。これらは、個人的な認識のための道具であり、対外的な証明のための道具ではないのである。そもそも、前にも述べたように、私たちの目的は決して証明することではない。子どもたちの前世の記憶を、彼らのヒーリング、および成長のために利用すること。それが私たちの目的なのである。

この四つのサインを、スティーブンソン博士ら研究者たちが採用している判定基準と混同したりはしないことだ。これは重要なポイントである。博士の判定基準は、まず第一に、見知らぬ子どもたちの記憶を検証するためのものだった。と同時に、彼が研究の対象としたのは、前世想起の極端な事例である。証明することが目的であったからだ（彼は証拠を提示しただけだと言ってはいるが）。しかしこの四つのサインは、もっと一般的な事例、つまり、スティーブンソン博士の事例よりも記憶が曖昧であったり、部分的であったりする事例にも適用できる判定基準なのである。

子どもたちが突然口にする異常な発言や物語が、すべて前世の記憶に基づいたものであるわけでは、もちろんない。子どもたちはときおり、彼らの親に「一体どこでこんなこと知ったんだ？」などと思わせることを言ってくるものである。あなたの子どもが興味深い発言をしてきたからといって、即座にそれを前世の記憶だと決めつけたりはしないことだ。もしかしたら、そうかもしれないが、現実には、そうではない可能性の方が高いのである。

子どもたちの心は、素晴らしく柔軟かつ活発であり、興味深い物語を次々と排出する能力に長《た》けている。よって、彼らが語る物語のほとんどは、前世とは何の関係もないのである。子どもたちはまた、絵本やテレビ、あるいは映画などを真似《まね》て物語を創作し、いつの間にかそれを自分の前世だと信じ込んでしまうことさえある。

しかし、ときおり彼らの心は自然に時間を超え、本物の前世の記憶とつながることがある。そして、もしあなたがそのサインを知っていたならば、そのときあなたは、その魔法の瞬間を確実にとらえることができるだろう。

これは、ほとんどの人々にとって馴染みの薄い領域である。子どもが突然、前世のことを話し出したとき、ほとんどの親は狼狽《ろうばい》し、混乱する。そのとき彼らは、自分のハートと心によって、まったく正反対の方向に引っ張られているかのような感覚を手にすることになる（ハートは感じ、心は考える）。

前世は彼らの世界観とは明らかに一致していない。そこで彼らの合理的な心は、その奇妙な言動の論理的な説明を模索し始める。と同時に、そのとき彼らのハートは、子どもの話の真実性を敏感に感じてもいる。彼らの肉体は高揚したエネルギーでチクチクと刺激され、彼らの直感は、特別な何か、時間を超えた何かが発生していると警告を発してくる。

それは極めて自然な混乱である。私はこの四つのサインを、幼い子どもたちが「死んだときのことを覚えている」と真面目に言ってきたときに、親たちが心とハート双方の羅針盤《らしんばん》として用いるべきものとして、ここに紹介することにした。

なお、ここで私が「親たち」と言うとき、それには、子どもたちと一緒に長い時間を過ごしている他の大人たち、例えば、祖父母、叔父、叔母、保育者、教師なども含まれている。よって、この四つのサインは、言うまでもなく、彼らにも認識可能であり、彼らが子どもたちを援助するために、また自身の理解を深めるためにも、効果的に利用しうるものである。

第一のサイン：突然の口調変化

子どもたちの前世の記憶のほとんどは、最初、彼らの口から出る極めて淡々とした口調の発言を通じて外部に漏らされる。あなたの子どもも、もしかしたら、車に乗っているとき、あるいはキッチンの床で遊んでいるときなどに、突然「ここ、僕が死んだところとそっくりだ」あるいは「別のママも、それを作ってくれたよ」などと言い出すことになるかもしれない。

子どもたちは、いつも何かを話している。そのため、忙しい親たちはこの種の発言をまったく気にとめることなく、聞き流してしまうかもしれない。ただし、その発言がそれまでとはまったくちがう、淡々とした口調でなされたとしたら、話は別である。その突然の口調変化は、当然のごとく、親たちの特別な注意を引くことになる。

私から、前世の記憶を語っているとき、子どもたちはどんな様子だったかと尋ねられると、親たちは必ずと言っていいほど、「まるで別の人間が話しているようでした」と答えてくる。普段とは違い、「事実をありのままに淡々と語っている感じでした」あるいは「とても直接的な表現で、淡々と語っていました」といった説明を付け加えてである。

創作した物語を語るときの子どもたちの口調は、一般に、とても軽快でリズミカルで躍動的である。しかしながら、前世物語を話すときの彼らの口調はそうではない。シャーロット・スウェンソンの四歳の息子の場合は、こうだった。

> ジェリーは、一九四五年に友達と一緒に死んだときのことを話すとき、いつもとはまったく違う話し方になります。急に真面目な、厳しい表情になって、すごく悲しそうなんですが、とても淡々と話すんです。ひと言で言うと、ずっと年上の人間が話しているみたいな感じになるんです。私には、すぐにその違いがわかります。彼は同じ話を、私の友人たちにもしたことがあるんですけど、彼らも一様に、そのときの彼の話し方は、とても四歳の子どもの話し方ではない、と言っていました。

エド・ダブリンの三歳の息子は、テレビに映ったアブラハム・リンカーンの画像を見た瞬間、南北戦争のことを話し始めた。そのときの息子の不思議な口調変化を、エド自身が説明してくれている。

そのとき私は、まるで大人と話しているような気分でした。彼の話し方は、自身の体験を語る大人の男のそれでした。声が太くなっていたわけではありません。でも、口調が大人のものなんです。彼は私に、兵士だったときのことを淡々と語りました。自分が見たままのことを、事実を、ありのままに語っている、という感じでした。

そのときの彼らの「雰囲気」は、緊張気味だったり、深刻そうだったり、幸せそうだったり、興奮していたり、悲しそうだったりと様々である。しかし彼らは、ほとんどの場合、決して取り乱さず、常に淡々とした口調で、事実をそのままに語ろうとする。ふざけたり冗談を言っているのではないことは、その様子から手に取るようにわかると親たちは言う。

ティーウは、娘のリーアの口調変化をこう描写していた。

リーアが突然、ハッキリとした言葉で、興奮気味に、こんなことを言ってきたんです。「ママ、ここ、私が死んだところとそっくり」取り乱してはいなくて、事実を淡々と述べているという感じでした。

リサは児童心理学者で、母親でもある。自身の娘コートニーの度重なる前世想起に接してきたことから、彼女も前世の存在を信じ、前世物語と空想物語を識別する術を発見してきた。彼女の話を聞いてみよう。

カウンセラーおよび母親としての体験から、私はこう断言できます。子どもたちは、私に空想物語を語るとき、明らかに私からの反応を期待しています。そのとき彼らは、彼らの話を聞いた私に、笑ったり、驚いたり、首をひねったり、質問を発したりしてほしいのです。つまり、そのとき私は、彼らの聴衆でなくてはならないわけです。言い換えるなら、そのとき彼らは、双方向性のコミニュケーションを行なおうとしているわけです。

でもコートニーは、前世の記憶を私に語るとき、私からの反応をまったく期待していません。そのとき彼女は、ただコメントを発しているだけなのです。それに反応して私が何も言わなくても、彼女はまったく気にしません。それはちょうど、あなたが隣にいるときに、私が「うわー、いい天気」と言うようなものなのです。そのとき「いい天気」であることは、私にとっても、あなたにとっても明白なことであるわけです。そのために、あなたが特別な反応を示してこなくても、私はまったく気にしない……ちょうどそんな感じなんです。

それは双方向性のコミニュケーションではないのです。コートニーは前世のことを私に話しているとき、私からの反応を期待してもいなければ、私を喜ばそうとしているわけでもありません。もし私が「そのドレスはどんな色なの?」とか「季節は?」などと質問しても、彼女はそれにほとんど答えてきません。はなっから、私からの質問は期待していないのです。と同時に、私に何かを尋ねてくることもありません。

子どもたちが前世の記憶を語っているときに、とても淡々としているのは、そのときに彼らが、自分が記憶していることをそのままに語っているからである。それは彼らにとって、前の週、あるいは前の月に起こったことについて語ることと、何ら変わらないことなのだ。彼らが語る前世の出来事は、彼らにとって、前回の誕生日パーティーや、前の年の夏に海に行ったことなどと同様に、当たり前の事実なのである。

よって、その話を疑われたりすると、彼らはとたんに不機嫌になる傾向にある。親たちが単に理解できない素振りを見せただけでも、彼らはひどくイライラする。

そもそも彼らには、自分が鮮明に覚えていることは、親も当然覚えているに違いないという思いがある。なかには、親が自分の前世を覚えていないことを知って、ひどく混乱してしまう子どもたちさえいるほどだ。

第1部で紹介したブレークの事例でも、トラックに轢かれたときのことを母のコリーンに何度も聞き返されて、彼は明らかにイライラしていた。

そしてこの第一のサイン「突然の口調変化」は、言語能力の突然の向上を伴うことがとても多い。生まれて初めて言葉を文章の形にして話したり、すでに文章の形で話すようになっている子どもたちの場合には、それまでよりもずっと大人びた構文を用いて、より自信に満ちて、より流暢に語り始める、というようにである。歳不相応の難しい単語を初めて用いる、というケースも頻繁だ。

ようやく片言《かたこと》の言葉を話せるようになったばかりの赤ちゃんが、前世のことを必死で語ろうとしてくるケースも少なくない。彼らはまさに背伸びをして、成功するまで何度でも試みてくる。それはまるで、前世の体験を語ろうとする彼らの強い意志が、言葉の壁を吹き飛ばしてしまうかのようでさえある。

パット・キャロルの二歳の息子ビリーの場合はこうだった。

彼は突然、まったく歳不相応の、難しい単語を使って話し始めました。しかも、話すことが、ちゃんと文章になっているんです。まるで大人みたいな、あるいは、ずっと成長した子どもみたいな話し方でした。それまでの彼からは、考えられないことでした。それまでのような「たどたどしさ」がすっかり影を潜め、とても流暢に、スラスラと、文章を話しているんです。本当に驚かされました。

フィリス・エルキンズも、二歳の娘の話し方が突然変わって大いに驚いた母親の一人である。

そのときナタリーは、それまでのどのときよりも明瞭な言葉で、どのときよりも理路整然と話をしていました。私の質問にも、いっさい口ごもることなく、速やかに答えていました。彼女の口調は、はるかに年上の、はるかに成熟した人間の口調で、とても真剣な上に、信じがたいほどに淡々としていました。

子どもたちはまた、前世の記憶を語っているとき、異なって聞こえるのみならず、異なって見える傾向にもある。そのとき彼らの表情には、様々な変化が現れてくる。特に多いのは、それまでには見せたことのない、異常なまでに穏やかな表情を見せてくる例である。パット・キャロルも、ビリーが前世の記憶を語り始めたとき、この種の変化に速やかに気づいたという。

それはとても奇妙でした。うまく説明できないんですけど、同じ顔なのに、それがすごく奥深い、穏やかな表情に変わっていた……そんな感じでした。彼の両肩は下がっていました……うーん、うまく描写できません。ただ、突然彼が、ずっと年上に見え始めた、ということは確かです。何かが彼に起こっているということは、すぐにわかりました。それが何なのかはわかりませんでしたけど……。その後も、彼が前世の話をするときには決まって、この変化が起きるんです。

他にも多くの母親たちが、この種の変化に気づいてきた。彼女たちの話を総合すると、そのとき子どもたちは、内側に意識が向き、周囲との接触を断っている状態、つまりトランスの状態にあるかのようだという。一点を見続けている彼らの目が突如大きく見開かれたり、どんよりしたものに変わったり、ということもあるようだ。ある母親は、彼女の娘はそのとき、「異常なまでに真剣な表情を保ったまま、私の目を最後まで見続けていた」と語っていた。

そして、子どもたちが前世の記憶から離れたときにも、親たちはそれを瞬間的に知ることができる。子どもたちの表情が瞬間的に、元の幼い子どものそれに戻るからである。その後彼らは、速やかに二歳、あるいは三歳の自己に戻り、何もなかったかのように歳相応の活動を再開する。彼らの前世の記憶は、そうやって浮上してきたとき同様、あっという間に遠ざかってしまうのだ。そしてそれは、私たちがいくら引き戻そうとしても、すぐには決して戻ってくることがない。

第一のサインに含まれるもう一つのサインは、親たちの「鳥肌現象」である。奇妙に聞こえるかもしれないが、これまでに私が接触した親たちのほとんどが、この現象を体験している。子どもたちが前世の話を始めるや、文字通り鳥肌が立ったり、寒気がしたり、刺激的な感覚が体中を駆けめぐったり、といった体験をしてきた親たちがとても多いのだ。中には、これらのすべてを一度に体験する人たちさえいるほどだ。

シャーロット・スウェンソンが、この現象をうまくまとめている。

息子が前世の話を始めると、私はいつも独特の感覚に襲われます。まず、背中が背骨に沿ってチクチクするような感じがしてきます。寒気もしてきます。そのとき私は、前世の記憶のエネルギーを感じることができます。体全体がチクチクしてくることさえあります。まるで針やピンの先でつつかれているような感覚です。ただし、痛みはまったく感じません。体全体のエネルギーが活性化しているような感じです。息子が作り話をしているときには、この感覚はやって来ません。彼が前世について語るのは一度にせいぜい数分程度で、あまり長くはないのですが、その間、私ばかりではなく息子も、この感覚を感じ続けているようです。そして、彼が記憶から離れた瞬間に、この感覚も私たちから離れていきます。

私もまた、自分の子どもたちが初めて前世の記憶を語ったとき、これとそっくりの感覚を手にしたものだった。そして私は、そのフィーリングを、「子どもたちの語る物語が真の前世物語であることを、私の肉体が認識した結果である」と解釈した。

このフィーリングは何なのだろう？　私たちの肉体が「エネルギー場《ば》」で覆われているということは、科学的事実である。私は、子どもたちが前世とつながった瞬間、つまり異なった意識状態の中に入った瞬間に、彼らの肉体を取り巻くエネルギー場内で何らかの変化が発生するのではないかと考えている。そしておそらく、子どもたちの話に波長を合わせているとき、私たちは単に耳を傾けているだけではなく、そのエネルギー的変化に反応してもいる。私たちはその変化を　おそらく私たち自身のエネルギー場を通じて、感じることができるのではないだろうか。

これが何であるかはともあれ、この感覚を多くの親たちが手にしていることは確かなことである。そしてこれは、ある種ドキッとさせられる体験であり、中には、子どもたちの話の内容にこの肉体的体験が加わることで、自分はどうなってしまったんだろう、何か悪いものにでも取りつかれたのではないか、などと考え、取り乱す親たちも見受けられる。

しかし、そんな心配はいっさい無用である。これは極めて自然な感覚なのだ。あなたはもとより、あなたの子どもたちも、これによる悪影響を受けることは一〇〇パーセントあり得ない。

第二のサイン：内容の一貫性

前世の記憶の第二のサインは「内容の一貫性」である。子どもたちは前世で体験したことを、内容をほとんど変えることなく、何週間、何ヶ月、あるいは何年にもわたって、繰り返し話し続ける。

この内容の一貫性もまた、前世の記憶を識別するための重要なチェックポイントである。子どもたちにとって、空想物語を同じ内容で繰り返し語り続けることは、まず不可能なことである。空想物語はイマジネーションから湧き上がるものであり、極めてうつろいやすく、あっという間に尾ひれが付いたり、変化したり、忘れられたりしがちである。

しかし前世の記憶は、心に映し出される、実際に発生した個人的に重要な出来事の、いわば「記録映画」であり、その内容は常に同じである。子どもたちはいつも、それを見ながら、見た通りのことを語るのだ。そもそも、一貫性がなくなる道理がないのである。

ただし、彼らが語る前世物語は、時間の経過とともに、ある意味では変化する。一貫性は常に保たれる。つまり、一度語ったことと矛盾したことが語られたりすることは決してない。しかしながら、言語能力の向上とともに表現がより詳細になったり、何らかのきっかけで新しい事実やエピソードが浮上したりすることで、物語の内容は、時間とともに、より中身の濃いものへと変化する傾向にあるのである。

前世物語の持つこの特徴を私が初めて強く印象に刻んだのは、チェースが南北戦争時代の前世への二度目の退行を行なったときのことだった。ノーマンと行なった最初のセッションから、すでに三年が経過していた。そのインターバルの間、私たちは彼の記憶について何の話もしたことがなかったが、その二度目のセッションの中でチェースが語った物語の内容は、最初のセッションでのそれと、いかなる点でも矛盾していなかった。大砲が運ばれていた埃っぽい道、その周囲を自由に歩き回る鶏たち、そして野戦病院の生々しい描写……すべてが前回と同じだった。

さらにチェースは、はるかに向上していた語学力を駆使して、前回よりもずっと多くのことを描写することができた。ただし、様々な出来事が発生した順序を含めて、物語の骨子は微動だにしていなかった。その一貫性は、並外れたものだと言っていい。というのも、最初のセッション以来、チェースには本当に多くのことが起こっていたからだ。

ちなみに、そのとき彼は、その前世のことを、フィラデルフィアに引っ越す前のアッシュビル時代に体験したいくつかのことよりも、ずっと鮮明に思い出していた！

フィリス・エルキンズの娘ナタリーは、空想物語を語るのが大好きだった。しかしフィリスは、ナタリーの前世物語と空想物語を容易に識別することができた。このようにしてである。

前世を思い出しているときに彼女が語る物語は、常に同じ内容です。でも、空想物語は違います。それを語っているときには、明らかに、他のいろんな物語を盗用したり自分のイマジネーションを駆使したりして、物語を創作しています。私にはそれがすぐにわかるんです。話す度に内容がコロコロと変わるからです。前世物語が常に同じ内容であるのは、その中に空想がまったく入り込んでいないからです。それを語っているときの彼女は、とても淡々としていて、自分がよく知っていることを話している、という印象です。これまでに彼女は、前世のことを私に三度話してくれましたが、その内容はいつもまったく同じでした。

ビクトリア・ブラッグは、あるスポーツ施設で働いていたときに、四歳のマークに出会った。マークはそのとき、ビクトリアと夫婦だった前世を思い出し、彼女を驚かせた。マークは彼女に、その物語を二週間の間に四回も話して聞かせたという。

私は牧師の娘として教会の中で成長しました。そしてこれまでに、様々な年齢の多くの子どもたちを教えてきました。私は、子どもたちは自分で作った物語をすぐに忘れてしまう、ということをよく知っています。彼らは同じ物語を二度と話すことができないんです。というのも、彼らの小さな心は、自分のイマジネーションが作り出したものを正確に覚えていることができないからです。

でも、マークの話す物語は、いつも完璧に同じでした。彼はさらに、まったく同じ物語を、母親にもしていたんです。私に話すときにも、母親に話すときにも、その内容は細部に至るまで、まったく変わることがありませんでした。

それからマークは、彼よりも私の方が先に死んだのだということを私に話したときにも、動揺した素振りはまったく見せませんでした。とても淡々と語るんです。でも、私がそれを覚えていないことを知ったときには、信じられないという顔をして、急に不機嫌になったものです。

私はまた、彼に会う度に、いくつかの同じ質問をして、同じ答えが返ってくるかを確かめようとしました。「それはいつ起こったことなの?」といった質問をです。すると彼は、すごく腹を立てて言ってきたものです。「前に言ったじゃない!」

第三のサイン：経験を超えた知識

もしあなたの幼い子どもが、どう考えても知っているはずのないことを言ってきたとしたら、そのときあなたは、とても高い確率で前世の話を聞いている。そして、あなたの子どもが示してくるかもしれない、この「経験を超えた知識」という前世物語のサインを正しく見極めることのできるのは、親であるあなたのみである。

言うまでもなく、あなたの子どもがとても幼くて、あなたのそばから離れたことがまだほとんどないとしたら、あなたの子どもが「知っているはずのないこと」を言ってきたとき、あなたはとても容易にそのことを知ることができるはずである。そのときあなたは、自分の子どもが、会話、ラジオ、テレビ、映画、本などを通じて、どのような情報にさらされてきたかを、ほぼ完璧に把握しているからだ。

よって、例えば、あなたの一歳、二歳、あるいは三歳の息子が、船乗りの日課を正確に描写し、自分が乗っていたという船のマストの、正しい分類名を口にしたりしたとしたら、そして、それらのことは「彼が知っているはずのないこと（あなたもまったく知らないことかもしれない）」であるということを、あなたが知っていたとしたら、それはおそらく、前世の記憶のサインである。

もっと年上の、より広い世界を知っている子どもたちの場合には、彼らにとって何が「経験を超えた知識」で、何がそうでないかを見分ける作業は、必然的に、やや困難になる。しかし、決して困難すぎることはない。直感を働かせ、それを信頼することである。そして、しっかりと探ることだ。あなたの子どもが前世の記憶を語っているかもしれないと感じたならば、率直に尋ねてみるといい。例えば、「どうしてそんなことがわかるの？」といったように。

そして、もし彼らが、「どうしてって、知っていることなんだもの」といった答えを返してきたとしたら、さらに探りを入れてみることだ。やがてあなたは、彼らが「僕が前にここにいたとき……でも、ママが僕のママでなかったとき」などと語り始めるのを聞くことになるかもしれない。

ときには、子どもたちのほんのひと言が、前世の記憶のサインであることもある。たとえどんなに短いひと言であっても、もしそれが、あなたの子どもの「経験を超えた知識」を示唆するものであったとしたら、無視したりはしないことだ。もしかしたらそれは、あなたたち親子の人生を変える、素晴らしい体験への入口かもしれないのである。

【銀歯】

イリノイ州の田舎町に住むカレン・グリーンは、歯医者に連れて行った三歳の娘ローランと一緒に、自分が運転する車で家に戻るところだった。

ローランは、奥歯六本に不細工な銀の被《かぶ》せものをしてもらったばかりでした。歯医者での彼女は、とてもいい子で、泣きもしなければ、不平一つこぼしませんでした。ところが帰り道、顔をしかめて、こんなことを言ってきたんです。

「私、この銀歯、すごくいや。だって、覚えてるでしょ？　一緒に死んだときのこと。悪い男の人たちが、私たちの銀歯を抜き取ったじゃない」

とたんに私の心臓はドクドクと音を立て始めました。膝がガクガクと震え始めてもいました。すぐに私は、事故を恐れ、車を道端に止めました。私たちはユダヤ人なんです。ですから、彼女がナチスによる大量虐殺のことを話していることは、すぐにわかりました。

私は、自分が彼女の話を聞き間違えていないことを知っていました。彼女がふざけていないことも知っていました。そのとき私は、正直に言いますが、「これは何かの間違いだ」などとは、いっさい考えませんでした。私は、彼女が真実を話していると感じていました。彼女と私が一緒にどこかにいて、誰かに銀歯を抜き取られたときのことを、彼女は思い出している。私は本当にそう信じていました。

ローランは、恐怖を感じている様子はまったくありませんでした。銀歯を入れられたことがいやだと言いながらも、取り立てて騒ぐこともありませんでした。とてもサラッとした言い方で、まるで「自転車に乗りたいのに、雨が降って乗れないのって、いやよね」とでも言ったかのようでした。しかもそれが、彼女が言っていることを私もわかっていて当然、という話しぶりだったのです。彼女の様子からは、いかなる苦悩も見て取れませんでした。あったのは、「悪い男たちがいまでも銀歯を抜きたがっていたりしたら、いやだな」という程度の軽い心配のみでした。

ローランが、そのときに口にしたホロコースト関連の事実を、今回の人生の中で知り得た可能性はゼロです。十歳になる彼女の兄でさえ、ホロコーストというものがあったということだけは知っていましたが、犠牲者たちの金歯や銀歯が抜き取られたりしたといった細かい事実までは、まだまだ知るに至っていなかったのです。彼らがホロコースト関連のテレビを見たことは一度もありませんでしたし、私が、その種の記事なり本なりを読んで聞かせたことも一度もありません。そんなことをして、彼らを怖がらせたりはしたくなかったからです。そもそも彼らには、知る必要のないことなんです。
あんな悲劇的な人生を生きた後で、この子は今回、こんなに幸せそうに生きている。本当によかった。彼女の話を聞いた後で、私はそんなことを考えながら、彼女への深い愛を感じていました。

ローランのひと言を聞いただけで、カレンは自分のその娘が何を話しているのかを明確に理解した。ローランのやや不安げな雰囲気、「悪い男の人たち」が行なったことに関する、彼女の経験を超えた知識、および、カレン自身の肉体的反応。それらが相まって、それまでは輪廻転生のことなど考えたこともなかったカレンに、娘が前世の記憶を語っているという事実を、自然に受け入れさせることになった。

【ジャスティン】
ジャスティンの両親は、自分たちのその赤ん坊から、前世で彼がどのようにして死んだかを聞かされ、度肝を抜かれた。母親のリンダが説明する。

ジャスティンは、並外れて言葉が早く、すでに一歳のときに、言葉を文章にして話していました。その彼が、ある日いきなり、「アイススケートに行って転んで、頭を打って死んだ」のだということを、私たちに語ったんです。彼はさらに、そのときの彼の両親は名前がハリーとボビーで、苗字《みようじ》はコロンバイ、住んでいたのはカリフォルニア州のカーソンだったとまで語りました。

彼の口調は実に淡々としたものでした。「それで僕は、氷の上に倒れて死んだんだ。両親もそこにいた」……まるで、「膝をぶつけちゃった」とか「クッキーを落としちゃった」とでも言っているかのようでした。そのくらいあっさりとしているんです。

カリフォルニア州にカーソンという名の町があることなど、彼には絶対に知り得ないことでした。私たちでさえ知らなかったんですから。私たちはニューヨークのブルックリンに住んでいて、しかも彼は一歳だったんです。私たちはその町を調べました。そして言うまでもなく、それは存在しました。また、ボビーが女の人のニックネームになり得るということに関しても、彼は知る術を持たなかったはずです。

私たちは、コロンバイという苗字の人を誰一人知りませんでした。そしてその苗字を持つ家族を探したのですが、カリフォルニア州のカーソンには、該当する人は一人もいませんでした。私たちはまた、それがどのくらい前に起こったことなのかもわかっていませんでした。

彼はこの話を、一年近くにわたって話し続けました。私たちがいろいろと質問をして、話させた、と言った方がいいかもしれません。ジャスティンは六歳のときに、初めてアイススケートに行ったのですが、そのとき私たちは、少し心配になり、前にスケートに行ったときのことを覚えているかと彼に尋ねてみました。でも彼は、その時点ではもう前世のことは何も覚えていませんでした。

ジャスティンの物語の中で一つだけ、私には腑に落ちない点があった。カリフォルニア州のカーソンはロサンゼルス近郊にあり、年中暖かい。そこでアイススケートに行ったというのはどういうことなのだろう？　リンダに尋ねてみたが、わからないということだった。しかし、彼女も彼女の夫も、ジャスティンが淡々と披露した「経験を超えた知識」のパワーによって完全に説得されていて、この一見矛盾した細目のことはまったく問題にしていなかった。

ジャスティンの口調はまさに淡々としていて、その他の細目はすべて筋の通ったものだった。そしてこの矛盾していそうな細目にも、何らかの説明がつくはずだ。彼らはそう考えていた。屋内のスケートリンクに行ったのかもしれないし、冬休みにどこか寒い地方に出かけていって、そこでスケートをしたのかもしれない。あるいは、記憶の一部が歪んでいて、実はアイススケートではなく、ローラースケートをしていて転んだのかもしれない。

記憶の歪みは常にありうることである。それは単に前世の記憶の中だけではなく、現世の記憶の中でも同じように発生しうることなのだ。過去の何らかの出来事を描写していて、ある箇所に差しかかったとき、その箇所の描写が間違っていることを、同じ出来事を一緒に体験していた友人などに指摘された、という経験は誰にもあるはずだ。

そしてそんなとき、私たちは、「ごめん。なかったことにしてくれ。すべての箇所を正しく描写できないということは、あの出来事のことは何も覚えていないということだから」などとは決して言わない。矛盾した箇所はさっさと訂正するなり除外するなりして、話を先に進めるはずである。それで全体の話が首尾一貫したものであるならば、その話は真実として誰からも受け入れられることになる。

前世の記憶も、同じように扱われるべきである。物語の信憑性は、常に総合的に判断されなくてはならない。「一事が万事」式の判断は避けることだ。前世を識別するためのサインがいくつも現れているときには、なおさらである。

リンダは、ジャスティンの「氷の上に倒れて死んだ」という描写もまた、彼が作り話をしていたのではないことを明確に物語るものだと指摘している。一歳の赤ちゃんが、「人間は氷に頭をぶつけると死ぬかもしれない」などというアイデアを所持しているだろうか？ 考えにくい。

一般に、この種の淡々とした「僕が死んだとき」発言は、幼い子どもたちが前世の記憶を語っていることを、単独では最も強く示唆するサインだと言えよう。スティーブンソン博士が示したように、そもそも死というものは、子どもたちが最も頻繁に思い出す前世の体験であり、中でも衝撃的な死は、前世の記憶が蘇る第一の理由だとさえ考えられているのである。

死という体験の詳細は、特によちよち歩きの子どもたちにとっては、決して遊びの種になるようなものではないばかりか、思いをめぐらす対象でさえない。それを淡々と描写することは、「バン！ バン！ やっつけたぞ！」などと言って浮かれる空想的決闘遊びなどとは、まったく異質のものなのだ。

幼い子どもたちが前世で死んだときの様子を語るとき、彼らは、死に行く人間としての視点から見えたもの、さらには、そのときの思いやフィーリングを詳細に描写する。それらは、テレビゲームやアクション映画などから想像するには、あまりにも生々しく現実的である。溺れたり、窒息したり、火に包まれたりして死ぬということが、どういうことであるのかを、二、三歳の子どもたちの一体どれほど多くが想像できるだろう？

【異種言語発話】

幼い子どもたちが突然、絶対に知るはずのない言語を語ったとしたら、それはほぼ間違いなく、前世の記憶である。「異種言語発話」または「異言」と呼ばれている現象だ。

言語を習得するには一般に、何ヶ月、何年もの繰り返しと訓練を必要とする。そのため伝統的な科学者たちは、一部の人々（特に幼い子どもたち）が一度も触れたことのないはずの言語を話す現象を、まったく説明できないでいる。しかしながら、もし前世の存在を受け入れたならば、その不思議な「異種言語発話」も、「現世に持ち込まれた前世で学んだこと」の一例として、簡単に説明できてしまうのである。

ジョセフ・ヘッドとシルビア・クランストンが、共著『Reincarnation : The Phoenix Fire Mystery（輪廻転生——フェニックス・ファイア・ミステリー）』の中で、異種言語発話の典型的な事例を紹介している。

ニューヨークの傑出した医師マーシャル・マクダフィー博士と、その妻ウィルヘルミナは、ある日、彼らの双子の息子たちがまったく聞き覚えのない言語で会話しているのを知って、目を丸くした。夫婦はすぐに、それが何語なのかを教えてもらうべく、息子たちをコロンビア大学の外国語学部に連れて行った。しかしそこの教授たちは、首を傾げるばかりで、結論は「わからない」だった。

ところがそこに、幸運にも古代言語学の教授がやって来て、事態は急展開した。その教授は二人の言葉を聞くなり驚きの声を上げた。なんとその二人の赤ん坊は、キリスト時代の流通言語であったアラム語を話していたのである！

これは「異種言語発話」の完璧な実例である。なぜならば、この双子がアラム語を学びうる機会は完璧に皆無であったからだ。彼らの両親は、もちろんそんな言語は話せなかったし、そもそもアラム語は、もはやこの地球上で誰一人として用いていないのだ。だというのに、この双子は、単に二、三の単語を並べていたのではなく、専門家がアラム語だとすぐに認識できるに足る充分な数の単語と、正しい構文を用いて、会話を行なっていたのである。

もしあなたの子どもが完全な異種言語発話を示しているとしたら、その子はおそらく、あなたの知らない外国語または古語などを、片言ではなく、流暢に話すことができるだろう。しかし、異種言語発話には、もっと不完全なバージョンがある。そしてそれも、前世との明らかなつながりを持っている。

例えば、ハリソン夫妻の『時を越えた子どもたち』に、サイモンという名の二歳の男の子が出てくる。彼は十九世紀の船乗りとして生きた前世を思い出しているのだが、海上での日々を描写中に「スパンカー（spanker）」という単語を口にして、両親を驚かせた。それは「三本以上のマストを持つ帆船の最後方のマストに取り付けられる帆」を意味する、海事用語だった。

また、あるときサイモンはゼリーの入った瓶を蹴飛ばしてしまった。当然のごとく、ゼリーが床に散らばったわけだが、その様子を見て彼は、母親に「ヘイズ（haze）」をしなくてはならないのかと尋ねたという。母親はその言葉の意味がわからず、サイモンに説明を求めた。すると彼は、船乗りが何か「始末に負えない」ことをしたときにさせられることで、一般には、甲板の拭き掃除のような重労働を意味すると答えた。

彼の両親はすぐにその単語を調べ、それがまさしく「水夫たちに罰として与えられる時間外労働」を意味する、時代遅れの海事用語であることを知り、唖然とした。
チェースも中世の前世を私に語ったとき、「いいなずけ（betrothed）」という言葉を用いていたが、それもまた、いまではほとんど用いられていない、彼が思い出していた時代に完璧にマッチする言葉だった。

【物語の視点】

子どもがどんな視点から物語を描写しているかも、前世物語を識別するための重要な手がかりである。子どもたちは、前世の状況を描写しているとき、ほとんどの場合は、その状況の中にいる人物として話をしている。その人物の視点で見、考え、感じながらである。そうやって彼らが語る視覚描写は、ときには背筋がゾクゾクするほどに生々しいことがある。

ブレークが描写した、トラックに轢かれたときの様子がまさにそうだった。彼は自分が轢かれる様子をトラックの車輪の下から描写していた。リーアの場合も同様だった。彼女は水の中に横たわっていて、泡が上に上がっていく様子を眺めていた。さらに彼女の目には、水を通してキラキラと光る橋も見えていた。これらの描写は、二歳の子どもが想像できるようなものではないし、テレビや映画などから取り入れることも不可能なものである。テレビや映画で人が死ぬシーンは、ほとんどの場合、第三者の視点から撮影されているからだ。

ハリソン夫妻の本に出てくる二歳半のフィリップは、群衆の中で揉《も》みくちゃにされていた六歳の子どもの視点から、ある暗殺事件を描写した（「暗殺」という言葉を実際に用いて）。彼は前にいた「大きな人たち」のせいで、その事件を自分では見ることができなかった。しかし彼は、そこで何か大変なことが起こったことは知っていた。人々が叫び声を上げ、大騒ぎしていたからだ。もしそれが空想物語やテレビのシーンの借用であったとしたら、そのときフィリップは、その殺人事件の「遮るもののない眺め」を描写していたに違いない。

こういった前世の視覚描写は、とても精密であることが多い。そのとき子どもたちは、描写中の状況を、かつての自分の肉体の中から、その肉体の目を通して、実際に見ているからだ。二歳のナタリー・エルキンズが、プールで溺れ死んだときのことを母親のフィリスに話していたとき、彼女の目は母親にずっと向けられていた。しかしフィリスが、「あなたは水着を着ているの?」と尋ねると、ナタリーは視線を落として自分の体に目をやり、「うん」と答えたという。彼女は明らかに、かつての自分自身の肉体を、その肉体の目を通して眺めていた。

子どもたちが描写する思考やフィーリングも重要な手がかりである。もしあなたの幼い子どもが、前世での大人時代を思い出したとしたら、そのときその子は、その年齢の子どもにはとうてい理解不可能な思考やフィーリングを描写するかもしれない。

チェースは、戦場にいる大人の激しい恐れと混乱ぶり、さらには、妻と子どもたちへの切ない思いを描写した。スワーンラタは、かつての夫の前で恥ずかしそうに視線を落とすとともに、かつての息子たちには、いかにも母親のような気遣いを示していた。そのときの彼女はまだ十歳で、それら息子たちはすでに大人になっていたというのにである。

これらは明らかに、幼い子どもたちの心情ではない。彼らは、言葉を真似ることはできるかもしれない。しかし、こういった状況で手にするに相応しいフィーリングを知るには、明らかに経験不足である。

また、前世での死の体験を思い出した子どもたちの多くは、死んだ後で発生したことも詳細に描写しているが、そのとき彼らは、いわば肉体を離れた「全知の観察者」の視点から、自分たちの死んだ肉体や、その周囲で発生している物事を眺めている。

ブレークは、大きなトラックに轢かれて致命傷を負った後で病院に連れて行かれたことを思い出している。ニコラもまた、汽車に轢かれた後で病院に運ばれたときの様子を描写している。彼女はさらに、周囲の人たちとの意思疎通を試みたが、それは果たせなかったとも語っていた。この二人とも、その時点ですでに死亡していたか、少なくとも気絶していたと思われる。だというのに、なおも彼らの肉体の周囲で起こっていたことをしっかりと認識していたのである。

二人の男に殺されたときのことを思い出したラビ・シャンカールは、犯人たちが彼のバラバラ死体を埋めた正確な場所を両親に語り、それは後に、警察に残る記録資料で確認された。

ハリソン夫妻が紹介している二歳のマンディーは、彼女の姉の生まれ変わりであることが明らかになったが、かつての自分の肉体が埋葬されている墓を言い当てるとともに、自身の葬儀の様子を詳細に描写して、両親に衝撃を与えた。

彼女は、母親が気を失って墓穴に落ちそうになったことや、妹が柩の中に忍ばせたオモチャのことなども含めて、その葬儀で実際に発生したことを詳細に描写した。もちろん、その葬儀のことが家族内で話題になったことは一度もなかった。

この種の死後の描写は多くの子どもたちによってなされているが、その内容は、臨死体験を手にしたことのある無数の大人や子どもたちの証言とも、大筋で見事に一致している。

人間の意識は死によっても途切れることのない、永遠の連続体である。そのために子どもたちは、死から誕生に至る過程で発生したどんな出来事でも思い出すことができるのだ。たとえあなたの子どもが、天国での日課や、「輝く淑女《しゆくじよ》たち」の来訪、先立った親族との再会、さらには、あなたを今回の親として選択した理由などを、前世の出来事を描写するときのように淡々と語ってきたとしても、驚かないことである。

【小さな赤い車】

これは、子どもたちが「受胎するずっと前に、両親の周囲を浮揚していた」と語っている、数多くの事例のうちの一つである。この事例を私に伝えてくれたのは、ワシントン州に住むジュディーという母親だった。

それは、彼女の二歳の娘ジェシカが、どうしてママはいつも車椅子に乗っていて、他の人たちのように歩けないのかと尋ねてきたときに始まった。二歳の子どもに理解可能な言葉を用いて、ジュディーは、彼女の足を不自由にした交通事故のことを話して聞かせた。するとジェシカは言った。

「私、そこにいた」

「そんなはずはないわ、ジェシカ。ママがまだずっと若くて、結婚していなかった頃のことなの……」

私（ジュディー）は言いました。「あなたはまだ生まれていなかったのよ」

「私、そこにいた」彼女は静かな自信を漂わせながら、同じ言葉を繰り返しました。

とっさに私は、彼女の話を真剣に聞く必要性を感じました。

「どのあたりにいたの、ジェシカ？　ママはあなたがいることに気づかなかったんだけど」

「あそこで、座って見ていたの。ウー、ウーって言う車が来て、ママを連れて行くまで」

私は唖然として尋ねました。

「そうやって、ママがもう大丈夫だということを確かめようとしていたわけ？」

「うん」そう言うと彼女は、私の車椅子から手を離し、走って遊びに出かけていきました。

私はこのジェシカとの会話を、その後何日にもわたって、気がつくと頭の中で反芻していました。私にそうさせたのは、彼女が言ったことそのものというよりも、そのときの彼女の真剣な表情でした。

私は母に、この会話のことを話しました。すると母は、サラッと言ったものです。

「あなたに守護天使か何かがついていたことはわかっていたわ。でも、それがあの子だったなんてね。そこまではわからなかった」

二週間後、もっとビックリすることが起こりました。ジェシカが突然、部屋に入ってきてこう言うのです。

「あのときママは、小さな赤い車から投げ出されたのよね？　それで大怪我をしたのよね？」

「そうよ。車から投げ出されたの。でも、赤い車だったかしら？　よく覚えていないな」

ジェシカは自信ありげに繰り返しました。

「小さな赤い車がママを投げ出したの。それでママは、怪我をしたの」

私はハッとしてその小さな天使を見つめました。小さな、赤い車……そうだ。そうよ。思い出したわ。確かにそうだった！　あの車は、小さな赤のフォルクスワーゲンだった！

【コートニー】

子どもたちはときおり、一つの前世に関するいくつもの話をしてくることがあるが、それらの話の一つ一つは、単独では本当に前世の記憶なのかどうか判断できない、ということが少なくない。しかしそれも、いくつもの話が統合されて一つの理路整然とした物語が姿を現すにつれ、「経験を超えた知識」の疑いようのないサインを発してくる。

幼い子どもたちには、現実的な筋立てで物語を組み立てる意図もなければ、その能力もない。彼らは、内容の一貫性を保とうとする意図も持たなければ、描写している時間と場所が歴史的に妥当なものであるか否かなどに思いをめぐらすことも、決してすることがないのである。しかしながら、彼らが語る真の前世物語は、たとえどんなに風変わりなものであろうと、その内容は常に現実的で、理路整然としている。

コートニーの事例を見てみよう。コートニーは、十九世紀と思われる時代の前世に関する様々な話を何年にもわたって語り、両親を驚かせ続けた。個々の話のどれ一つとして、単独では前世の記憶であることを示す決定的な内容を持たなかったが、すべてが一つになることで、理路整然とした非の打ち所のない前世物語の様相を呈することになった。

リサは、克明に記した日記を頼りに、コートニーとの並外れた体験を電話と手紙で詳細に語ってくれた。

夫と私との間には、三人の子どもがいます。コートニーは真ん中の子で、現在五歳です。上は姉で七

歳、下は弟で三歳です。コートニーには他の二人の子にはない、特別な何かがあります。彼女の目を見れば、それは誰にでもわかります。

コートニーが初めて前世の話をしたのは、彼女が三歳のとき、多国籍軍が「砂漠の嵐」作戦（一九九一年）で地上戦を開始した日のことでした。私たち家族は、夫が予備軍救急派遣隊のパイロットでしたので、気が気ではありませんでした。彼は待機命令を受けていて、それがいつ出動命令に変わってもおかしくない、という状況だったのです。

そしてあれは、午後遅くのことでした。長女はダンスのレッスンに行っていて、まだ一歳だった息子は昼寝に入っていました。私は神経過敏でピリピリしていました。電話が鳴る度に、心臓が破裂しそうになったものです。そこで私は、一心不乱に料理に取り組んでいました。それが私の一番の不安解消法なんです。

家の中はとても静かでした。そしてコートニーは、私と一緒にキッチンにいて、古いカレンダーにいたずら書きをして遊んでいました。小さな声で、なにやら独《ひと》り言《ごと》を言いながらです。私は他のことで頭がいっぱいでしたので、彼女にはほとんど注意を向けていませんでした。でも、「アリスおばあちゃんがいなくて寂しい」という言葉が聞こえてきたんです。アリスおばあちゃん？　誰のことかしら？　私はコートニーに注意を向け始めました。

コートニーは、その後も「アリスおばあちゃんがいなくて寂しい」を何度も繰り返していました。そこで私は彼女に尋ねてみたんです。「アリスおばあちゃんて、誰のこと？」

「アリスおばあちゃんは、私のおばあちゃん」彼女は答えました。そこで私は、彼女には三人のおばあちゃんがいるけれども、その中にアリスという名前の人は一人もいない、と説明しました。

すると彼女は、私の目をじっと見ながら、とても真剣な顔で淡々と、こう言ってきたんです。「そんなこと知ってるわ。彼女は、私がコートニーじゃなかった頃のおばあちゃんなの」

とたんに私は体中に寒気を感じました。この子は何を言っているんだろう？　私は自分の動揺を覆い隠して、その行き先不明の会話を続けることにしました。「それで、そのおばあちゃんと一緒に、どんなことをしたの？」「そのおばあちゃんは、どんな服を着て、どんな顔をしていたの？」私は尋ねました。彼女が言っているおばあちゃんは、本当のおばあちゃんたちの中の、どのおばあちゃんのことなのかを突き止めようと考えながらです。

そしてコートニーは、「一緒に暮らした、大好きな」アリスおばあちゃんのことを、あれこれと私に話しました。彼女によれば、アリスおばあちゃんと一緒に暮らすようになったのは、両親が早く亡くなったからで、おじいちゃんも一緒にいた、ということでした。

彼女の話は、アリスおばあちゃんが彼女をどんなに可愛がってくれたかにまで及びました。クスクスと笑いながら、アリスおばあちゃんが彼女と一緒にいろんなゲームをしてくれて、どうやって彼女に勝たせてくれたか、といったことまで教えてくれたものです。

二人でやったというゲームの一つは、「パチージ」という盤上ゲームのようでした。ある種のすごろくゲームで、私も子どもの頃に遊んだことがありましたが、いまの私たちの家にはないものです。

この会話の間中、コートニーは私をほとんど見ませんでした。静かに座って（いつもの活発この上ないコートニーとは別人のようでした）、カレンダーへのいたずら書きを続けながら、意識の流れに自然に従って話している、という感じでした。悲しいことを話しているときにも、静かに、深く思いをめぐらしているような様子を見せていただけで、泣いたりすることはありませんでした。

私は彼女の話を遮らないよう、あまり質問をしすぎないよう心がけていました。そして、彼女は私に向かって話していたのではありませんでした。内側のあらゆる思いを、外側に流し出している。そんなふうに感じました。そのとき私の心に浮かんだのは「カタルシス」という言葉でした。

コートニーは、アリスおばあちゃんが死んだとき、彼女はまだ若くて、十六歳くらいだったと語ったものです（三歳の子どもが言うことでしょうか?）。そのおばあちゃんは、死ぬ間際にはすごく太ってしまっていて、彼女が抱きしめようとしても手が回らなかったとも言っていました。その話をするとき、コートニーはとても悲しそうな表情を浮かべたものです。

そしてコートニーは、ため息混じりに「アリスおばあちゃんがいなくなって、すごく寂しい」と言って、物語を締めくくりました。「そうよね。つらいわよね。よくわかるわ……」私は言いました。「あなたがママの子どもで、ママは本当に嬉しい」

するとコートニーは、こんなことを言ってきたんです。それを聞いて私は、その後何時間も震えが止まりませんでした。

「ママが私を大好きなことは、よくわかってる。だから私は、ママのところに来ることを選んだの」

さらに彼女は、私を次の母親として選んだのは、アリスおばあちゃんとの共同作業だったとまで語りました。アリスおばあちゃんが、私を推薦してくれたのだそうです。

コートニーは、その後もアリスおばあちゃんと過ごした日々のことを頻繁に語り続けた。そしてやはり、どの発言も単独では、「経験を超えた知識」の明確なサインは示し得なかった。しかしながら、すべての発言を統合することで、コートニーが生まれるはるか前の時代の田舎住まいの様子とともに、彼女の前世の理路整然とした真実味溢れる姿が浮かび上がってきた。

最初の頃の私は、コートニーがこの前世の話をし始めると、とたんに心臓がドキドキし始め、鳥肌が立ち、固まってしまう、という状態でした。そのために、「ねえ、コートニー。その話はまた後でしましょうね?」などと言って話をはぐらかしたことが、何度あったかわかりません。どう対処したらいいかが、わからなかったんです。

彼女がこの話をし始めてもう二年以上になりますので、いまではだいぶ落ち着いて聞くことができるようになりました。心を開いて、穏やかに、可能な限りうまく対処するよう心がけています。ただ、正直に言って、いまだに私はそれを苦手にしています。実を言うと、彼女からこの種の話を聞く度に、いまでも私は鳥肌が立って、それが何時間も続くんです。

あの日にキッチンで話し始めて以来、コートニーはあの人生に関する本当に多くのことを、次々と語り続けてきました。例えば、彼女は祖父母と一緒に、秋になると葉っぱを落とす木々が立ち並ぶ、山の中に住んでいたと語っています。そこの冬はとても長くて寒かったとも言っています。どれもが、コートニーにとっては明らかに未体験のものです。私たちはルイジアナ州の南部に住んでいるんですから。

それからこんなこともありました。ある晩、三人の子ども全員が、一緒に風呂に入っていたんです。コートニーが、姉のオーブリーの背中を流しながら言いました。「アリスおばあちゃんと一緒に、お風呂に入りたかったたな」

妹の「アリスおばあちゃん物語」を「戯言《たわごと》の山」だと思い込んでいたオーブリーは、とっさに叫んだものです。「また、アリスおばあちゃん? いい加減にしてよ!」

コートニーは姉の目を見て言いました。「私がアリスおばあちゃんと暮らしていたときには、お風呂がなかったの。トイレだってなかったんだから！」

そこで私は、冗談交じりに探りを入れてみました。「あら、そうだったの。それじゃ、あなたたち、かなり臭かったんじゃない？　お風呂に入ったこともなくて、おしっこをしにトイレにも行かなかったんでしょ？」

するとコートニーは、大きな鍋で沸かしたお湯と布を用いて、どうやって体を拭ったのかを、私に真剣に教えてくれました。それは言うなれば、「スポンジ・バス」の完璧な手順の説明でした。もちろん彼女は、生まれて以来、スポンジ・バスを体験したこともなければ、誰かが体験しているのを見たこともありませんでした。

続いて彼女は、「アウトハウス（屋外便所）」を完璧に描写して語りました。興味深いことに、そのとき彼女は、「アウトハウス」という単語をまったく使いませんでした。また、私が質問の中でその単語を用いても、明らかに意味を理解していませんでした。

彼女はさらに、おじいちゃんが屋内用トイレを買ってきたときのことも語りました。彼はそれを買うために、遠く離れた町まで出かけていきました。朝早く家を出て、帰ってきたのは次の日だったようです。そして彼女の家族は、初めて本物のトイレを手に入れて、興奮しまくったといいます。

かつての家族が屋内トイレを持たなかったという話だけであるならば、イマジネーションの産物だと考えられなくもない。しかしながら、初めて屋内にトイレを持つことが、そんなにも興奮に満ちた体験であるということを、三歳の子どもが、一体どうやったら知れるのだろう？　さらには、トイレを買うことのできる最寄りの町までの往復に、二日も要するなどというアイデアを、彼女は一体どこから仕入れたのだろう？

コートニーは、自分がそのような家に住んでいたこと、そしてそれは、当時の田舎においては、極めて一般的な家であったということを思い出して、自分でもたいそう驚き、唖然としていたという。唖然としたことに関しては、リサも一緒だった。

私は一応、家族カウンセリングの学位を持っています。ですから、次の話を紹介するのは、とても気が引けるのですが、事実は事実です。実は、私の最終的な躾《しつけ》用兵器は、パンケーキ用のフライ返しなのです。

ある晩のことです。コートニーとオーブリーは寝室が一緒なのですが、二人ともいつまでも騒いでいて、眠ろうとしませんでした。もうだいぶ遅い時間になっていました。私は二人に、静かにするよう、そしてもう眠るよう、言い聞かせました。数回は言ったと思います。でも二人は聞き入れません。そこで私は、大声を上げて叱り飛ばしました。しかし結果は同じでした。

特にコートニーは興奮が激しく、金切り声を発しながらベッドの上でジャンプを繰り返していました。私はとても疲れていました。末の子が起きてしまうのではないかという心配もありました。夫は家を留守にしていました。そんなわけでついに、最終兵器、フライ返しの登場となったわけです。

私は普段、プラスチックのフライ返しを用いています。つまり、忍耐が限界を超えたときに、それを用いて、子どもたちのお尻を叩くわけです。でも、そのとき私は、プラスチックのフライ返しを見つけられませんでした。そこで私が手にしたのは、古い方のフライ返しでした。木製の取っ手の先に鉄のへらが付いた、ものすごく古いものです。

私は寝室に入っていき、コートニーのベッドのマットレスを、そのフライ返しで数回叩き、もしいますぐ静かにしないなら、同じようにして二人のお尻を叩かなくてはならないと言いました。

すると、コートニーがおかしいのです。彼女はその種の躾に対して、普段ならばあからさまに反抗的な態度を示してくるのに（そのため、できるだけこの手段は用いないようにしてはいるのですが）、いきなり動きを停止し、何とも変な顔で私を見つめ始めました。顔の色をシーツと同じくらい真っ白にしてです。そして彼女はこう言ってきました。

「ママ、それで私を叩いたら、私、火傷《やけど》しちゃう」

その意味をのみ込めないまま、私は脅しを続けました。

「火傷はしないけど、痛いでしょうね。それがいやだったら、いますぐ横になって、眠りなさい！」

そう言って私は、さらに数回、フライ返しでベッドを叩きました。でも彼女は、体を固くしたまま、動きません。そしてまたもや、こう訴えてきたのです。

「ママ、それで叩いたら、私、本当に火傷しちゃう。本当にそうなんだから。それはシーツを暖めるものので、子どもを叩くものじゃないわ」

今度は私が、いきなり動きを停止することになりました。手に持ったパンケーキ用のフライ返しをじっと見つめながら、少しの間、私は文字通り固まっていました。それを彼女がベッド・ウォーマー（ベッド温暖器＝かつてベッドを暖めるために用いられていた、熱い石炭を入れる蓋《ふた》付きの平たい鍋状の器《うつわ》に、木製の長い取っ手の付いたもの）だと思い込んでいたことは、明らかでした。しかも彼女は、まだ四歳だったのです。そんな彼女が、誰一人使わなくなって久しいベッド・ウォーマーのことを知っている道理など、どこにもありませんでした。

　私はコートニーを抱きしめ、「これはベッド・ウォーマーじゃないのよ」と言って安心させてから、そのフライ返しを彼女に手渡しました。彼女の顔に笑みが浮かびました。私はその顔に「お休み」のキスをし、フライ返しを手に部屋を出ました。

第四のサイン：前世に起因する行動、才能、肉体的特徴

　もしもあなたの子どもが、前世を描写しているかのような発言をしてきたならば、彼（または彼女）をよく観察し、その物語の内容と結びつく行動その他の特徴を探してみることだ。あらゆる恐怖症、異常な癖《くせ》、学んだはずのない技能、遺伝では説明できない際立った才能などのすべてを、チェックしてみることである。

　肉体的な特徴も見逃してはならない。もしあなたの子どもが、前世での怪我や死を描写し、その内容とマッチする出産斑、あるいは先天性肉体異常を持つか、慢性の肉体的疾病を患っていたとしたら、それは、その物語が真の前世物語であることの明らかな証拠となりうるものかもしれない。

　逆に、あなたの子どもがもし、あなたを悩ませる不可解な行動を示していたとしたら、その子がこれまでに、その行動と結びつくかもしれない発言をしていなかったかどうか、じっくりと振り返ってみることだ。会話のあらゆる断片、奇妙なコメントのすべてに注意を払うことである。

　あるいは、この後で紹介する事例の中でトミーの母親が行なっているように、妥当な機会の訪れを待ち、子どもに直接アプローチし、率直に尋ねてみるのもいいだろう。ただし、決して強引に聞き出そうとはしないことだ。あなたの子どもの不可解な行動には、他の原因があるかもしれないし、単純に、そ

の子には思い出すことができない、ということも充分に考えられるからである。

特定の行動が前世の記憶の明確なサインとなりうることは、スティーブンソン博士によって科学的に立証されていることでもあり、私たちはこのサインに全幅の信頼を置くことができる。

ただし、すべての前世の記憶が、現世の行動およびその他の特徴と結びついている、というわけでは決してない。あなたの子どもが思い出す前世は、ローランのケースのように、一つのパワフルな発言としてだけ表面化することになるかもしれない。あるいは、あなたの子どもはコートニーのような子どもかもしれない。コートニーは前世に関する説得力に満ちた発言を数多く行なっているが、前世に起因する行動もその他の特徴も、何一つ示していなさそうである。しかしどちらの子どもも、明らかに、真の前世の記憶を語っている。

一方、ハリソン夫妻の『時を越えた子どもたち』に登場するカールは、彼自身の特徴的な気性と外見を見事に説明する前世物語を語っている。カールの両親は、他の三つのサインを確認することで、彼がかつて、ナチスのパイロットとして生きていたことがあることを確信するに至った。彼はその人生で、自分が乗った飛行機もろとも建物に突っ込み、最期を遂げていた。

続いて両親は、カールの年齢不相応の一連の行動が、厳格な軍人として生きた同じ前世に起因するものであることに気が付いた。彼は明らかに、「年齢と矛盾した、一連の完璧主義的行動」を示していた。何を行なうにも異常なまでに緻密《ちみつ》で、異常なまでにきれい好きで、異常なまでに着る物にこだわっていたのである。シャツの襟《えり》にアイロンをかけるよう主張する幼い少年を、想像してみていただきたい！

彼はまた興味深いことに、外見面でも、ドイツ人だった前世を持ち越してきていた。彼の二人の兄弟はどちらも、ずんぐりとした体格に、濃い色の髪と色黒の肌を持っていたが、カールはなぜか、ほっそりとした体格に、ブロンドの髪とアーリア人特有の透き通るような白い肌を持って、生まれてきていたのである。

【神風パイロットだったトミー】

カリフォルニアに住む四歳のトミー・ヒバートは、「異常な技能や行動を示してはいても、前世物語はまったく語ったことのない子ども」の典型だった。彼は、飛行機と飛行法に関する、年齢をはるかに超えた知識を持っていた。

トミーの母バーニスが語っている。

一番上の息子のトミーは今年で二十六歳になりますが、四歳のときにプロペラ飛行機に異常な興味を示し始めました。ジェット機には見向きもしなかったんですけど。それで、彼はその頃、保育園に通っていて、あるとき遠足で小さな飛行場に行ったんです。するとそこには、小さなプロペラ機が何機も並んでいました。

トミーは目をキラキラとさせながらそれらの飛行機を見ていました。するとなんと、近くにいたパイロットが、彼に飛行機の操縦席に座らせてあげると言ってきたんです。彼はもちろん、喜び勇んでそのパイロットの申し出を受けました。

そしてトミーは飛行機の中に入っていったのですが、すぐにそのパイロットを仰天させることになりました。操縦席に座り、計器類に目をやるまもなく、妥当な箇所を次々と押すなどすることで、自分がその飛行機の飛ばし方を正確に知っていることを、そのパイロットに知らしめたのです。そのパイロットは、もしもイグニッション・キーが差し込まれていたならば、その飛行機は実際に飛び立っていただろうと言っていました！

それから二ヶ月ほどして、トミーは第二次世界大戦の戦闘機図鑑を見つけました。その図鑑を開いてまもなく、彼のページをめくる手がぱたっと止まりました。そこにはもちろん、ある戦闘機が描かれていたわけですが、それが何だったと思います？　日本のゼロ戦だったんです！

彼はその飛行機に完全に魅せられ、その後、他の飛行機には目もくれようとしませんでした。そこで私は尋ねてみました。「もしかして、それを飛ばしたことがあったりして？」

彼はすぐに「うん、あるよ」と答え、続いて、その飛行機の特徴的な飛び方や、コックピット内の様子などを、私にあれこれと話し始めました。金属製の窓枠がどんなふうになっていたかを詳細に描写して聞かせてくれたり、高空を飛行しているときの窓からの眺めを、絵に描いて説明したりもしてくれました。

その後で私は、また尋ねてみました。「もしあなたが日本のパイロットだったことがあるなら、そのときあなたは、どうやって死んだんでしょうね？」

「飛行機に乗ったまま、船に突っ込んだんだ」彼は実に淡々と答えました。私はすぐに、そうやって実際に命を落とした、日本の神風特攻隊員たちのことを思い浮かべました。

そのときのトミーにとって、死んだこと自体はどうでもいいことのようでした。彼の最大の関心は、そのときに自分が乗っていた飛行機にあったのです。彼は飛行機で飛ぶのが大好きだったようでした。

そのことについて話しているとき、彼はいつも目をキラキラと輝かせていました。

その頃私は、彼が前世について話しているということを信じていました。でも、私自身が前世のことをよく知らなかったので、あまり突っ込んだ質問をすることができませんでした。いまにして思えば、残念なことです。

いや、バーニスはそう言うが、彼女は実際、とてもよくやったと言っていい。彼女は、トミーが熱っぽく語るのをまったく妨げることなく、彼に自由に語らせ、効果的に直接的な質問を発している。そして彼から、素晴らしい答えを受け取った。

トミーはまた、もう一つの前世に起因する別の行動を示してもいた。

ほとんど同じ頃(彼が四歳か五歳の頃)に、こんなこともありました。あるとき、トミーのズボンのボタンが一つ取れてしまったのですが、私は忙しくて、すぐには付け直してあげられませんでした。すると彼は、私の裁縫箱《さいほう》の中から針と糸を取り出し、針に糸を通し、そのボタンをあっという間に、しかも信じられないくらい完璧に付け直してしまったのです！　彼に糸と針の使い方を教えたことは一度もありませんでした。私が裁縫をしているところを彼が見たことも、一度もありませんでした。

「そうやってボタンを付ける方法を、一体どこで習ったの？」私は驚いて尋ねました。「わかんない。でも、船に乗っていたとき、いつもやっていたんだ」が彼の答えでした。

「あなたは船乗りだったの？」

「うん、そう」

そう言うと彼は、その船が古い帆船《はんせん》で、いくつもの高いマストと何本ものロープを備えていたこと、さらには、夜中に寝台に寝ていると、キーキーという船体のきしみ音がひっきりなしに聞こえてきたことなどを、スラスラと語って聞かせてくれました。

そしてその記憶は、後に、彼の人生にとってとても重要なものであったことがわかりました。どういうことかというと、彼は成長して海軍に入り、四年間にわたって航海を続けました。その間、陸に上がることはほとんどありませんでしたが、彼はその生活をたいそう気に入っていたのです。

それればかりではありません。彼が乗っていた軍艦の母港があったのは、どこだと思います？　日本だったのです！


この、ボタンを完璧に縫いつける彼の信じがたい能力も、前世に起因するものだと考えて間違いないだろう。ボタンを縫いつける作業は、そう簡単には収得できない複雑な技能を必要とする。縫い針の小さな穴に糸を通すことだけでも、正しい通し方の知識と、かなりの練習が必要だ。しかも四歳といえば、靴のひもを結ぶことさえ、なかなかできない年齢である。

バーニスはそのことを知っていた。ただし、前世物語が伴わなかったとしたら、彼のその技能も、「よくある不思議なこと」の一つで終わってしまっていたに違いない。だが彼女は、的確な質問を発してトミーを刺激し、彼にボタンの付け方をどこで学んだのかを説明させ、「木の船」の乗組員として生きた前世を描写させるに至った。

バーモント州に住むゴードンも、『マザーリング』に掲載された私の広告を読んだ後ですぐに私に電話をよこし、息子の恐怖症と異常な行動に関する謎が一気に解けたときのことを話してくれた。

彼の息子のサムは、赤ちゃんの頃から、お湯が注ぎ込まれている浴槽の中に入れられると、とたんに手足をばたつかせて泣きじゃくり始める、ということを繰り返していた。ただし、サムを怖がらせていたのは単なる水ではなく、浴槽に注ぎ込まれている水だった。

また、サムには、彼の父を不思議がらせていた、あるお気に入りの遊びがあった。それは、空っぽの金属製ゴミ樽を横倒しにしてその中に入り、想像上の友人カールに話しかける、という遊びだった。そうやってサムが「大丈夫。僕がなんとかするから」と言うのを、ゴードンは繰り返し聞いていた。

そしてある日、サムとゴードンは一緒にテレビを見始めた。放映されていたのは、第二次世界大戦関連のドキュメンタリー番組だった。まもなくナチスドイツのニュース映画が紹介され、それを見て幼いサムはとても興奮した。ヒトラーの演説のシーンでは立ち上がってしまうほどだった。サムはそれを見ながら、画面に映し出されているドイツ人たちをすごく誇りに思うと言ってきた。

ゴードンは、息子のナチスを讃えるかのような発言に啞然とした。そして、ヒトラーは悪い人間で、とてつもなく多くの人々を悲しませ、苦しめ、死に追いやったのだと説明した。しかしサムは納得せず、ヒトラーとナチスに対する親近感を誇らしげに示し続けた。

とそのとき、ゴードンはひらめいた。サムはもしかしたら、第二次大戦中に海底に沈んだドイツの潜水艦に乗り組んでいたのではないだろうか。彼はすべてをまとめてみた。ニュース映画に出てきたナチスに示した、サムの親近感……浴槽に注ぎ込まれている水への異常な恐れ……。潜水艦内の兵士たちが一番見たくないと考えているものは、おそらく、敵の激しい攻撃を受けて艦内に水が浸入してくる光景だろう。

ゴードンはまた、サムが金属の樽の中で行なっていた、カールとの会話にも思いをめぐらした。彼は

推理した。水が艦内に浸入し始めたとき、サムはカールに「大丈夫。僕が何とかするから」と言っていた。しかし最終的に、潜水艦は沈むことになり、サムはカールを落胆させることになってしまった。そしてそのことに、罪悪感を感じていた。

私はゴードンの推理に賛同した。サム自身は、前世を覚えている、あるいは思い出した、といったことをひと言も言ってはいないが、彼が示したいくつかの異常な行動を統合することで、筋の通った、充分に納得するに足る前世物語が浮かび上がってくる。

浴槽に注ぎ込まれている水に対する恐れは、ゴードンの結論を最も強く支えるものである。そんな特殊な恐れの原因となるようなことが、サムの短い人生の中で起こっていたとは、とうてい考えられない。サムは明らかに、その恐れを抱えて生まれてきた。そしてそれは、彼がかつて潜水艦の中で溺れ死んでいたということによって、完璧に説明できる。

こういった一見不可解な恐怖症は、前世の記憶と結びついたものであることがとても多い。スティーブンソン博士のデータは、これがどんなに一般的な現象であるかを明らかにしている。博士の統計によれば、前世で死んだときのことを思い出した子どもたちの三分の一が、その死に方と関連した何らかの恐怖症を手にしているのである。この種の恐怖症には、その不可解さ、特殊性ゆえに、とても発見が容易である、という特徴もある。

サムが示していたもう一つの異常行動は、ゴミ樽の中での一人遊びだった。子どもたちの一人遊びが、すべて空想の産物であるわけでは決してない。不可解な、あるいは何度も繰り返される一人遊びのすべてが、「前世のシーンを再現することで、未決着の感情、あるいは未完結の仕事を終了させようとする試み」である可能性を秘めている。

もしあなたの子どもが特定の一人遊びを何度も繰り返して行なっているようなら、その様子をじっくりと観察してみることだ。それもまた、前世の一シーンの再現かもしれない。

あなたの子どもは、そのときどんな会話を行なっているのだろう。人形との間で、年齢不相応の、変に筋の通った会話を行なったりはしていないだろうか？　経験したはずのないこと、絶対に見たことがないものなどを描写してはいないだろうか？　もしそうしていたとしたら、話の相手は誰なのかと尋ねてみることだ。

あるいは、あなたの子どもが遊びの中で、一度も見たことがないはずの専門的な作業、例えば機械に電線を取り付ける作業などを正確に真似ていたりしたときにも、やはり尋ねてみることだ。「そんなこと、どこで習ったの？」

どちらの場合にも、その後であなたは、一人遊びの内容と完璧に結びつく、理路整然とした前世物語を聞かされて、目を丸くすることになるかもしれない。

前世に起因することの多いもう一つの行動的特徴は、異なった文化、あるいは時代に対する強い親近感を示す行為である。この親近感は、食べ物や着物の好み、マナーなどとして表に現れるかもしれない。あなたの子どももしかしたら、トミーが日本のゼロ戦の絵に目を釘付けにしたように、別の文化、あるいは別の時代に関する絵や映画などを一心不乱に見続けるかもしれない。

この親近感はまた、自分と異なった特定の人種の人たちに異常に引き寄せられる、という形で現れることもある。

カリフォルニアに住むコーディーは、自分がベトナムで死んだことを思い出したが、彼の母は、彼がその前世では黒人兵だったと信じている。

というのも、彼らが住んでいるのはいわゆる白人地区で、そこには黒人がほんのわずかしか住んでいないのに、コーディーは物心ついた頃から、なぜか黒人に引き寄せられる傾向にあったからだ。遊び場で黒人の子どもを見つけると、その子どものところにわき目もふらずに飛んでいくのが常だった。あるときなどは、桟橋で釣りをしていた見知らぬ黒人男性と友達になって、彼を家まで連れ帰り、親を驚かせたほどだった。

こういった親近感を示す子どもたちがいる一方で、まったく正反対の嫌悪感を前世の名残として示してくる子どもたちも存在する。子どもたちが、人間、物事を問わず、何らかのものに強い嫌悪感を示しているとしたら、それはもしかしたら、前世で体験した何らかの衝撃的な出来事に起因する感情かもしれない。

もしあなたの子どもが、特定の食べ物を異常に嫌っていたり、特定の外国語を聞くと泣き出してみたり、特定の文化や時代に関する何かと接触すると、とたんに目をつり上げたり、といったような行為に及んでいるとしたら、そして、それらの嫌悪感が、どこから考えても今回の人生に起因するものではないと思われたとしたら、それらが前世の名残である可能性は、極めて高いと言えよう。

【インディアンは嫌い】

コネティカット州のジョン・バン・ダイクが幼い頃に思い出した前世は、後に彼が示し続けたアメリカ・インディアンに対する強い偏見を、見事に説明するものだった。

彼の母アリソンが語る。

ジョンが三歳のときのことです。車の後部座席に座ってオモチャの車やトラックで遊んでいた彼が、突然こんなことを言い始めたのです。

「僕、自分がインディアンだったときのこと、覚えてる。いまよりも年上だったけど、まだ子どもだった。僕たちはみんな、ポニーを持っていた。僕ら子どもは、いつもそれに乗って遊んだり、動物を弓で撃ったりしていた。そしてあるとき、大人たちは、僕たちも戦わなくてはならない、と言った。僕らはいやだった。だってそれは大人の仕事で、僕たちはまだ子どもだったんだから。でも大人たちは、僕らにそうさせた。ひどかった。僕の友達はみんな死んでしまった。僕も死んだ。あんなのおかしい。僕らはまるで動物みたいに殺された。すごく腹が立った。僕はインディアンなんて大嫌いだ。大嫌い」

そして、ジョンが五歳か六歳になった頃のことです。私は彼と一緒に図書館で本を選び、それを彼に読んであげていました。彼はいわゆる西部劇の時代に強い興味を抱いていて、私たちが借りる本は、主にその時代の物語でした。ところが、物語にインディアンが関わっている本は、私がどんなに勧めても、絶対に借りようとしないんです。

私は個人的にインディアン、つまりアメリカ先住民の問題に深い関心を持っていて、自分でもその種の本を読みたいと考えていました。同時に、彼にインディアンに関する正しい知識を学ばせたいという思いもあって、その種の本を借りようと彼に言い続けたのですが、彼はインディアンは嫌いだと言い張って、どうしても借りようとはしませんでした。その代わり、有名なカウボーイたちの名前や、彼らが牛を追って旅したルート、途中の町の名前などは、とてもよく暗記していたものです。

アリソンによれば、ジョンのインディアンに対する怒りは、その後も何年もの間、続いたという。しかし時が過ぎ、事情は変わった。二十代を迎えたいま、ジョン・バン・ダイクは、キリスト教の布教プロジェクトに加わり、アメリカ先住民たちのための奉仕活動を意欲的に行なっている。

【双子の天才画家】

飛び抜けた才能のほぼすべてが、前世に起因するものだと言っていい。音楽や芸術、数学、科学などの分野にときおり出現する早熟の才能は、世界中の思慮深い人々を何世紀にもわたって戸惑わせてきた。この世界の歴史は、困難な技能を瞬く間にマスターしてしまった幼い子どもたちの実例で満ちている。彼らはまるで、一度極めたことのある技能を、単に思い出しただけであるかのようである。

伝統的な説明は、それらの子どもたちを「天才」と呼ぶことで、あまりにもあっさりとこのミステリーにかたをつけてきた。しかしいまや、私たちは、技能や知識が前世から持ち越されうるものであることを知っており、そのために、幼い天才たちの少なくともほとんどは、前世で極めた技能を思い出しているにすぎない、と結論づけられる。

もちろん、前世の技能を思い出した子どもが、みな必ずしもモーツァルトのような才能を持つわけではない。しかし、もしあなたの子どもが、一般には習得するまでに長い期間を要する技能や学問の類を、驚くほど短期間のうちに習得してしまったりしたとしたら、たとえどんなものでも、それは前世の名残かもしれない。

イリノイ州に住むメアリー・フレミングも、『マザーリング』に載った私の広告を見て、電話してきた。彼女の双子の息子マイケルとアランは、幼稚園の教師たちから芸術的才能を指摘されたとき、まだ四歳だった。

息子たちが四歳のとき、マイケルの幼稚園の先生が、彼の描く絵は、「芸術的才能に溢れた十二歳の子ども」のそれと同じレベルにある、って言ってきたんです。アランもやはり、素晴らしい芸術作品を創作していました。ところが、面白いことに、二人とも、アルファベットを学ぶことはひどく苦手にしていたんです。アルファベットの読み書きを彼らが完全にマスターしたのは、六歳になるかならないかの頃でした。

ある晩、私にベッドに押し込まれたマイケルが、彼自身の絵の才能について話し始めました。やはり四歳の頃にです。「絵の描き方を覚えてて、僕、本当によかったよ、ママ。思い出さないんじゃないかって、すごく心配してたんだ。でも、よかった。いろんなことをどんどん思い出せて」

これを初めて聞いたときは、すごいショックでした。自分がそのとき何て答えたか、全然覚えていません。前世や輪廻転生は、私の現実的な思考の枠組みからは外れた概念だったんです。その分野の本は読んだことがありました。シャーリー・マクレーンの本です。そしてそれは、とても面白かったんですが、そうやって前世に関する本を読むことと、自分の子どもから前世の話を聞かされることは、まったくの別物です。

それ以前から、どちらの息子も、前世のことや誕生前の記憶に関することを、ちらほらと話してはいました。そんなとき私は、どう対処したらいいかわからず、「ああ、そう」とか「すてきね」などと言って、ていよくやり過ごしていたものです。

でも、この絵の描き方に関する話は、インパクトがまったく違いました。なんせ彼は、私に、自分の芸術的才能は前世からのものだと告げてきたのです。これは真剣に耳を傾けなくてはならない。私はうろたえながらも、とっさにそう考えました。彼が描き続けていた絵という、明らかな証拠があったからです。それを無視することは誰にもできません。

アランとマイケルが五歳になったとき、私は絵の先生を彼らにつけました。彼女はすでに二年間、二人を教え続けてくれています。

彼女に言わせると、マイケルの才能は特別に例外だそうです。彼女は、「彼の創作姿勢は、熟練したプロの画家のそれのようだ」とさえ言っています。一度描き始めたら、他人からのいかなる感想も求めず、いかなる提案も受け入れず、いかなる休憩も取ることなく、一気に最後まで描き上げるのだそうです。

彼女はまた、マイケルはどんな新しいテクニックを教わったときでも、まるで忘れていたことを思い出させてもらったにすぎないかのように、それをあっという間に自分のものにしてしまう、とも語っています。マイケルはいま、一般には線描画しか描かない年齢であるにもかかわらず、遠近法やシェーディング（陰影付け）を駆使して、親から見ても、ものすごい絵を描き続けています。

私から見れば、アランも負けず劣らずの絵を描いています。遠近法を学ぶためには、大人でも普通十週間はかかるというのに、アランとマイケルは、それを一度教わっただけでマスターしてしまいました。

【トヨタのディーラーの前で】

パット・キャロルはバージニア州からの電話で、彼女の息子ビリーが思い出し、頻繁に語っていた前世のことを話してくれた。彼女の話を聞いていて、最初の三つのサインはハッキリと確認することができた。そこで私が、最後のサイン、つまり前世に起因する異常な行動について尋ねると、パットは新たに驚くべき事実を思い出し、語り始めた。

ビリーがまだ二歳半にもなっていない頃のことです。私は彼と一緒にクッキーを作っていました。パウダー・シュガー（粉糖）を用いてです。私はパウダー・シュガーが好きではなくて、それ以前には一度も使ったことがありませんでした。でも、ビリーが彼の叔母《おば》が作ってくれたようなクッキーを食べたいというものですから、仕方なくそれを買ってきて、クッキーの上に振りかけることにしたのです。

私はビリーをカウンターの上に座らせていました。材料を混ぜる作業を彼に手伝わせるためにです。そして、いよいよパウダー・シュガーを振りかける段階に差しかかりました。

私がその砂糖の入った黄色の袋を開くと、ビリーはすかさず言いました。

「何なの、それ？」

私が、ある種の砂糖で、ママはあまり好きじゃないと言うと、彼は味を見てもいいかと尋ねてきました。「いいわよ」私は言いました。彼は小さな人差し指の先にその砂糖をちょっぴり付けて、口に持っていきました。

次の瞬間、彼の表情が変わりました。それはとても奇妙な表情でした。うまく説明できないんですけど……顔つきが大きく変わったというわけではないんです。とても深くて、穏やかな表情とでもいいましょうか。それで肩をガックリと落としているんです。そうですね……なんか突然、ずっと年上の子どもになってしまったような、そんな感じでした。彼に何かが起こっていることはわかりました。それが何なのかはわかりませんでしたけど。

そして彼は言いました。「これ、僕のおばあちゃんが、よく使ってた」

私はその言葉の意味を理解できませんでした。私の母はクッキーを焼いたことがなかったからです。

彼のもう一人のおばあちゃんも、確か同じだったはず。でも一応、そのおばあちゃんのことなのかと尋ねてみました。

「違う。別のおばあちゃん」彼は言いました。

私はそんなはずはないがと思いながら、もしかしたら私の母のことなのかと思い、そうなのかと尋ねてみました。

「違うってば」彼はイライラして答えました。「別のおばあちゃんだよ」

「うーん、一体どのおばあちゃんなのかしら？……」

「僕の昔のおばあちゃん」

私は好奇心の塊になりました。

「あなたの昔のおばあちゃん？　誰なの、それ？　どういうこと？」

私がそう尋ねると、彼は、そのおばあちゃんはいつもクッキーを焼いていて、パウダー・シュガーを好んで用いていたと言うんです。そして、そのおばあちゃんは、彼をとても可愛がってくれて、彼はそのおばあちゃんのことが大好きだったと付け加えました。とても幸せそうな顔をしながらです。

「あなたにお母さんはいるの？」

私は彼が空想話をしているのだと思い、そう尋ねました。

「うん、ママもいたよ」

「お父さんはいたの？」

彼は、答えを探しているようでした。でも、なかなか見つからない。そんな感じでした。少しして、彼は答えました。

「ときどき一緒に暮らしていた男の人が、二人いた。でも、二人ともパパじゃなかったと思う。ママの友達だと思うけど、誰だか僕にはわからない」

この話には、さすがに唖然としました。最初私は、彼が空想物語を語っているのかと思っていたんです。でも、これは違う。とっさに私はそう判断しました。彼の表情がとても真剣でしたし、話の内容が、二歳半の子どもが想像できるようなものではなかったからです。似たような状況をテレビで見たことも、絶対にありませんでした。彼がテレビを見るときは、いつも私と一緒でしたから、間違いありません。

そのとき私は、どう考えたらいいかわかりませんでした。そして、何とも表現しがたいフィーリングを感じていました。寒気のような、でも寒気ではなくて、なんか私に、話をよく聞くように、よく観察するようにと語りかけている、そんなフィーリングなんです。私はクッキーを作る手を休めて、彼にあらゆる注意を向け始めました。

彼は、二歳半の子どもにしてはあまりにも難しい言葉を使っていました。まるで大人か、はるかに年上の子どもが話しているようでした。完全な文章を用いてもいました。普段の彼からは考えられなかったことです。話の途中で言葉に詰まることもありませんでした。言葉を探しているふうでもありませんでした。いつもなら込み入ったことを言葉で描写するのが大変そうなのに、そんな様子もまったく見せませんでした。すごく流暢に話すんです。言葉が自然に出てくるんです。本当に驚きました。彼がそんなふうに話したことは、それまでに一度もなかったんです！

彼は話したいことが、もっともっとあるはずだ。私はそう考え始めていました。私は誘導することにならないよう気をつけながら、彼にもっと話すよう仕向けました。

彼はとても幸せそうに、話を続けました。家の裏のポーチにおばあちゃんと一緒に座り、広い野原越しに遠くを走る列車を眺めることが、何よりの楽しみだったようです。二人とも電車を見るのが大好きだったのだと言っていました。これも明らかに奇妙な話でした。私たちはアパートに住んでいて、近くを電車が通ったりもしていないからです。

私はビリーに、彼の昔の家族とおばあちゃんにどんなことが起こったのか、と尋ねてみました。すると彼はとても悲しそうな顔をしました。それは本当に悲しそうな顔でした。その顔で彼は、かつての彼の家族は貧しさのあまり、彼を「手放す」しかなかったと語りました。

私は尋ねました。「それで、あなたはどこに行ったの？」

彼はこの質問に直接は答えませんでした。

「僕たちは食べ物を買うお金がなかったんだよ、ママ。僕たちは食料品店に行って、その店の男の人からパンをもらっていたんだ。でもある日、彼は言ったんだ。お金を払わない人には、これ以上パンはあげられないって。僕らはお金が全然なかった。だから、彼にお金を払うことはできなかった。僕の昔のおばあちゃんは、僕にケーキを作ってくれたこともあった」その後彼は、おばあちゃんと一緒に列車を見たときの話に戻っていった。

私は、彼に何が起こったのかと再度尋ねました。すると彼は、同じことを繰り返しただけでした。

「彼らはお金が全然なかった。そのために、僕の面倒を見ることができなくなった。だから、彼らは僕を手放したんだ」

私は彼に、その後、他の誰かと住むようになったのかと尋ねてみました。すると彼は、ひどくイライラし、腹立たしげに言ってきました。

「違うよ、ママ。彼らは僕を手放さなくちゃならなかったんだ」

「よくわからないわ、ビリー。もう一度聞くけど、その後であなたは、どこに行ったの?」

彼は私の目をじっと見つめて言いました。

「ママ、彼らは僕をママにあげたんだ」

私は思わず身震いしました。そして、彼が言おうとしていたことを理解できなかった自分を恥じました。でも私は、まだこの種のことについて何も知らなくて、彼がまさかそんなことを言っているとは思いもしなかったんです。

私はおそるおそる尋ねてみました。

「パパと私は、どうやってあなたを受け取ったの?」

「彼らは僕を死なせるしかなかった。僕は死んだとき、七歳だった」

「お母さんはつらかったでしょうね」私は言った。

「うん。彼らはとても悲しそうだった。でも彼らは、僕を手放さなくちゃならないことを知っていた。彼らには、僕を養う余裕がまったくなかったんだ」

「それで、あなたはどうやって死んだの?」

「交通事故……トヨタのディーラーの真ん前で……七歳のとき」

これまた信じがたい発言でした。「トヨタのディーラー」とは何かを、彼が知っている可能性は皆無でした。「ディーラー」という単語が、彼のボキャブラリー・リストに入っていなかったことも明らかでした。そして、自分の死を描写しているときの彼の様子……すごく真剣な表情をしてたんです……私は背筋がゾクゾクしてきました。

私はビリーに、それが起こった時期や、その頃住んでいた場所を覚えているか、と聞いてみました。

彼は周囲を見回してから「ハリウッド」と言ってきました。

私は尋ねました。「カリフォルニアのハリウッド?」

「違う。別のハリウッド……テキサスのハリウッド。それから、僕が死んだのは一九八七年」彼はそう答えてきました。

これもまた、二歳半の子どもの発言としては驚くべきものでした。私には現在四歳半になる子どもがいますが、その子はいまだに、年号というものをまったく理解していないのです。

私はある調査会社で働いています。当然のごとく、そこには詳細な地図がおいてあります。そしてそれには、テキサス州のハリウッドと呼ばれる小さな町と、ハリウッドハイツと呼ばれる区画がハッキリと載っていました。私も、私の同僚たちも、テキサスにハリウッドという町があるなどということを、そのときまでまったく知りませんでした。

ビリーが語ったこの最初の物語は、わずか数分で終了してしまいました。そして彼は、あっという間に元に戻っていました。私が昔のおばあちゃんの話をもっと聞かせてくれと頼んでも、すでに彼は二歳児に戻っていて、別のことに関心を向けていました。それ以来、私は彼に前世の話をするよう求めたことは一度もありません。

でも、その後ほぼ一年にわたり、二ヶ月に一度のペースで、彼は自ら進んで同じ前世の話をし続けました。ほとんどがおばあちゃん関連の話でしたが、毎回、何らかの新しい話題が登場したものです。彼はまた、母親とも親密な関係を築いていました。でも、なんと言ってもおばあちゃんが一番で、彼女が前世との「つなぎ目」になっているようでした。それが証拠に、毎回、最後には必ず裏庭のポーチから列車を眺めたシーンに戻っていました。そのシーンを思い出しているときの彼の顔には、いつも大きな笑みが浮かんでいました。

彼はまた、「もうパンはあげられない」と言った食料品店の大きな男に、なおも腹を立てているようでした。ビリーはよく、「彼はわかっていない。まったくわかっていない。僕の家族は、僕を養うことが本当にできないんだから」といったことを言っていたものです。彼は一年の間に、この発言をまったく同じ内容で三回繰り返しています。

ビリーが描写した貧困、食べ物の欠如、そして死に方を念頭に、私は、その前世と関連していそうな異常行動を、彼が示してはいなかったかとパットに尋ねてみた。

そう言われれば、ありました。車に乗っていて、夫か私がハンドルを片手で握って運転しているのを見ると必ず、「両手で握って！　両手で握って！」と大声を張り上げてきたことがありました。そしてそれが、私たちが両手でハンドルを握るまで続くんです。彼がそんなふうだったのは、二歳から三歳半にかけてで、ちょうど前世を思い出していた時期とぴったり重なります。それ以前にも、それ以後にも、そんなことは一度も言ったことがありません。

ビリーはまた、すごく食べるんです。それでいま、まだ七歳なんですけど、身長が一四八センチ、体重が四六キロもあるんです。同級生たちよりも首一つ分は背が高いはずです。毎日学校から戻るや、ピーナツバターとジャムのサンドイッチを二つ、ペロッと平らげています。彼はとにかく食べるのが好きなんです。どんなものでも、どんなときにもです。

前に小児科の先生から、あまり食べさせすぎだと言われたことがあるんですけど、そのときに私は、自分の赤ちゃんがいつ空腹で食べ物を必要としているかを、私はよくわかっている、と言ってやりました。私の母も小児科の医者なんですけど、私と同意見で、子どもには食べたがっているものを食べさせるべきだと言っていました。

彼はミルクも本当によく飲みました。まだ歯が生えない生後六ヶ月から、固形食を食べ始めたりもしています。特に以前の彼は、おなかがすくと、ひどく機嫌が悪くなったものです。

それから、こんなこともありました。彼が初めて幼稚園に行った日のことです。彼はとても興奮して出かけていきました。私も興奮していて、最初の登園日がどんなだったかを聞くのを楽しみに、勇んで彼を迎えに行ったものです。

ところが、彼は私の車に乗り込んでくるなり、カバンを放り投げ、大声を張り上げるのです。「幼稚園なんて大嫌いだ！　僕がやりたいことを何にもやらせてくれないんだもん。僕は本当は二年生でもおかしくないのに、誰もそれを知らないんだ！」

いまにして思えば、彼がどうしてあんなことを言ったのか、よくわかります。彼はあの前世で、七歳のときに死んでいたんですものね。七歳といえば、確かに二年生です。

第11章　引き金

一体、何が自然発生的な前世想起の「引き金」になるのだろう？　幼い子どもたちは、何に刺激されて「僕が死んだとき……」あるいは「私が前に生きていたとき……」などと話し始めるのだろう？

答えは無制限にある。子どもたちが前世で手にした印象的な体験と関連する、あらゆる光景、物、人間、場所、出来事、音、味、香りなどが、この引き金の候補である。ビリーはパウダー・シュガーを味わった瞬間に、前世で祖母が作ってくれたお菓子を思い出した。リーアは、太陽の光を反射してキラキラと光る橋のガードレールを見て、前世を思い出した。彼女がその前世で死の直前に見たイメージは、やはり太陽の光を反射して銀色に輝く橋だった。ローランは、銀の歯冠を歯にはめられたとき、前世での死と、彼女の銀歯を引き抜いた「悪い男たち」を思い出した。

子どもたちが前世での体験と共鳴する何かと接触した瞬間、あるスイッチがオンになり、前世と現世をつなぐ回路がつながって、イメージやフィーリングが意識的な心（顕在意識）の中に勢いよく流れ込んでくるのである。

前世想起の引き金となることが多いものとしては、まず、前時代的な品物、あるいは物体がある。オイルランプ、糸車、屋外便所、アイスボックスといったものがそうだ。その種のものを博物館や祖父母の家で初めて見た瞬間に、前世との回路が突然つながるということが少なくない。

個人が所有するロケットや単眼鏡が子どもの心を刺激して、その子に「僕、これとまったく同じようなのを持っていた」などと言わせることもあるだろう。ときにはそれが、その子が前世で持っていた品物そのものだった、ということも発生する。先祖伝来の金時計も、私が知っている数事例に関係していた。古い家族写真を見ていた子どもが、突然「あっ、私だ！」と言い出すケースも珍しくない。

子どもたちが前世を思い出すために、引き金となる物体に直接接触する必要は必ずしもない。本の中の絵、あるいは映画やテレビの映像や音も、同じように引き金となることがある。

ニューヨークのエド・ダービンが、居間でテレビを見ていたときのことである。二階の寝室に行こうとして階段を上り始めた、彼の三歳の息子デイビッドが、テレビを指さし、「それ、リンカーンでしょ？　僕は彼のために戦争で戦ったんだ」と言ってきた。デイビッドはさらに、南北戦争の兵士として生きた前世を詳細に描写した。その詳細さと、それを語ったときの息子の大人びた口調から、エドは息子が本物の前世を思い出しているのだと確信した。

そしてもちろん、本やテレビのイメージや音では引き金として不充分で、実物との直接的な接触を必要とするケースもある。例えば、テレビで聞く銃声は、実際の銃声と比べるとはるかにインパクトが小さいため、それを聞いてもまったく反応を示さなかったのに、実際の銃声を間近で聞いた瞬間に、突然記憶が蘇る、といったケースである。

オモチャや絵の場合も引き金としてはインパクトに欠けることがある。例えば、子どもたちが本物の列車を初めて見たとき、それは彼らの目に、恐ろしく巨大な化け物のように映り、前世における列車関連の体験を蘇らせるに充分なインパクトを持つかもしれない。その一方で、列車のオモチャや絵は、子どもたちの目にとても可愛いものに映り、そのために引き金となるにはインパクト不足だということになってしまうかもしれない。

異国の風景や文化、気候などとの接触も、前世想起を促しやすい。椰子の木、段々畑、仏塔、アフリカの仮面、象形文字が刻まれたエジプトの彫像といったものを初めて見た瞬間に、多くの子どもたちがかつての記憶を取り戻している。

ただし、この引き金は必ずしも「珍しいもの」や「際立ったもの」である必要はない。エプロン姿でケーキを焼いている母親を見ながら、ある二歳の女の子はこう言った。「私の黒人のお母さんも、エプロンをしてたわ」

そして、あらゆる音が前世想起の引き金となる可能性がある。薪《まき》を割る音、外国語のしゃべり声、門の蝶番がきしむ音、古い床板を踏む足音なども、別の時代に別の場所で聞いた同じような音を思い起こさせるかもしれない。特に音楽は、ひときわ強い印象として残ることが多い。アシ笛、マーチング・バンド、民族打楽器、あるいは聖歌隊などの音色が、休止中の記憶の弦を、突然激しく弾くことになるかもしれない。私は四歳のとき、クラシック・ピアノの音色によって前世へと導かれた。

両親と初めて離れる体験、例えば、初めて幼稚園に行ったり、初めてのキャンプに出かけたり、初めてベビーシッターに預けられたりすることも、前世想起のよくある引き金である。これは主に、前世で両親との衝撃的な離別を体験していたときで、「分離不安」を伴うことがほとんどである。

血、ナイフ、ロープ、雷、激しい風、激しい水の流れ、負傷して地面に倒れている人などの光景は、子どもたちに、前世での死因を思い起こさせるかもしれない。うっかりして押入れから出られなくなったり、毛布にもぐって遊んだり、夜道に迷ったりといった体験は、暗闇の中で恐怖を感じながら息絶えたり、罠にはまって殺されたり、といった前世の体験を蘇らせることになるかもしれない。

戦争に関連したあらゆるものが、戦場で死んだ記憶の引き金となる可能性がある。大きな反響音、爆音、大型機械の作り出す音などは、明らかに戦争関連の音である。まぶしい光、航空機の飛行音、立ち上がる黒煙、火薬の臭い、こぼれたガソリンなどは、空襲の記憶を蘇らせるかもしれない。上空を低高度で飛行していくヘリコプターは、近年の戦争、例えばベトナム戦争などで死んだ記憶を、呼び戻すことになるかもしれない。

これらの引き金は、恐怖症のみをスタートさせるだけで、明確な記憶は蘇らせない、ということも充分に考えられる。そのときあなたは、何かを異常に恐れているだけで、その恐れを説明する言葉をまったく発しない子どもに直面することになるわけだ。

ラビ・ヨナサン・ガーショムは、ホロコーストで死んだことを覚えている多くの大人の相談に乗ってきた。それらの人たちのほとんどは、その記憶を子どもの頃に、恐怖症、悪夢、あるいは繰り返し現れてくるビジョンといった形で蘇らせていた。彼は著書『Beyond the Ashes（屍《しかばね》を越えて）』の中で、ホロコーストでの死に起因する主な恐怖症として、ガス、サイレン、爆音、飛行機、そして鉄条網に対する恐れをリストアップしている。

さらには、子どもの頃に黒いブーツを怖がっていた人や、父親が着ていた運送業者の制服を含む、あらゆる種類のユニフォームを怖がっていた人、飢え、窒息、生き埋めになることを恐れていた人もいた。ガーショムの本で紹介されている人々のほとんどは、大人になってから、これらのイメージやフィーリングを引き金にして、前世での戦争と死の記憶を明確に呼び戻した人たちである。

ある子どもたちは、前世での特定の体験と関連したいくつかの要素、例えば景色、音、香り、雷、天候といったものが、正しい組み合わせで集まったときに初めて、ハッキリとした記憶を呼び戻している。チェースの南北戦争時代の記憶は、明らかに、七月四日の花火大会での爆発音が引き金となったが、その音以外にも、いまにして思えば、ともに引き金として機能した可能性のある要素がいくつかある。

あのときチェースは、丘の上から、下方の芝生で動き回り、座り、寝転んでいる多くの人たちを見下ろしていた。刻一刻と暗さが増しつつある中、爆竹や小さな花火が作り出した煙が空中を漂っていた。それは、かつてチェースが大砲と一緒に谷の上から見た光景を連想させるに充分な眺めだった。そして花火大会が始まり、大きな花火が、まるで大砲の音のような轟音《ごうおん》を谷間に響かせた。これらのことを考慮したとき、チェースの前世想起の引き金となったのは決して爆発音のみではなかったとするのが、正しい結論のように思える。

同じ道を再び旅する

子どもたちが前世で知っていた、あらゆる場所（建物、街角、自然風景、地形など）が、彼らの前世自然想起の引き金となる可能性を秘めている。イアン・スティーブンソンは、前世で住んでいた家や、その頃に買い物をした店などの位置を、正確に覚えていた子どもたちの実例を数多く紹介している。同じような子どもたちは、ハリソン夫妻の本にも少なからず登場している。

ハリソン事例の一つを紹介しよう。三歳半のジョナサンは、ある日、母親とバスに乗っていて、ある交差点に差しかかったとき、突然バスの外を指さしてひどく悲しそうな顔をし、こう言った。「ここで僕の娘が殺されたんだ」

そのときジョナサンは、さらに、彼が「大きな男」だったとき、彼の「小さな娘、アンジェラ」が、その交差点で車に轢かれて死んだのだということを母親に語った。それ以降、彼はバスでその交差点を通過する度に、同じことを母親に語ったという。

【あの大きな家。ママ、覚えてないの?】

ジョアン・ホールは二人の幼い子どもを連れて、自宅から車で一時間ほどのところにある、バージニア州ハンプトンに仕事で出張に出かけた。その町は子どもたちにとってはまったく初めての場所だった。彼女が仕事を終え、自宅に戻るべくその町の大通りを走り始めたときのことである。六歳のピアスがおかしなことを言い始めた。

ピアスが興奮して言うんです。「あっ、そうだ! ここを曲がって、ママ。海と船が見たいんだ」そこを曲がれば海岸に行けるのかどうかもわからないまま、私はとっさにハンドルを切っていました。そしてまもなく、私たちの乗った車は、百年物の大きな家が建ち並ぶ、その町の旧市街に進入しました。

するとまたもや、彼の興奮した叫び声です。

「ママ、見て!」

その言い方の何かが、私の体中の皮膚に虫をはわせました。

「どこを見ればいいの?」私は言いました。

「あの家、あそこの。あの大きな家。ママ、覚えてないの?」

それを聞いて私は、体中が凍り付きました。私はすぐに車を道端に寄せ、停車しました。

「ねえ、ピアス、ママは覚えてないわ。でも、どうしてママがあの家を覚えてなくちゃいけないの？」

「だって、僕たちあそこに住んでいたことがあるじゃない。そのときもママは、僕のママだったんだ」

ピアスはとてもイマジネーションの豊かな子で、私は彼の創作話には充分に馴染んでいました。でもこれは違う。私はそれを、文字通り肌で感じていました。私の体は震えだし、全身に鳥肌が立っていました。そんな感覚は、覚えている限り、それまでで初めてのことでした。まるで車の中が、冷たい空気で突然満たされてしまったかのようでした。

私は自分に落ち着くよう言い聞かせながら、尋ねました。

「あなたは、あの家に住んでいたときのこと、覚えてるの？」

「うん。ずーっと前に住んでたんだ」そう言って彼は、当時の隣人や友人たちのことを、息せき切って私に話しました。兄弟も姉妹もいなかったとも言っていました。そして、とても長生きしたけれども、年を取っても「怒りっぽくはならなかった」などと言って私を見てニコッと笑い、あっという間に話題を変えました。

「ママ、このまま、まっすぐ行って。船がいっぱいあるから。どうしても船が見たいんだ」

私は車を発進させながら、車内の空気が少し前とはまったく変わっているのを感じていました。私を凍り付かせたものが何であれ、それはもうどこかに行ってしまったようでした。そのとき私は、ボンヤリと、ピアスが語ったことは、すべてが真実なのだと感じていました。後になって、もっと頭を働かせて、彼の昔の名前を聞いておけばよかったと考えましたが、文字通り後の祭りでした。

私はピアスの言うままに、車を走らせました。彼はそのあたりの地理を、本当によく知っていました。ニブロックほど走ると、突然前方に、真っ青な海が見えてきたのです。本当に驚きでした。もちろんピアスにとってではなく、私にとってです。

港に着いてすぐ、彼はもう一つの、大きな白い家を指さしました。

「あれはいつも、ママのお気に入りの家だったんだ」

「それならよくわかるわ」

私は心からそう言っていました。それは本当に美しい家でした。

この広い世界の中で、前世で住んでいたのと同じ地域に住み、そのときに通ったのと同じ道路を通り、そのときに見た景色をまたもや見るなどということが、起こりうるのだろうか？　もしかしたらあなたも、たとえ生まれ変わりがあったにしても、そんなことが起こる確率は極めて低いに違いないと考えているかもしれない。ところが、実際には逆なのである。これは実は、かなり頻繁に起こっていることなのだ。

私たちが生まれ変わる場所は、少なくともほとんどの場合、偶然に決まるわけではなさそうである。スティーブンソン博士もハリソン夫妻も、前回の人生で暮らしていた場所から一〇〇キロ以内の場所に生まれ変わった子どもたちを、たくさん紹介している。私たちは文字通り、「同じ道を再び旅する」ことがあるのである。

やあ…愛してる…それじゃね

私たちは、前世で馴染んだ場所を再び訪れるばかりでなく、前世で馴染みの深かった人たちと再び顔を合わせる傾向にもある。言うまでもなく、そうやって前世での知人と出会うことも、前世想起の強力な引き金となりうる体験である。

そして、もし子どもたちが思い出した前世が直前のものであったなら、そのとき彼らは、スワーンラタのように、なおも同じ肉体で生き続けている前世での知人と対面することになる。

また、たとえ長い年月と世代が過ぎ去っていたとしても、かつての親しかった人たちを識別することは充分に可能である。それがどのようなメカニズムで可能になるかは、私にはわからない。しかし私は、それが人間の本質、魂のレベルで可能であるということと、魂たちは未完結の仕事を完結させようとして、あるいは、愛の絆《きずな》を再生すべく、再び集まってくる傾向にある、ということはよく知っている。

私たちのほとんどが、誰かと初めて会い、その人の目を見つめた瞬間に、この人とは前にも会ったことがあるという確信めいた思いを手にしたことがあるはずだ。それはときには、ひと目惚れと形容される体験であることもあれば、生理的な嫌悪感として説明される体験であることもある。そして一般に、大人たちは、そのフィーリングを説明する前世の物語をほとんど覚えていることがない。

しかし幼い子どもたちの多くは、それを覚えている。そして彼らは、前世で知っていた人と出会ったときに、もしもまだ、前世など存在しないというアイデアを大人たちから押しつけられていなかったとしたら、その人の前にすーっと歩み寄り、目をじーっと見つめて、無邪気に尋ねるかもしれない。「私を覚えてる？」

そしてその出会いは、その後でもし彼らが、その人と共有した前世での体験を理路整然と語ったとしたら、その人にとてつもなく強力なインパクトを及ぼすことになる。子どもたちが語る前世の記憶は、れだった。

大人たちにも大きな影響を及ぼしうるのである。ビクトリア・ブラッグに起こったことは、まさしくそ

【ビクトリア・ブラッグ】

若く美しい牧師の娘、ビクトリア・ブラッグは、ある子どもが彼女に前世の記憶を語ってきたとき、ジョージア州のスポーツ施設で働いていた。その四歳児との出会いは、彼女の人生をまったく新しいものに変えることになった。すぐに彼女は、その子の正体と、その子が彼女の前に現れた理由を必死に探し始めている自分に気づいていた。

つい最近、彼女は私にこう語った。

十年ほど前のことです。その頃私は、あるスポーツ施設のフィットネスクラブで働いていました。あるときそこに、亜麻《あま》色の髪をした男の子が、母親と姉と一緒に入ってきたんです。マークという名で、四歳でした。その施設に走り込んできたとき、彼はひどく落ち着きのない子に見えました。せわしなく、周囲をキョロキョロと見回しているんです。

まもなく、その子が私の顔を見ました。と次の瞬間、私めがけて走ってきて、私の足に抱きつくんです。そのときの私の感想？「なんて馴《な》れ馴れしい子なの！」でした。

続いてマークは、小さなまん丸い顔で私を見上げ、言ってきました。

「覚えてる？　君が僕の店に来て、僕が君にひと目惚《ぼ》れして、その後二人で、僕の車でドライブに行って、すごく楽しい時間を過ごしたときのこと」

私はあっけにとられて言いました。「いま、なんて言ったの？」

するとマークは、同じ質問を一言一句違わずに繰り返しました。

私は彼に尋ねました。「それはいつのことなの、マーク？」

「覚えてないの？……ずーっと前のこと」

私は声が出ませんでした。頭がひどく混乱していました。私の分別《ふんべつ》を持った心は、その小さな男の子の話を、豊かなイマジネーションの産物として必死で無視しようとしていました。でも、私の背筋はゾクゾクし続けていて、それが私に、彼の話を無視することはできない、と言い続けていました。

半ば放心状態ではありましたが、もっと詳しく話を聞かなくちゃ、という強い衝動を感じてもいました。でも、私がそのショック状態から立ち直ったときには、すでに彼は走り去っていて、他の子どもたちと床の上で遊び始めていました。

その後、私はマークのことばかり考えていました。そしてその日の晩、思いあまって、ある友達に話を聞いてもらったんです。すると、その友達はこう言ってきました。

「あなたはもしかしたら、その四歳の子と、前に別の人生で一緒だったことがあるんじゃないの？　その子に、もっといろんなことを尋ねてみるべきよ。そしたら何かわかるんじゃない？」

数日後、マークが再びフィットネスクラブにやって来ました。彼はまたもや私のところに走ってきて、一緒にドライブに行ったときのことを思い出したかと尋ねてきました。私は、まだ思い出していないと答えました。彼は数日前に私に語ったことを、そのときとまったく同じように、もう一度私に語りました。そして、私たちは最初、友達だったが、後に夫婦になったのだと続けました。

「そのときあなたは、どんな名前だったの？」私は尋ねてみました。

「みんなはペインターって呼んでた」

「画家だったの？　その頃、あなたは絵を描いていたの？」

「いや、建物にペンキを塗ってたんだ」

「私たちの間に、子どもはいたの？」

「うん、女の子が一人」

彼はそう答えてから、私が先に死んで、その後すごく寂しかったと付け加えました。私をとても愛していたとも言っていました。

私はマークに、その後にも二度会いました。それで、自分でも不思議でたまらなかったのですが、彼に会う度に、彼への思いがどんどん強くなるんです。一人で夜ベッドに入っていると、切なくてたまらなくなるほどでした。彼のことを思い浮かべて、涙を流したことさえあります。ばかばかしく聞こえるかもしれませんが、私は心底、彼と一緒にいたいと思っていました。

もはやマークは、私にとって幼い子どもではありませんでした。いつの間にか私は、彼を成長した男性として見ていたんです。四歳の男の子に対してこんな思いを抱くなんて……そう考えて、すごく怖くなったりもしました。自分はどこかがおかしいのではないか、とも考えました。でも何よりも、彼と一緒にいられないことが、すごく悲しくて……。

マークがフィットネスクラブに最後にやって来たとき、私は彼の母親をつかまえて、彼が何かおかしなことを話していないかと尋ねてみました。すると彼女は、マークがしょっちゅう私のことを話しているると言うんです。私を愛している、私と一緒にいられなくて寂しいということを、いつも言っている……そう言うんです。それから、私を前と同じようにドライブに連れて行きたい……彼はそんなことまで母親に話していたんです。

さらに彼女は、以前のマークはフィットネスクラブに来るのをいやがっていたのに、私と会ってからは、次が待ち遠しくてたまらなくなったとも言っていました。そして彼女は、そんな息子の状態にひどく戸惑《とまど》っていると告白してきました。それは私も同じでした。さらに私は、少し脅えているとも告白しました。彼女もそうだと言ってきました。それはそうです。そのとき私たちは、なんせ輪廻転生について話していたんですからね……。

私たちの会話は、そこまででした。急な用事ができてあたふたしているうちに、彼らが帰る時間になってしまったからです。そして私は、そのすぐ後にそこを辞《や》め、新しい仕事に就きました。マークとの接点がそれでなくなり、その後、彼とは一度も会っていません。

ただし、私にとってはそれで終わりではありませんでした。マークとのこの体験は、その後何年もの間、私の頭に取りついて離れませんでした。彼のことを考えずにはいられないんです。一体あれにはどんな意味があったんだろう、とも考え続けました。彼は私のところに走ってきて、どうしてあんなことを言ったのだろう？

そしてあるとき、思案の末、前世療法のセラピストに相談することにしたんです。私はすぐに問題の前世へと退行し、マークから聞かされたことがすべて真実であったことを知りました。彼との出会いや結婚生活の様子をハッキリと見ることができたんです。小さな娘を横に乗せて交通事故を起こしたときの様子も見ることができました。娘は生き残りましたが、私はそれで死にました。その後、夫は私の死を乗り越えることができなくて、アル中になってしまいました。

その退行セッションは、マークがどうして私の前に現れたのかは説明してくれました。でも、私の悲しみを取り除くことはしてくれませんでした。私は、愛をだまし取られたかのような気分でした。マークと私は、どうしてもう一度一緒になれないの？　いまこうやって話しながらも、泣き出してしまうそうです。彼にごめんなさいって言いたくて……。彼を残して先に死んでしまうなんて……本当につらい思いをさせてしまいました。

フィットネスクラブで会ったときに言っておけばよかったんですけど、あのときにはまだ、私が先に死んで彼をあんなに悲しませたなんてこと、まったく知りませんでしたから……もっとたくさん尋ねていればよかった……。

でも、彼がなぜ私のところに戻ってきたかは、よくわかったつもりです。彼は自分がもう大丈夫だということを、私に知らせたかったんです。そして、「私たちはこうやってしっかりと戻ってきて、再び生きている」ということ、それから「愛の絆は死よりも強い」ということも、きっと言いたかったんだと思います。

それと、「私たちは今回の人生では、一緒に生きるべきでない」ということを、彼はどこかで知っていた……でも彼は、私にもう一度会いたかった……私と離れていて寂しかったから……私にもう一度「愛してる」と言いたかったから……私はそう信じています。

子どもの心

私はこれまでに、何人もの親たちから、彼らの子どもたちは「引き金」も「催促」も存在しない状態で前世の記憶を語り始めたと聞かされてきた。そして、それを聞いても私は驚かなかった。子どもたちの心の論理には、大人にはうかがい知れないものがあるからである。

幼い子どもたちは、とても頻繁に、目の前の話題とはまったく無関係の見解や思い出、情報、空想などを唐突に語り始める。そしてそれは、私たちが子どもたちといることで手にできる大きな楽しみの一つでもある。チェースとサラが幼かった頃、スティーブと私は、こんなことを言ってよく笑い合ったものだ。

「この二人の脳には、出任せ情報抽出装置が組み込まれていて、彼らの口から何が出てくるかを決めているのは、その装置なんだ」

もし前世の記憶が、多くの研究者たちが言うように、潜在意識の中で他のあらゆる種類の情報と混在しているとしたら、それもまた、この「出任せ情報抽出装置」によって出任せに抽出される可能性があるわけだ。だとしたら、前世の記憶が、突然何の理由もなく子どもの口から出てきたとしても、不思議なことなど一つもない。

しかし、事例の数が増えるに従い、私は、この種の前世想起の中に、あるパターンが存在することに気づき始めた。「うちの子が前世について話し始めたとき、私たちは車に乗っていました」と証言する親たちがとても多かったのだ。

そのため、ある頃から私は、「車はどうやら、前世行きタイムマシンのようです」などと冗談を言うようになっていた。ただし、冗談は半分で、もう半分は本気だった。私は真剣に考えた。車と前世の想起は、もしかしたら本当に関連があるのかもしれない。

そしてあるとき、私は当たり前の事実に気づくことになった。走行中の車の揺れには、子どもたちを自然にトランス状態へと導く効果があるのでは？　そうだ。そうなんだ。私はすぐに納得していた。

私たち母親はよく知っていることだが、車というものは、子どもたちを寝かせるためのよくできた装置である。あらゆる年齢の人間が、眠りに落ちる寸前、顕在意識と潜在意識の境界領域――イメージと直感的印象に満ちた、束の間のトワイライト・ゾーン――に進入する。ちなみにその状態には、「入眠状態」という名が付けられている。

そしてそれは、言うまでもなく、ある種のトランス状態であり、前世の記憶を含む潜在意識内の情報が、とても浮上してきやすい意識状態に他ならない。もし子どもたちが、眠りに落ちることなくその状態の中を漂い続けていたとしたら、そのとき彼らは、前世のことを思い出すには格好の状態の中にいることになる。

さらに私は、この考えを発展させ、子どもたちの心の状態そのものが「引き金」なのだというアイデアに行き着いた。車に乗ることばかりでなく、子どもたちの心をトランス状態、あるいはリラックスした状態へと導くあらゆる状況が、彼らの前世想起を促しうるのである。例えばブレークの母親は、彼の背中をさすってやることで、彼の前世想起を援助した。まったく同じことをしていた母親を、私は他にもたくさん知っている。

風呂に入っているときやベッドに横になっているときにも、多くの子どもたちが自然に前世を思い出している。一歳半のエルスペスは、「私は修道院で暮らすの」と話し始めたとき、お風呂に入っていた。揺り椅子やブランコ、ハンモックなどの動きも、催眠療法士が揺らす時計と同じくらい効果的に、子どもたちを意識変容状態へと誘いうるものである。

子どもたちはまた、絵を描いたり、折り紙をしたり、粘土細工をしたり、作り話をしたりといった、いわゆる創造活動に従事しているときにも、自然に穏やかなトランス状態に進入する傾向にある。その種の活動は、論理的な左脳ではなく、潜在意識と直結していると言われる創造的な右脳を多用して行なわれることが、おそらくその理由であろう。

事実、子どもたちを扱っている前世療法セラピストたちは、子どもたちの前世の記憶にアクセスするための有効なテクニックの一つとして、彼らによく絵を描かせている。コートニーも、前世の記憶を語り始めたとき、キッチンで古いカレンダーにいたずら書きをしていた。

母親の心

チェースがヒステリーを起こしたあの七月四日の少し後で、私の心にある疑問が湧きあがった。

これがいま頃になって初めて起こったのは、なぜなのだろう？　どうして前には起こらなかったのだろう？　チェースはあの日以前にも、何度も花火を見ていたし、大きな音も何度となく聞いていた。しかし、あの記憶が表面化した（恐怖症という形で）のは、あのときが初めてだった。何か他の要因でもあるのだろうか？

すぐに私は、こんな推理を行なっていた。もしかしたら、私自身が何ヶ月か前に前世退行を経験し、前世に対する新しい認識を手にしていたことが、潜在意識レベルで、彼の前世想起を、そしてサラのそれをも、促すことになったのではないだろうか？　彼らの潜在意識は、彼らの前世物語に対する私の受け入れ態勢が整ったという信号を、何らかの形で受け取っていたのかもしれない。

私は直感的に、この推理が正しいことを知っていた。しかしながら、もっと多くの証拠がそろわない限り、このテレパシー理論は証明が難しい。そこで私は、この推理を、近い将来解明が望まれるもう一つの謎として、心の「未解明ファイル」に、ひとまず収納した。

その後、私は他の母親たちの話を聞き始めた。コリーン・ホッケンは、ブレークが前世の記憶を語り始める前日に、オプラ・ショーの中でブライアン・ワイス博士が子どもたちの前世について話すのを聞いていた。

私は彼女に尋ねた。

「その日以前にもブレークは前世の話をしていたのに、あなたは前世なんてありえないと考えていたために、それに気づかなかった、という可能性はありませんか?」

「うちのどちらの子も、前世に関することはもちろん、それを示唆するようなことさえ、以前には一度として口にしたことがありません」彼女の答えは、明快な「ノー」だった。

しかし、コリーンがその可能性に心を開いたとたん、ブレークの記憶は劇的にその姿を浮上させることになった。

もう一人の母親、シャロン・ベネデートは、あるセラピストに導かれて、ロシア人として生きた前世に退行した。そのときに彼女は、いまの息子であるジョーイが、その前世でも息子であったことを知ることになったのだが、その二日後に驚くべきことが起こった。五歳のジョーイが、ロシアでシャロンの息子として生きたときの前世を、悪夢の形で見始めたのである。言うまでもなく、以前には一度もなかったことだった。

シャロンは、自分の退行体験がジョーイの前世想起を潜在意識レベルで促すことになったのだと確信していた。彼女は自身の退行体験のことを、家族にも誰にも話していなかったのである(この事例は第13章で詳述)。

私はあるパターンを見始めていた。それは、前世の記憶に対する母親の受け入れ態勢が整ったときに、子どもたちの前世の記憶が初めて浮上してくる、というパターンだった。

ただし、だからといって、子どもたちの前世想起は、母親がその受け入れ態勢を整えない限り、絶対に起こらない、ということでは決してない。

事実、これまでに前世の記憶を語ってきた子どもたちの親の中には、前世のことなど考えたこともなかったり、前世というアイデア自体に嫌悪感さえ感じていた親たちが、数多く含まれている。ハリソン夫妻の事例に登場しているのは、ほとんどがその種の親たちであり、同じような親たちは、スティーブンソン博士のインドにおける事例の中にも少なからず登場している。

【ママ、何を書いてるの？】

親の新しい認識は、確かに、子どもたちの前世想起の絶対条件ではない。しかし私は、それが、少なくとも「前世の記憶の浮上時期を決定する要因の一つ」であることを示す事例を、次々と発見することになった。私はこの問題にますます興味を募らせていった。

ニュージャージー州に住むサンディーは、七歳の息子デイビッドとの関係を理解することに苦闘していた母親であり、セラピストでもあった。

「彼はまるで、私が敵であるかのように振る舞っていました。私から自分を守らなくてはならない。そんな態度なんです。私は悩みました。自分はそんなに悪い母親なのだろうか？　自分はもしかしたら、愛と善意に欠けた人間なのだろうか？　毎日、そんなことばかり考えていました」

サンディーは、「内なる声」の助けで個人的な問題を解決する手段として、定期的に自動書記を行ない続けている。その作業は、静かに座って軽いトランス状態になるまで瞑想《めいそう》を続けることでスタートする。続いて彼女は、質問を心の中に保持しながら、ペンを持った手に自由に文字をつづらせる。そしてそれを、答えが出てくるまで続けるわけである。

ある日彼女は、息子との関係改善をテーマに、この作業を行なうことにした。


その日私は、自分が自動書記を行なうときにいつも感じている、穏やかさと安全を感じていました。私のハートと心の中にあった質問は、「デイビッドに、一体何が起こっているのだろう？　彼はどうして私を敵のように扱うのだろう？」でした。

すぐに私は、自分の手が書いた文章に驚くことになりました。私はこんなことを書いていたんです。

「デイビッドの行動は、迫害され、労働を強要され、虐待されて生きた多くの前世を考慮しない限り、理解できない」

彼があんな行動を示していたのは、無理からぬことだったのです！　私は、自分が背負っていた重荷――「自分は悪い母親かもしれない」という不安――から一気に解放されました。そして、デイビッドを慰め、援助する方法を探すことが、私の急務になったのです。私はその方法に思いをめぐらし始めました。

と、そのときです。デイビッドが部屋の中に入ってきました。そして私に、「何を書いてるの、ママ？」と聞いてくるんです。私は驚きました。というのも、私はその自動書記を一年半前からやっていたのですが、その間に彼は、作業中に部屋に入ってきたこともなければ、私がやっていることについて尋ねてきたことも、一度もなかったからです。

「いろんなことについて書いてるんだけど、今日はたまたま、あなたについてよ。なんて書いたか読んでもらいたい？」

私がそう言うと、彼は力を込めて「うん！」と答えました。

私はそれを読みました。彼は真剣に聞いていました。読み終えて彼を見ると、彼の表情は明らかにいつもとは違いました。遠くを見ているような目つきで、真剣に、じっと何かを考えている、という顔つきなんです。

そして次の瞬間、私はさらに驚かされることになりました。まるで誰かに内側のスイッチをポンと押されたかのように、前世の話をとうとうと語り始めたのです。彼が、そんなふうに語るのを、私は聞いたことがありませんでした。とてもハッキリとした発音で、一つ一つの言葉をかみしめ、話の内容をいちいち確認しながら、事実をそのままに語っている。そんな感じなんです。私は静かに座って聞き続けました。

そのときデイビッドは、結局、全部で五つの前世について話しました。彼は、かつての自分が体験した迫害、恐怖、失望、そして苦難を、事細かに語りました。様々なシーンを思い出し、彼が愛した人たち、嫌った人たちの双方を、詳細に描写しました。

彼が最後に描写した前世は、それまでのものとは明らかに様子が違いました。それはいわば、ご褒美《ほうび》の人生だったようです。とても穏やかで平和な一生でした。

そのとき以来、デイビッドと私は彼の前世について、気軽にいろんな話をするようになりました。でも、彼があの特別な午後みたいに、流暢に、確信に満ちて語ることは二度とありませんでした。

デイビッドは、その瞬間になぜ部屋に入ってきたのだろう？　母親が彼のことについて質問を発し、書いているということを、直感的に知覚したからなのだろうか？　母親が彼の前世を受け入れ、前世での彼の苦難に理解を示したことを、潜在意識レベルで感じたからなのだろうか？

サンディーと私はどちらも、これは偶然の出来事などではなく、母と子の潜在意識レベルでの直接的なコミュニケーションの結果だったと信じている。

デイビッドは実際、「引き金」に二度遭遇した。最初は部屋に入ってきたときで、二度目は、母親に自動書記の内容を読んでもらったときである。

サンディーの瞑想が作り出していた雰囲気と、デイビッドの前世に関する彼女の新しい認識によって、ある種の超感覚的空間が準備されていた。それが最初の引き金である。続いて彼女が行なう必要のあったことは、デイビッドの前世に関するほんの少しの情報を、彼に伝えてやることだけだった。それでスイッチが完全に入り、記憶がとめどなく溢れ出てきた。

母と子のテレパシー

サンディーの話を聞いて私は、「母子間のテレパシーは前世想起の強力な引き金の一つである」という自分の理論に、ますます自信を深めた。彼女の物語は、母親と子どもが日常的に体験しているテレパシー・コミュニケーションに関する数多くの報告を、私に思い起こさせた。

このコミュニケーションの存在は、権威ある文献の中ではほとんど認知されていないが、少なくとも私が知る限りでは、母親たちの間ではほぼ常識だと言っていい。とても多くの母親たちが、真夜中だというのに、赤ん坊がむずかり始める寸前にしっかりと目を覚ます、という体験を積んでいる。

この種の母親のテレパシーは、幼い子どもに危険が及ぼうとしたとき、最も劇的に認識されてきた。よちよち歩きの子どもがプールの縁に近づいた瞬間、ハッとして顔を上げて一難を逃れた母親もいれば、子どもが道路に飛び出そうとしたまさにその瞬間に、ふと窓から外を見て、大声で呼び止めた母親もいる。

親子間のテレパシーについて研究してきた学者は、極めて数が少ない。そしてそれは、驚くに当たらない。理由は明白である。これは、父と子の間よりも、母と子の間での方が、はるかに頻繁に発生している現象であるからだ。

母親たちは、自分が産んだ子どもに自然に波長を合わせている。自分の体の中で九ヶ月もの間養っているのだから、当然と言えば当然のことだ。心理学者たちは、妊娠期間中、母親の意識とおなかの子の意識は融合状態にあると信じている。母親が考えたり感じていることの少なくとも一部は、子宮内にいる赤ちゃんに共有されているのである。そしてその深い結びつきは、へその緒が切り離された後でも、決して完全には切断されることがない。

トーマス・アームストロング著『The Radiant Child（光の子）』（邦題『光を放つ子どもたち』日本教文社）の中で、この現象を研究してきた精神科医のジャン・エレンバルト博士の言葉が引用されている。「超感覚的知覚（ESP）は、乳幼児と母親とをつなぐ、共生のための自然な絆である。テレパシーは、まだ言語を用いることのできない乳幼児が、生存に不可欠な基本的ニーズを伝えるための、原始的な手段に他ならない」

私は考えた。もし母と子の間のテレパシーが現実であるとしたら、母親の新しい認識が子どもの前世想起の引き金になりうるという私の理論も、充分に成り立つのではないだろうか。

最終的に、次の二つの新しい事例が、この理論の現実性を私に完璧に確信させた。

【認識の連鎖反応】

ニューヨーク州北部に住む姉の家で行なわれた独立記念日（七月四日）のパーティーで、私はエローナに会った。彼女は姉の友達で、三人の子どもの母親だった。彼女と私は、バーベキューに舌鼓を打ちながら、その晩に子どもたち全員を花火大会に連れて行くための戦略会議を開いたが、その会話の話題はとても自然に、数年前の独立記念日と私の子どもたちの前世想起へと移っていった。

エローナは私の話に夢中になった。そして、自分はホロコーストで死んだ子どもだったということを、子どもの頃からなぜか信じ続けてきた、と告白した。彼女は、自分がなぜそう感じるのかを理解できないまま、ずっとそれまでの人生を生きてきていた。彼女の宗教には輪廻転生の概念はなく、彼女自身、そんなことなど考えたこともなかったという。

しかし、ホロコーストで死んだ前世への彼女の思いは深く、それはその日も、私たちがスイカを食べ終えたあたりで再び噴き出してきたようだった。「もうやめよう。今日はここまで」そう言って彼女は涙を拭いた。

一週間後、彼女の息子サギブが、車の中で自然に前世を思い出した。彼女は、彼が話し始めてすぐ、それが前世物語であることを確信したという（この事例は次の章で詳述）。

彼女はまた、独立記念日の私との会話が前世に関する彼女の認識を変え、続いてその新しい認識が、息子の前世想起の引き金になった、ということも同じように確信していた。母子間テレパシーの、もう一つの事例が発生していた。

そして、この話はまだ終わらない。九月末になって、私はエローナに、この本のために書いた彼女の事例に関する草稿を郵送した。彼女が友人のアンナの訪問を受けたのは、その草稿に目を通そうとして、ちょうど椅子に座ったときのことだった。

「何なの、それ?」アンナは尋ねた。

エローナはアンナに草稿を差し出した。アンナがそれを読んで言ったことは、これだった。「こんな話、信じられないわ。きっとあなた、夢を見たのよ」

エローナは、サギブが本当に前世を思い出したのだということを、自分がなぜ確信しているのかを説明した。彼女はさらに、チェースの物語を話して聞かせ、彼の騒音恐怖症がたちどころに治ってしまった経緯《いきさつ》も説明した。しかしアンナは納得しなかった。

そこでエローナは、最後の攻撃に打って出た。

「ところで、あなたの息子のセスだけど、フェイス・ペインティングを怖がっていたわよね? どんな種類のものでも駄目なんでしょう? ハロウィンのときなんて一日中、縮こまってるしかないじゃない。あれ、どう説明する?」

「私だってあんなもの好きじゃないわよ。きっと私の血を引いたんだわ」アンナはまったく動じないふうだった。

しかしその二日後、彼女はひどく取り乱した声でエローナに電話してきた。電話越しにアンナは、五歳の息子に起こったことを声を震わせながら告白した。

セスがね、ベン(彼女の夫)と私と一緒に車に乗ってたんだけど、いきなり父親に、こんなことを言ってきたの。「パパのお母さんは死んだの?」

すぐにベンは、「なに言ってるんだ？ おばあちゃんが元気だってこと知ってるだろ？」って言ったわけ。当然よね？ するとセスは、悲しそうな声で、「僕のお母さんは死んだんだ」なんて言うの。ベンはもうカーッときて、「さっきからお前は何を言ってるんだ！ いい加減にしろ！ お前のお母さんは、ここにいるじゃないか！」……わかるわよね？ でもセスは、全然ひるまないの。それでさらに、「僕のお母さんは重い病気にかかって、その後で死んだんだ」なんて言うの。まるで大人みたいな話し方だった。

しょうがなくて私は、セスにそのお母さんの名前を尋ねてみたの。そしたらその名前、アメリカ先住民の名前のような響きなの。それで彼は、そのときこんなことも言ってきたの。「彼女はすごく年を取っていた。僕も年を取っていた。彼女は死ぬ前に、ある人を探してくれるよう、僕に頼んだんだ。でも僕は探せなかった」

そう言うとセスは泣き出したの。しかも、その泣き方が、まるで大人の男がこらえながら泣いているみたいなのよ。涙が頬をつたって流れていて……。彼、母親が死んですごく悲しいって言ってた。誰かを探すという母親との約束を破ってしまったと言って、すごく落ち込んでもいたわ……。

アンナの話がひと通り終わった後で、エローナは尋ねた。「それで、フェイス・ペインティングとはどう結びついたの？」

それに対してアンナは、「私、怖い。セスが、なんか別の人間に見えてきて。どうしたらいいか、わからない」としか答えなかった。

それから数日後、エローナは私に電話でこう言ってきた。

「私に電話してきたとき、アンナはずいぶん頭が混乱してたみたい。ひどく動揺してもいたわ。だって、人間は一度しか生きないということを、いくら私の話を聞いても信じ続けていたのに、私が説明したのと同じサインを、セスが示しているところを見てしまったんですからね。自分の五歳の息子が、真面目な毅然とした態度で、これは明らかな事実だ、冗談なんかじゃない、という顔をして、アメリカ先住民だったときの話をするわけだから、怖くなるのも無理はないわよ。それで彼女、セスと前世の話をするのは、もういやだって言ってるの。彼が早く忘れてくれるのを、祈るような気持ちで待ってるみたいよ」

エローナと私は、セスがフェイス・ペインティングを怖がっていたのは、それが、母親との約束を守れなかった悲しみを含む、アメリカ先住民だった頃の記憶を呼び覚ます、引き金だったからだろう、ということで意見が一致した。

私たちはその後しばらくして、また電話で話をした。ハロウィンのすぐ後のことだった。

「ハロウィンの晩にセスに会ったんだけど……」エローナは言った。「顔に絵の具を塗りたくったお客たちを、全然怖がらないの。逆に面白いって言って喜んでたくらい。前世の記憶を取り戻す前の九月には、あんなにフェイス・ペインティングを怖がってたのに。前世を思い出した後で、彼もあの恐れからきれいに解放されちゃったみたい」

素晴らしいことが発生していた。アンナが前世に関するアイデアにさらされた二日後に、セスの前世の記憶は浮上した。アンナがなおも、前世の存在を信じてはいなかったというのにである。そして、単に前世の記憶を語っただけで、セスはフェイス・ペインティングに対する恐れから解放されるという、素晴らしい恩恵を手にできたのだ。

エローナは、私と会ってからの一連の出来事を、大きな驚きとともに振り返ったものだ。私が語ったチェースの物語が、彼女の前世に関する認識を変え、その新しい認識が、彼女の息子サギブの前世想起を促した。

そして、エローナによってもたらされたアンナの新しい認識は、なおも疑いに満ちた、前世のおそらく可能性のみを受け入れるものだったにもかかわらず、彼女の息子の前世想起を促し、その結果として彼の恐怖症が癒されることになった。

「まるで引き金のネットワークみたい。みんな、しっかりとつながってる。認識の連鎖反応ね、これは……」エローナが興奮気味に続けた。「あなたの本が出版されたら、一体どんなことが起こるんでしょうね?」

「わからない……」私は答えた。「でも、想像はできるわ!」

第12章　親にできること

あなたはいま、あなたの子どもがいきなり「僕の前のママは……」などと言ってきたときに、臆《おく》することなく前向きに行動する心構えはできているだろうか？

もしまだであるようなら、まず第一に、「それと同じような状況に直面し、それを見事に切り抜けてきた親たちが、すでに数多く存在する」という事実を頭に刻み込むことだ。

それらの親たちのほとんどは、いかなる導きも受けることなく、自らの手でそれを行なってきた。その際に彼らが使うことのできた道具は、愛、直感、そして子どもの話に耳を傾けようとする意志のみだった。この本で紹介されている事例の数々は、彼らがどのようにしてこの問題に立ち向かってきたかの真実の記録である。

もし彼らにできたのであれば、あなたにも必ずできるはずだ。しかも、彼らよりずっと容易にである。あなたは、すでに前世の記憶とはどのようなものであるかを知っており、参考にできる数多くの事例を与えられてもいる。

この体験を誰の助けも借りずに切り抜けてきた親たちの多くは、当惑と混乱とともにその第一歩を踏み出した。前世の記憶が存在する可能性さえ教えられていなかったからだ。彼らはまず最初、「この子はおかしくなってしまったのではないか」という恐れと格闘しなくてはならなかった。

しかし、いまのあなたは、「ヘレン・ウォムバック博士の手で、前世の存在が科学的、統計学的に明確に証明されている」という事実を知っている。さらに、二五〇〇を超す事例を記録するイアン・スティーブンソン博士の科学的資料は、「前世の自然想起は、子どもたちの間では当たり前の現象である」ということまで証明している。

よって、もしあなたの子どもが前世の話を始めたとしたら、そのときあなたは、あなたの子どもは正常であり、多くの仲間がいるのだという思いを胸に、自信を持って前に進めるのである。

あなたはまた、「前世想起は極めて有益である」という事実にも支えられている。「前世想起は、前世から持ち越している未解決の問題を癒すための好機である」という事実が、前世療法セラピストたちによって明らかにされてきた。と同時に、「前世想起は、現世でのより自信に満ちた、より有意義な生き方につながる霊的洞察をもたらしうるものである」ということも、すでにあなたは知っている。

さて、これで前向きに行動する心構えはできあがったことと思う。あとは、いざ子どもが前世について語り始めたときに、それに対する適切な対処を心がけるのみである。

では、あなたの子どもが前世の記憶を語り始めたとき、あなたは実際、具体的にどう対処したらいいのだろう?

参考までに、私がこれまでの調査と研究を通じて体系づけてきた、五つのステップからなる対処法を紹介しよう。

①穏やかさを保つ
深呼吸をする。心からあらゆる雑念を取り払い、自分のあらゆる注意を子どもに向ける。

②無条件に受け入れる
子どもが語ることを真実として受け入れる。これによって記憶の流れが維持され、好結果が保証される。

③物語のテーマを明らかにする
まず子どもの話にじっくりと耳を傾け、浮上してきた物語の中の事実やフィーリングを明確にする。続いて、その物語の根本的なテーマを探し出し、それといまの人生との関連性を突き止める。

④感情を自由に表現させる
子どもが記憶の流れに従うことを常に許すとともに、子どもがどんな感情でも素直に表現できるよう取りはからう。

⑤過去を現在から分離する
子どものために、過去の事実やフィーリングを現在のそれらから分離してやる。

これらのステップは、番号をふって並べられてはいるが、番号順に実行する必要はまったくない。子どもの記憶がどのような現れ方をするかは、千差万別である。ときには、記憶のすべてが一挙に現れてくることもある。そんなときあなたは、考える間もなく直感的に反応しながら、五つのステップのすべてを同時に実行することになるかもしれない。

また、記憶が少しずつ浮上し、すべて出尽くすまでに、数週間、あるいは数ヶ月を要する、ということもあるだろう。そしてその場合には、出てきた記憶の意味をじっくりと考えたり、反応を計画する時間もたっぷりと取れるかもしれない。

そして、たとえどんなときにも、これらのステップにこだわりすぎたりは決してしないことだ。あなたが第一に従うべきは、これらのステップではなく、あなたの子どもの記憶の流れである。

また、これらのステップを暗記しようと努める必要もまったくない。前世の記憶に対処する作業は、技術的なプロセスではないのである。そもそも、あなたにとってこの作業は、あなた自身の子どもとのコミュニケーションであり、あなたはすでに、親として、どうしたらいいかをよく知っている。と同時に、自分を信頼することだ。あなたは、あなたがいま読んでいることのすべてを、特別な努力などしなくても、自然に吸収しているはずである。今後、あなたの子どもがいつ前世を思い出そうとも、あなたはそのときに、自分がどうしたらいいかをきっとわかっている。

一番大切なことは、常にポジティブな反応を心がけることだ。どんなときにも、受け入れと激励、そして愛を忘れないことだ。私はこれまで、ネガティブな反応が適切であるケースには一度もお目にかかっていない。子どもたちの語る前世の記憶に反応しているときには、誤りを指摘したり、叱ったり、異論を挟んだりすることは、絶対にしないことである。

穏やかさを保つ

あなたが車を運転していて、隣に乗っている三歳の愛娘とおしゃべりをしているところを、思い描いていただきたい。

「私、別のママと一緒にいたとき、男の子だった」

彼女が突然、それまでとはまったく異なった口調で、そんなことを言ってきた。

その瞬間、あなたの心の中に、様々な思考や印象の渦巻きが発生する。

それまでとは明らかに違う淡々とした口調。その声の方向に目を向けると、あなたの可愛い三歳の、穏やかで、真剣で、輝かしい顔がある。

すぐにあなたは、独特のエネルギーを感じる。あなたのあらゆる感覚が「気をつけ」の姿勢を取る。

すでにあなたは、彼女が前世の記憶を語っていることを知っている。

さて、次にあなたが行なうべきことは何だろう？

車をぶつけないようにすることである！　これはジョークではない。子どもたちが車に乗っているときに前世の記憶を蘇らせることは、前にも述べたように、よくあることである。あなたの子どもが前世を思い出すのも、もしかしたら車の中かもしれない。

そのときにもし、心臓がドクドクと打ち出したり、震えだしたりしたといった、何らかの動揺のサインが現れてきたとしたら、すぐに車を道端に止め、心を努めて穏やかに保ちながら、あなたの子どもに注意を集中することだ。

また、たとえどこにいるときでも、子どもの記憶が浮上してきたときには、それまで自分が行なっていたことをすぐにやめ、子どもに全神経を集中すべきである。

ほとんどすべての親が、自分の子どものこの種の変化に気づいた瞬間、ある程度は怖さを感じ、興奮し、狼狽するものである。子どもの話に集中できるよう、意識して穏やかに、冷静になるよう努めることだ。そのための良い方法の一つに、深呼吸がある。深呼吸はショックを和らげ、心を落ち着かせるための素晴らしい道具である。

そして、その深い呼吸を、最後まで続けるよう努めることだ。意識的に深い呼吸を続けて穏やかさを保つことで、あなたの感受性も向上する。そしてそれが、子どもとの一体感の形成を強く促すことにもなる。

前世の記憶が浮上する瞬間……それは、時間の幻想を打ち砕く神秘的な瞬間である。それ以降、あなたの子どもは、文字通り時間を超えた空間の中に進入する。そして、もしあなたが穏やかさを保つことができたなら、あなたもまた彼女と一緒に、その空間の中に進入できる。

そのときあなたは、自分が子どもと一緒に独特なエネルギーに包まれていることを感じるだろう。そのときあなたは、外側の世界の喧噪から一時的に完全に隔離されている。そのフィーリングを守ることだ。他の家族を呼びに行ったり、テープレコーダーを取りに走ったりはしないことだ。子どもの話をメモったりもしないことだ。

もしあなたが部屋を離れたり、大声で他の誰かを呼んだりしたら、あなたの子どもは気を散らされ、あっという間に通常の意識状態に戻ってしまうかもしれない。メモを取る動きも好ましくない。話の内容を忘れてしまう心配は不要である。時間が経っても、必要なことは必ず覚えている。後でゆっくりと書き留めればいい。

無条件に受け入れる

たとえ他のことはすべて忘れてしまったとしても、あなたの子どもの記憶を真実として無条件に受け入れることだけは、絶対に忘れないことだ。これは決定的に重要なことである。あなたが彼女を信じていること、彼女が話していることはあなたにとって大切なことだということを、彼女にハッキリと知らせることである。

あなたは、妥当な質問、妥当な見解、そして愛情のこもった話し方を通じて、自分が彼女の話すことに心から興味を抱いていること、ひいては、彼女を無条件に受け入れていることを表明できる。

自分の子どもを無条件に受け入れることで、あなたは彼女に、「私は何を話しても安全なんだ。何を話しても、馬鹿にされたり、悪い子だ、変な子だなどと考えられたりは絶対にしないんだ」という安心感を与えられる。

妥当な質問をすることで、子どもに話し続けさせることだ。あなたの子どもが前世の記憶を語り始めたときにあなたがまず心がけるべきことは、とにかく彼女に語らせて、物語の内容を明確にするために必要な情報を充分に引き出すことである。

この目的を果たすための一番簡単な質問は、カウンセラーやセラピストたちが「リステイトメント（発言の繰り返し）」と呼ぶ質問だ。あなたの子どもが口にした言葉を、質問のようなイントネーションで、彼女に返してやるだけでいいのである。

例えば、もし彼女が「私に別のママがいたとき……」と言ってきたとしたら、「あなたに別のママがいたとき？」といったように反応すればいい。彼女が「悪い男たちが私を銃で撃って、私は水の中で死んだの」と言ってきたときには、「あなたは水の中で死んだのね？」あるいは「悪い男たちがあなたを撃ったのね？」といったところだろう。

あなたの「リステイトメント」は、子どもに対する、あなたからの明らかな受け入れの表明でもある。この種の質問をしたとき、あなたは彼女に、「私はあなたの話を真剣に聞いているわ。そしてもっともっと聞きたいの」というメッセージを送ったことになる。これは、子どもの記憶の流れを持続させるための、パワフルなテクニックの一つである。

疑いを表明したり批判することになったりしなければ、彼女が話していることが本当に前世のことなのかどうかを確かめるための質問も許される。例えば、同じような物語をテレビで見たことがあるのかどうか、幼稚園で、あるいは友達から聞いたことがあるのかどうか、といった質問である。

ただし、この種の質問には細心の注意が必要だ。優しい口調の「ちょっと聞かせてくれる？」という感じの話し方を心がけることだ。間違っても、「こんな下らないことを、どこで聞いたんだ？」という感じの話し方はしないことである。

そして、あなたの子どもが前世の話をしている間は、彼女が何を言っても、それが本物の前世の記憶かどうかの判断は行なわないことだ。もしかしたら、それは違うかもしれない。しかし、話を聞いている間は、すべて本物として受け入れる。これは子どもにとってのみならず、あなたにとってもいいことだ。自分の頭の中で討論会を開いていたのでは、子どもの話に集中することなどできっこない。

あなたの子どもが話をしている間は、彼女がそのアイデアやイメージをどこで手に入れたものであろうと、いっさい気にしない。この姿勢が大事である。常に心を開き、子どもが話すことのすべてを、真実として受け入れ続けることである。本物か偽物かの判断は、彼女が話し終わり、すべてが通常の状態に戻ってから行なえばいいことだ。

子どもが語る記憶を真実として受け入れることは、親子関係に、計り知れないほどに素晴らしい影響を及ぼすことでもある。子どもたちは、前世の記憶を語っているとき、彼ら自身の内側の繊細な部分をさらけ出している。彼らの記憶を受け入れることは、彼ら自身を深く受け入れることに他ならないのである。親による無条件の受け入れは、親子間に深いコミュニケーションのチャンネルを開き、そのチャンネルが存在するとき、親子間には自然に相互理解が生まれることになる。

子どもの記憶を受け入れないこと、あるいは否定することの影響も莫大だ。もちろん逆方向にである。子どもたちは、親から自分の記憶を疑われたり、否定されたり、馬鹿にされたりすると、たちまちひどい混乱に陥ることになる。彼らにとってそれは、本当のことを言ったために顔に張り手をくらったようなものなのだ。

その結果彼らは、二度と疑われたり笑われたりしないようにと、自分たちのその深い部分に蓋をしてしまうことになるかもしれない。あるいは、自分の内なる体験のすべてを疑うようになってしまうかもしれない。いずれにしても、それではもはや、親子間の真のコミュニケーションは望むべくもない。

とにかく、他の何をさておいても、子どもの話を最後まで受け入れ続けることである。

物語のテーマを明らかにする

あなたの子どもが前世の記憶を語り始めた瞬間から、あなたの一番の目標は、物語のテーマ、すなわち、子どもが何のためにその記憶を語ろうとしているのかを明らかにすることである。これはいわば二段階の作業で、まず最初は、その前世物語を構成する事実やフィーリングを明確にすること。続いて、それをもとにして物語のテーマを突き止める。

一度物語のテーマが明らかになれば、あなたの子どもがどんな援助を必要としているかも、自《おの》ずと明らかになる。

あなたの子どもがあなたに語ってくることを、開かれた心で集中して聞き続けることだ。適切な質問を発して、彼女にどんどん話し続けさせよう。彼女の表情や体の動きにも注目する。あなたの内側から湧きあがってくる気づき、あるいは直感にも注意を怠らないことだ。

そして何よりも重要なことは、物語の進行を子どもにリードさせること。彼女の頭の中にあなたのアイデアを送り込んだりはしない。彼女がどこに向かおうとしているのかを知っている、などとは間違っても考えないことだ。話をするのは、子どもでなくてはならない。彼女が自由に話し続けているときには、質問を極力控え、その流れを妨げない。子どもの会話のリズムに常に歩調を合わせるよう、心がけることである。

もし物語が一気に噴き出してくるようなら、あなたが行なう必要のあることは、集中して聞くことだけである。もし何か言うとしたら、子どもを無条件に受け入れ激励する、「あっ、そうなの」「なるほどね」といった単純なフレーズ、あるいはときおりの「リステイトメント」くらいである。

しかしながら、もしあなたの子どもが話すことを躊躇したり、描写に苦労しているようなときには、まず忍耐を働かせ、少しの間待ってから、深呼吸を行ない、「それで、何が起こったの?」「いま、何が見えるの?」「それについて、もっと話してくれる?」といった「オープン・クエスチョン（自由回答式質問）」を試してみることだ。

オープン・クエスチョンとは、「はい」「いいえ」その他の短い単語やフレーズでは答えることのできない質問のことで、特定のアイデアや結末を示唆することなく話の流れを保たせるための、価値ある道具である。

一方、「はい」「いいえ」その他の短い単語やフレーズで答えることのできる質問は「クローズド・クエスチョン（固定回答式質問）」と呼ばれているが、これは細目をハッキリさせるときに便利である。「あなたに兄弟はいたの?」「あなたは何歳で死んだの?」「あなたはいま、水着を着てるの?」といった質問がそれである。

また、彼女が話すことを躊躇しているようなときにも、状況によっては、適切なクローズド・クエスチョンを発することで、彼女の注意を特定の細目に向けさせ、その結果として彼女の心の絵をより鮮明なものにする手助けができるかもしれない。

一般に、より多くの情報を引き出したいときには、オープン・クエスチョンを用いるのがベストである。例えば、「あなたはいま悲しいの?」（クローズド）と尋ねるよりも、「あなたはいまどんな気分なの?」（オープン）と尋ねた方が、はるかに多くの情報を引き出せる。

彼女は、単に悲しい（または悲しくない）ばかりでなく、同時に、腹が立ってもいたり、うらやましかったり、怖かったり、自分を誇りに思っていたりさえするかもしれないのだ。フィーリングの詳細な描写が、物語のまったく新しい方向への展開につながることも考えられる。

あなたの子どもがすごく幼くてボキャブラリーが限られているときには、「あなたは病気のままだったの？　良くなったの？　それとも死んだの？」といった、選択肢がいくつもある質問も考慮するとい い。

ただし、「なぜなの？」という形の質問は控えるべきだ。それは子どもに説明を要求する質問であり、説明には論理的、合理的思考が必要である。その種の思考によって子どもの記憶の流れがストップし、会話が突然終了する、ということにもなりかねない。

何よりも大事なことは、子どもを記憶と関わらせ続け、それを語らせ続けることである。子どもが設定したリズムとペースを維持するよう、その流れを途切れさせないよう、努めることだ。物語を拡大するにはオープン・クエスチョンを、細部を明確にするにはクローズド・クエスチョンを、状況に応じてうまく使い分けることである。

ただし、これらの注意事項はあくまでも、単なるガイドラインであり、提案に過ぎない。間違った対処をしてしまっても、気にしないことである。子どもたちは、一度前世の記憶の中に入り込むと、その中にしっかりと留まり、そこからそう簡単には抜け出さない。

この本で紹介してきた事例の数々を思い起こしてみよう。親たちは、子どもたちの発言に仰天し、言葉が見つからなかったり、馬鹿げた質問をしたりと、決して完璧な対処などしていない。中には、「あなたはこれをテレビで見たのよね？　そうでしょ？」などという質問をした親までいた。しかしそれでもなお、子どもたちは前世物語を語り続けてきた。

誤った質問をしてしまうことを恐れる必要など、まったくないのである。失敗を犯さないことよりも、リラックスして、あなたの子どもが前世の記憶を語り続けている間、彼女への大きな愛とともに、そばにいてあげること……そちらの方がはるかに大切なことなのだ。

最大の鍵は、子どもの話を無条件に受け入れようとする意志である。質問の技能は、単に、うまく使えたら便利な道具にすぎない。

前世退行専門家として三十年以上のキャリアを持つヘンリー・ボルダクも、全面的な受け入れの姿勢こそが最高のテクニックだと語っている。

子どもたちがこの種の記憶を蘇らせたとき、重要なことは、あまり騒ぎ立てないで、それを無条件で受け入れることだと私は思う。私は、質問の数を可能な限り少なくし、彼らに好きなように話させるようにしている。取り調べや尋問の真似のようなことは、絶対に行なうべきでないと思う。

彼ら自身のペースで話させることが、何よりも大切である。それによって、情報の自然な流れが保証されることになる。彼らを待つことだ。大人の患者に対するときも同じである。私もときどき、彼らの話の中に飛び込んで口を挟みたくなったり、質問したくてたまらなくなるときがある。だが私は、そんなときには十、数を数え、心を落ち着けて静かに待った方が、はるかに良い結果になる、ということを学んできた。記憶が現れてくるプロセスは、花が開くプロセスのようなものである。どちらも急がせたら台無しになってしまう。

【事実やフィーリングを明確にする】

前世物語のテーマを明らかにするには、まず、その物語を構成している事実やフィーリングを明確にしなくてはならない。

あなたの子どもは、その前世の中で大人なのか子どもなのか、男なのか女なのか、家族はいるのかかいないのか、衝撃的な体験はしているのだろうか、しているとしたらどんな体験なのだろうか、彼女はどうやって死んだのか……あなたはまず、こういった物語の細目を可能な限りたくさん集める必要がある。

子どもが物語を語りながら、どのようなフィーリングを手にしているかにも注意を向ける必要がある。彼女は悲しいのだろうか？　幸せなのだろうか？　怖がっているのだろうか？　興奮しているのだろうか？　混乱しているのだろうか？　罪の意識を感じているのだろうか？　あるいは後悔しているのだろうか？

涙は一般に悲しみの現れだが、必ずしもそうだとは限らない。表面に浮上してくるあらゆる深い感情が、涙を誘発する。涙はときには、長い間忘れられていた至福の現れであることさえある。

記憶に伴う感情の強さは、その記憶の強さと、それが現世に及ぼしている影響の強さの一番のバロメーターである。強い感情は、あなたの子どもの中に記憶が蘇っている理由と、あなたがそれにどう反応すべきかを暗示するものであることもある。

もしあなたの子どもが無感動に何かを語っていたとしたら、その記憶にはあまり感情がこもっておらず、それが現世に大きな影響を及ぼしている可能性は低いことになる。逆に、もし彼女がひどく動揺しているように見えたり、泣いていたりしたならば、それは、その記憶がなおも彼女に強い影響を及ぼしていて、彼女のいまの現実を曇らせたり、歪ませたりしていることのサインかもしれない。

あなたの子どもが物語を語るときの動詞が、現在形なのか、過去形なのかに注意を払うことも大切である。それは、彼女がその記憶をどれほど濃密に体験しているかを示す、もう一つのサインであることがある。「私の別のママは、おしゃれをするときに、ちょうどあんなふうに髪を上に上げていたわ」と過去形で言うのと、「僕の本当のママは、ビロクシーに住んでいる」と現在形で言うのとでは、一般に、後者の方が体験が濃密である。ときには、物語の中に過去形と現在形が混在していることもある。

あなたの子どもが死について語ってきたときには、その死の瞬間を取り囲む環境に焦点を当てることだ。必要に応じて、「あなたはどうやって死んだの？」「あなたが死んだとき、誰がそばにいたの？」「あなたが死ぬすぐ前には、どんなことがあったの？」といった質問をしてみるといい。さらには、「次に何が起こったの？」「どんな気分だった？」「何を考えていたの」といったオープン・クエスチョンを発するのもいいだろう。

とにかく、可能な限り多くの情報を引き出すことである。それによって、子どもが現世に持ち越してきているかもしれない、死と関連した未完結の問題が特定できるかもしれない。この種の質問は、特に穏やかに、淡々とした口調で行なうよう心がけることだ。と同時に、もし彼女が答えたくなさそうだったら、無理はしないことである。

そして、彼女が死にまつわる話をすべてし終わったならば、その後でこう尋ねてみるといい。

「それで、あなたは死んだ後、どうなったの？」

するとあなたの子どもは、肉体から浮かび上がりやがて天国に至る神秘的な旅の様子を詳細に語り、あなたを大いに楽しませてくれるかもしれない。あるいは単純に、「その後すぐに、ママのところに来たの！」と言ってくることもあるだろう。

そして、前世の死から現世の誕生に至るプロセスを振り返ることで、彼女は初めて、前世はすでに終わっていて、自分はいま新しい人生を生きているんだ、ということに気づくことになるかもしれない。もしそうなったとしたら、おそらく、素晴らしいことが発生する。そのとき彼女は、あなたの助けを借りるまでもなく、前世との決別を果たし、「不完全な死」の影響から即座に解放されることになるだろう。

それから、これを覚えておいてほしい。物語のテーマ、つまり前世を思い出した理由を理解する上で、名前や時期を知る必要は特にない。それらが求められるのは前世の存在を証明するときだけであり、前にも述べたように、私たちにはもはや、そんなことを行なう必要はまったくない。

名前や時期をあまりしつこく聞き出そうとはしないことだ。というのも、もしあなたの子どもが、それらを思い出せなかったとしたら、そのとき彼女は、何かがおかしいと考え始め、前に進めなくなってしまうかもしれないからだ。当然のごとく、そうなれば記憶の流れは途切れてしまう。

子どもが、矛盾しているように聞こえることや、歴史的に誤っていそうなことを言ってきたときにも、心がけるべきことは一緒である。いちいちそれらを指摘したりはしないことだ。そんなことをしたら、彼女のデリケートな記憶の網にぽっかりと穴を開けてしまうことにもなりかねない。細かい矛盾点は気にせず、物語の全体的なパターンと、その背後にある感情を理解することに注意を払うことである。

そして子どもは、いつしか記憶から離れる。その瞬間をあなたは、彼女の表情から簡単に知ることができる。もとの無邪気な幼い子どもの表情に、突然戻るからである。そのときあなたは、自分と彼女を包んでいたエネルギーの状態が突然変化するのを感じるかもしれない。

いずれにせよ、そうやって子どもがトランス状態から戻ったならば、それ以上話を聞き出そうとしても、無理なことである。無駄な試みはしないことだ。もしも語られる必要のあることが残っていたとしたら、彼女の記憶は、いつかまた必ず浮上してくる。あなたにできることは、それを待つことのみである。

【サギブI】

これは、ある母親が、適切な質問を発することで、子どもの前世物語を構成する事実の数々を、見事に明確にした実例である。

前章で述べたように、エローナは、独立記念日のパーティーで私に会い、それから一週間後に、息子のサギブが語る前世物語を聞くことになった。そのときに彼女が前世について知っていたことは、私がパーティー会場でかいつまんで話したチェースの物語から学んだことのみだった。

しかし彼女は、直感と常識を働かせながら、オープン・クエスチョンとクローズド・クエスチョンをバランス良く使い分けることで、その物語の自然な流れを損なわせることなく、いくつもの事実を次々と明確にしていった。

彼女のその素晴らしい反応を受けて、四歳半のサギブは語り続け、やがて劇的なカタルシスを体験することになる。

ある晩、サギブと私は、車で夕食用のピザを買いに出かけました。私がサギブと二人だけで車に乗ることは、めったにないことです。私は、彼を含めて三人の子どもの母親であるからです。そのとき彼は助手席に座っていて、まずこう言ってきました。

「僕が三歳のとき、僕のママは、夜、僕を車の中で眠らせたことがあった」

私は驚いて彼を見ました。というのも、私はそんなこと一度もしたことがなかったからです。私は尋ねてみました。「それ、この車だった？」

「これと同じように青い色をしていたけど、上が違ってた。その車には、窓も天井もなかった」

彼は天井を指さしながら、そう言ってきました。彼が話しているのはオープンカーのことだ。私はそう解釈しました。

彼は続けました。ちょっと自慢げにです。

「僕のパパは、すごくスピードの出る車を持っていたんだよ」

この発言も奇妙でした。私の夫はイスラエル人で、子どもたちは彼を、いつも「アバ」と呼んでいるんです。ヘブライ語で父という意味です。私はすごくビックリして、「あなたのパパが？」とほとんど叫んでいました。

すると彼は「うん、そう」と言ってきました。ただ、私と同じくらい混乱しているみたいでした。

私は言いました。「アバのことね？」

「違う……」彼は言い張りました。「パパだよ」

わかったわ……私は思いました。何が始まるのか、じっくりと見てみましょう。彼は焦点が定まっていました。私は、彼のその真剣な表情から、それが作り話ではないことを見て取っていました。子どもたちはすごくわかりやすい生き物です。空想物語を話しているときには、目の動きを見るだけですぐにわかります。声の感じからも簡単にわかります。そんなとき彼らは、まるで歌でも歌ってるかのようにウキウキとした感じで話すものです。

でも、そのときの彼は違いました。視線を下に向けて、額《ひたい》にしわを寄せ、とても集中して、一生懸命に思い出そうとしているんです。そして、何かをハッキリと思い出す度に、自分でも驚いたというような様子で頷き、顔を上げてそれを私に語ってくる……そうやって思い出して、それを表現できることを、彼はとても楽しんでいるようでした。

興味深いことに、そのときの彼は、驚くほど雄弁になってもいました。実は、それまでのサギブは、思っていることを言葉にして表現することが苦手で、何かを言おうとしては言葉が出てこなくて、イライラする、ということがしょっちゅうでした。ところがそのときは、彼の口からスラスラと言葉が出てくるんです。とても不思議な感じでした。

会話を途切れさせたくなくて、私は彼に尋ねました。「あなたに兄弟はいるの?」

「いない」

「それが起こったとき、あなたは何歳だったたっけ?」

「三歳」

私は彼との特別な結びつきを感じていました。そして私は、変な質問をしてそれを台無しにしてしまいたくありませんでした。その時点で私が願っていたことは、彼から情報を引き出すことだけでした。彼がどこから来て、どこに向かおうとしているのか、それと、親として彼に何をしてあげられるのか……私はそれを知るための質問だけを心がけていました。

彼の話そのものを真剣にとらえるべきかどうかなどとは考えませんでした。最初の時点から、これは本当のことだという確信めいたものがあったからです。それと、最初びっくりしたわりには、いつしか私は、自分でも驚くくらい冷静になっていました。それが証拠に、私は車を運転しながら彼の話を聞き続けていたんです!

私は彼に、どこに住んでいたのかを尋ねました。彼は知らないと言いました。そこで私は、「そこは田舎だった？　それとも、私たちがいま住んでいるような、小さな町だった？　それとも大きな町？」と聞いてみました。

「大きな町だった。ステイシーおじさんが住んでいるような……。僕たちはアパートに住んでいた」

「それで、あなたはいま、大きくなっているの？　それともまだ三歳のまま？」

彼は静かに、真剣に言いました。「違う。僕は撃たれたんだ」

「あなたは殺されたの？」私は尋ねました。少しショックを感じながらです。

「うん。撃たれて、殺されたんだ」

私は彼に深く同情しながら、尋ねました。「誰に撃たれたの？」

「強盗。僕は何もしていなかったのに。彼らは何の理由もなく僕を撃ったんだ。僕は階段の上にいた。最初彼らは、僕のママを撃った。ママは床の上にいた。それでその後で、僕を撃ったんだ」

サギブの語る物語は、そこで激しく方向を変えた。この続きは、この章の中で後ほど紹介することになる。

【テーマを明確にする】

物語を構成する事実やフィーリングを明確にしたら、次にあなたは、それらの背後に存在するテーマを突き止める必要がある。そしてそれがわかれば、あなたの子どもがあなたのどんな助けを必要としているかが、自ずと判明することになる。

幼い子どもたちは、前世の記憶を自分が見たまま、感じたままに語るだけで、その体験といまの人生との関連性を明確にできるほどの能力は、彼らにはない。そこで彼らが必要とするのが、親であるあなたからの助けである。

あなたは大人として、物語の中に横たわっているテーマを認識する能力、つまり行間を読む能力を備えている。あなたは、自分の分析能力と、この種の記憶がどのように機能するかに関する総合的な知識を活用することで、あなたの子どもに前世からのどんな影響が及んでいるのかを、明確に特定することができるだろう。さらにあなたは、物語の中に横たわっている「未完結の仕事」を特定することで、その記憶がなぜ浮上してきたかも突き止めることができるはずである。

チェースが初めて南北戦争時の記憶を語ったときのことを思い出してみよう。そのとき彼は、自分が兵士として人々を殺し続けたことに、深い罪の意識を感じていたが、それを明確には表現しなかった。しかし、チェースの発言と体の動きからそれを察知したノーマン・イングは、その不快なフィーリングを五歳の子どもに理解可能な形で描写してあげることで、チェースが、罪の意識とそれに伴う恐れを放出するのを、効果的に手助けした。

この作業は、多くの熟慮を要することもあれば、瞬間的にすんでしまうこともある。あなたは、あなたの子どもが前世から持ち越してきている問題を特定し、それが彼女の人生にどんな影響を及ぼしているのかを理解するまでに、何時間も、あるいは何日も考え続けなくてはならないかもしれない。あるいは、まさに瞬間的に理解できてしまうかもしれない。すべての事例が、ユニークである。

では、前世物語のテーマを特定するには、どうしたらいいのだろう？　まず最初に、子どもの立場に立ち、自分だったらどう考え、どう感じるかと思いをめぐらすことである。例えば、あなたの子どもが戦場での死の瞬間を描写していたとする。もしあなたが彼女だったら、そのとき何を感じていただろう？

なおも敵を恨んでいただろうか？　それとも、自分の指揮官の愚かさに怒りを感じていた？　自分が殺される原因となった自分の失敗を悔やんでいた？　周囲で続いている流血の戦いに、なおも恐れおののいていた？　あるいは、あなたと同じようにそのゲームへの参加を強いられた人たちを殺したことに、深い罪の意識を感じていた？　後に残すことになる家族や婚約者を思い、悲しみに暮れていた？

そして、これらのフィーリングが、もし現世に影響を及ぼしているとしたら、どのような形で現れるだろうか、と考えてみる。続いて、あなたの子どもに関してあなたが知っている、あらゆることに思いをめぐらす。不可解な行動を示してはいないだろうか？　不可解な気性、肉体的症状、感情的問題はどうだろうか？　特に恐怖症は、一番最初に探すべきものである。

もし彼女が、説明不可能な行動その他の特徴を示していたとしたら、それが、前世物語を構成する事実やフィーリングと、どのように関連しうるかを考えてみよう。その関連性が鍵である。それこそが、あなたが探しているものである。

様々な可能性に目をやるために、ウルガー博士が発見した、前世の衝撃的な出来事と現世の問題との因果関係を振り返ってみよう。その種の因果関係のいくつかは、とても単純で、特定しやすい。例えば、もしあなたの子どもが、野犬にかみ殺されたときのことをあなたに話し、今回の人生の中で、大きな動物に対する恐れを手にしていたとしたら、その因果関係は明白である。

その結びつきが、いくつものテーマや未解決の問題が絡み合った複雑なものであることもあるだろう。そのときには当然、因果関係を特定することはより困難になる。

この因果関係を明確にするためには、知性のみならず直感の利用も忘れないことだ。この作業は科学的なプロセスではないのである。前世でのAという体験がBという形で現世に影響を及ぼす、あるいは、Cという記憶の出現理由はDである、などという公式は存在していないのだ。

あらゆるインスピレーションに心を開いておくことだ。そして、自分のその直感を信頼することだ。それは夢の中に現れてくることもある。あなたの直感に、あなたの子どもが直接口にする発言に対するのと同等の信頼を寄せることである。

そして、前世からのテーマは、必ずしもネガティブなものであるとは限らない、ということを忘れないことだ。前世からのテーマが常に問題を発生させるわけではないのである。ポジティブな前世の記憶は、ポジティブなテーマを運んでいる。

例えば、ある子どもは、自分を深く愛してくれた祖母に関する記憶を蘇らせるかもしれない。そしてその場合、その記憶を通じて流れているテーマは、愛し愛されることの深い喜びで、それが現世の彼女に、この上ない穏やかさと、深い思いやりに満ちた気性をもたらしているかもしれない。

この種のポジティブなテーマを理解することで、私たちは、自分の子どもの気性、人格、行動への深い洞察を手にできる。この種の子どもたちに対しては、私たちが親としてしてあげる必要のあることは、特に存在しない。

【自責の念からの解放】

これまで、多くの親たちが、前世物語のテーマと現世の問題との因果関係を理解して、自責の念から解放されている。ドナルド・フォスターの母親も、そんな母親の一人である。テネシー州の自宅からの電話で、ベッキー・フォスターはこんな話をしてくれた。

ドナルドが三歳のときのことです。彼が「別の両親」の話を始めたとき、私は彼と二人で車に乗っていました。彼がそう言うのを聞いた瞬間、私の内側で何かがはじけました。彼はとても真剣でした。それが作り話ではないことに、すぐに私は気づいていました。私は彼に、その「別の両親」に何が起こったのかと尋ねてみました。すると彼は、彼が幼い頃に二人とも死んだと答えました。

「二人が死んだとき、あなたはどこにいたの？」私は尋ねました。

「僕は藪の中に隠れていた」彼は言いました。

彼は、その両親がどのようにして死んだのかは知りませんでした。でも、彼の声の様子から、彼がとても怖がっていることはよくわかりました。彼はその人生でのいろんな体験を私に語りましたが、そうやって話すことで、彼はどんどん気分が良くなってきたようでした。

そしてまもなく、目を輝かせながら、こう言ったんです。「それで、いま僕は、ママとここにいる。ママがいまの僕のお母さんなんだよね。そうでしょう？」

「ええ、そうよ……」私は言いました。「あなたはいま、私の子ども。私があなたの、いまのお母さんで、パパがあなたの、いまのお父さん。それから、キャシディー、ケリー、エリザベスが、いまのあなたのお姉さんたち」

すると彼は言ったものです。「僕たちは、一つの、大きな、幸せな家族なんだね！」

彼はその瞬間に、「別の両親」の子どもとして生きた人生は過去の人生であり、すべては終わっているのだということを、ハッキリと知ったようでした。彼はそれを知って、とても安心した顔をしていました。

私はベッキーに、ドナルドが、その記憶の内容と関連がありそうな不可解な行動を、何か示していなかったかと尋ねてみた。すると彼女は、少し考えてからこう言ってきた。

そういえば、ドナルドにはずっと前から「分離不安」がありました。私の四人の子どもの中で、そんな不安を抱えていたのは彼だけでした。私が部屋の外に出ていっても、私がまだ彼の目の届くところにいる間は、大丈夫なんです。でも、私が彼の視界から外に出た瞬間、すぐそばに他の誰がいても、とたんに泣き出すんです。それを防ぐために、私はどこに行くにも、彼を抱えて行かなくてはなりませんでした。もう大変でした！

他の子どもたちは誰一人、そんな問題は抱えていませんでした。ですから、私はそれを自分のせいだと考えていました。他の三人がその問題を抱えていないということは、遺伝ではないということですからね。それで私は、ドナルドの分離不安は、妊娠中の自分の情緒不安のせいだと決めつけていたんです。

でも違ったんですね。前世との関連なんて、いままで考えたことがありませんでした。でも、なるほどね。そうだったんですね。ドナルドはたぶん、私に捨てられてしまうんじゃないかと恐れていた……なぜなら、前世で同じようなことを体験していたから……両親が目の前で殺されて、独りぼっちになってしまったんですものね。これですごくすっきりしました。これでもう、罪の意識を感じなくてすみます。本当によかったです！

私たちは輪廻転生を受け入れていない文化の中で暮らしているため、良心的な親たちはとても頻繁に、彼らの子どもたちの精神的あるいは行動上の問題のすべてを、自分たちの責任だと考えてしまう傾向にある。子どもは胎内にいるときに母親からの印象を受け取り、それが後々の子どもの人格形成に影響を及ぼすことになる、という近年の研究報告が大きな要因となっているようだが、この種の自責の念は、そもそも「タブラ・ラーサ」という古い理論の上に成り立っている。

「タブラ・ラーサ」とは、前にも述べたように、子どもたちは何も書かれていない白紙のような心を持ってこの世にやってきて、その紙に最初に何かを書き込むのは彼らの両親である、という理論だ。

しかしいまや、私たちは、子どもたちの行動や性格に前世の体験が様々な影響を及ぼしうるものであることを知っている。よって親たちは、子どもたちの問題に、それほど責任を感じる必要はないのである。

もちろん私は、子どもたちが抱えている問題はすべてが前世に起因するものだ、などと言っているのではない。物事はそんなに単純にはできていない。しかしながら、子どもの持つすべての問題が親の責任であるわけでも、決してないのである。

子どもたちは、前世から独自の荷物を明らかに持ち込んできており、彼らの行動や性格のすべてが、彼らの親の子育て能力を投影するものではないのだということを、世の親たちはもっと知っていてしかるべきである。

感情を自由に表現させる

前世の記憶はほとんどの場合、何らかの感情を伴っている。あなたの子どもにそれを自由に表現させるよう、常に心がけておくことだ。悲しみであれ、興奮であれ、至福のフィーリングであれ、怒りであれ、イライラであれ、とにかくあらゆる感情を、常に自由に表現させてやることである。

もしもあなたの子どもの記憶が、何らかの心の傷が癒される必要があるために浮上してきたものだとしたら、彼女がその体験について話すだけで、一気にその癒しが終了してしまうかもしれない。

そして、その癒しのプロセスは、ありとあらゆる感情の噴出を伴うかもしれないし、何の感情も伴わないことも考えられるが、どちらの場合にも、あなたが示すべき基本的な反応は一緒である。記憶のエネルギーが流れ続けている間、彼女がその体験に浸り続けるのを許すことだ。

これはとても重要なことである。前世の記憶の出現は、潜在意識によって導かれる自然なプロセスであるからだ。潜在意識が正確にどうやって機能しているのかは、私たちの理解の範囲を大きく超えている。しかし、あなたはその穏やかな叡智を信頼していい。前世療法のセラピストたちはそうしている。彼らは毎日のように、潜在意識が感動的な癒しを指揮する様《さま》を目撃し続けている。

あなたは、あなたの子どもの潜在意識に全幅の信頼を置いていい。それは、どれほど多くの情報を彼女に漏らすべきか、彼女が一度にどれほどの情報に耐えられるかを熟知している。そしてもちろん、彼女が完全に癒されるためには何が必要なのかをも知り尽くしている。

あなたは、あなたの子どもに自由な感情表現を許しているとき、癒しのプロセスのすべてを、彼女の潜在意識に委ねている。そのときあなたは、そうすることで、前世ヒーリングの奇跡の発生を、強く促していることになるのである。

中には、コートニーの事例のように、強い感情をまったく伴わないケースも存在する。そういった子どもたちが必要としていることは、単に物語を語ることだけである。彼らは、ちょっとした刺激を受けるだけで、前世の記憶の断片が簡単に浮上してくる傾向を持つ子どもたちである。リーアもこの種のタイプの子どもで、彼女の場合は、突然の衝撃的な死（溺死《できし》）を体験していたにもかかわらず、それに起因する感情問題は抱えていなかった。

この種の「快適な」前世の記憶を子どもたちが語ってきたときには、問題を作り上げたり、小さな問題を大げさにしないことが、感情の自由な表現を許すことに他ならない。

あなたの子どもが語る記憶の中にも、もしかしたら、解明すべきいかなる謎も、理解し反応すべきいかなる問題も存在しないかもしれない。そのときには、彼女にただただ自由に話させることである。そのときあなたは、リラックスして、その興味深い話を存分に楽しめばいい。

あなたはまた、あなたの子どもの活気に満ちたポジティブな感情に出会うことになるかもしれない。彼女はあなたに、愛と達成と熱意に満ちた物語を語るかもしれない。彼女は興奮し、幸せで、満ち足りているかもしれない。喜びの涙をこぼすこともあるだろう。彼女の幸せに加わることだ。ともに小躍りして喜ぶことだ。愛を分かち合うことだ。達成の理由を探検することだ。彼女が前世から持ち越してきているかもしれない才能を、大いに喜ぶことだ。その人生の記憶は、素晴らしいのひと言である。

あなたの子どもがネガティブな感情を示してきたとき、つまり、悲劇的な人生について語りながら、深い悲しみや恐れを表現してきたときには、彼女の気持ちをあなたが理解しているということを、わからせてやることだ。

もし子どもが、愛する人たちとの死別といった、つらい喪失体験を語りながら、涙をボロボロと流してきたりしたときには、その悲しみを無条件で受け入れることだ。「よくわかるわ。悲しいわよねえ」などと言ってやり、あなたが彼女の味方であることを、よくわからせてやるといい。

あなたの理解は子どもに安堵感を与え、彼女の自由な感情表現を促すことになる。そして、彼女がその感情を表現し終えたとき、その悲しい、あるいは恐ろしい記憶は、それに取りついていた感情エネルギーを失い、すぐに忘れられることになる。

もしもその記憶に、激しい感情がなおも絡みついていたとしたら、すぐにあなたは、前世での衝撃的な死に関する話を聞くことになるだろう。その種の死の記憶に対する心構えは、特にしっかりとしておくことだ。というのも、その種の事例が一番一般的であるからだ。

あなたが聞くことは、美しいことではないかもしれない。それはあなたを困惑させる話かもしれない。しかし、問題はあなたがどう感じるかではないのである。この種の記憶のインパクトを最小のものにしようなどとは考えないことだ。あるいは、彼女をこの種の話から引き離そうとしたりもしないことだ。逆に、そのイメージやフィーリングとともに留まり続けるよう、彼女を激励するのが、あなたの役割である。

その種の恐ろしい死のビジョンが、彼女から離れなくなってしまうのではないか、あるいは、その種の体験を続けると、彼女に何らかの危険が及ぶのではないか、などという心配はまったくいらない。危険は皆無である。それどころか、その体験は、いまの人生の中で問題を発生させている過去を放出するための、素晴らしい好機であり、癒しのプロセスの自然な一部に他ならない。前世セラピストたちが発見してきたように、衝撃的な死を再び生き生きと体験することは、それによる悪影響を一掃するための、最善かつ唯一の方法なのである。

ほとんどの子どもたちは、前世の衝撃的な体験を語るだけで、現世に持ち越してきた強いネガティブな感情を一掃できる。しかし中には、鬱積した感情のすべてを一気にフルパワーで放出する、最大規模のカタルシスを必要とする子どもも存在する。そのときあなたの子どもは、泣き叫び、怒り狂い、毒づき、大暴れしてくるかもしれない。しかし恐れないことだ。それは良いことなのである。その記憶は、そのようにして浮上し、消えていく必要があるのである。そのまま感情の噴出を許し続けることだ。

この種の状況では、もちろん、あなたの常識ある行動が欠かせない。もしあなたの娘がヒステリックに暴れ始めたならば、当然のごとく、彼女を家具との衝突や転倒から守ってやらなくてはならない。必要に応じて、彼女を優しく抱きしめてやることだ。

しかし、彼女を体験中のフィーリングから引き離す試みだけは、絶対に控えねばならない。自分の子どもが激しい感情の嵐と格闘している様子を見続けることが、親にとってどんなにつらいことかは、私もよくわかっている。しかし、それこそがまさに、癒しのプロセスのクライマックスなのである。そのときにあなたにできる最も愛情に満ちた行為は、辛抱することである、ということを忘れないでほしい。

彼女の気分を和らげてあげようとして、あるいは、「彼女はこのひどいフィーリングに、延々と取りつかれることになってしまうかも」という恐れから、「さあ、そろそろお昼にしましょう」などと言い出したりは、決してしないことだ。彼女がそれに取りつかれてしまうことなど、絶対にあり得ない。

ましてカタルシスというものは、どんなに長く続いても、せいぜい二、三分のプロセスである。その短い時間を辛抱できずに、もしあなたが彼女のその体験を途中でやめさせてしまったとしたら、そのときあなたは、彼女をその価値あるプロセスの中から無理やり引きずり出し、問題を発生させている感情を彼女が完全に放出する好機を、彼女から取り上げてしまったことになる。

しかし、もしあなたが彼女のその感情表現を許し続けたならば、まもなくあなたは、それまでよりもはるかに素晴らしい人生を手にして、台風一過の太陽のような輝かしい表情を見せている彼女を、大きな喜びとともに見ることになるだろう。

【サギブⅡ】

エローナはサギブの語る前世物語を無条件で受け入れた。そしてその受け入れは、サギブを、彼自身にこの上なく価値ある恩恵をもたらすことになるカタルシスへと向かわせた。サギブが「撃たれて死んだ」と語った場面から、エローナとサギブの物語を再開することにする。

「うん。撃たれて、殺されたんだ」

私は彼に深く同情しながら、尋ねました。「誰に撃たれたの?」

「強盗。僕は何もしていなかったのに。彼らは何の理由もなく僕を撃ったんだ。僕は階段の上にいた。最初彼らは、僕のママを撃った。ママは床の上にいた。それでその後で、僕を撃ったんだ」

続いて彼は、私を見て激しい怒りをぶつけてきました。

「ママは僕を守ってくれなかったじゃないか!」彼は本気で私に怒りをぶつけていました。さらにその怒りは、どんどんエスカレートしているようでした。そして再び、「ママは僕を守ってくれなかったじゃないか!」とものすごい声で怒鳴ってきたのです。

私は身が凍るような思いでした。でもすぐに気を取り直して、精一杯穏やかに、やや権威を込めた声でこう言ったんです。

「あれは、私じゃなかったのよ。私じゃなかったの。あれは別の時代の出来事なの。あれは、あなたの別のママなの。しかも、私が知らない人」

私のこの訴えを、彼はすぐに受け入れたようでした。続いて彼は、次に起こったことについて話し始めました。彼は言いました。「えーと、それで僕は死んだんだ。僕は死んだんだ。でも、僕は起きあがった。僕が言っていることわかるよね？　それで僕は、また赤ちゃんになって戻ってくるまで、そこにいたんだ」

次の瞬間、彼は眉を大きくつり上げ、目をキラキラさせながら、こう言ってきました。「そしてそのとき、僕はママとアバを選んだの！」

これで、すべてがわかった……彼の表情はそう語っていました。

信じてください。私たち家族は、普段この類の話をまったくしたことがなかったんです。私たちは伝統的なユダヤ人家族で、毎週金曜日の夜には蠟燭を灯しますが、家庭内で宗教的、あるいは哲学的な話をすることは、まったくありませんでした。

あの時点でサギブは、おそらく神という概念さえ知らなかったのではないかと思います。ですから、彼がこの話を始めたときには、本当に驚きました。それは、私にとってはとてもリアルなアイデアでしたが、彼の知識をはるかに超えた概念だったのです。そして面白かったのは、彼が私たちを両親に選んだことを、とても喜んでいるらしかったことでした。

自分で両親を選んだということをあっさりと語った後で、彼は元気に尋ねてきたものです。「ピザハウスにはまだ着かないの？」

私は答えました。「うん、もうすぐよ。もうほとんど着いたわ」

その一週間後、サギブは再び同じ記憶を呼び戻した。ただし、そのときの彼は感情的にはならなかった。彼のカタルシスは、すでに完了していた。彼の怒りは、表現し尽くされていた。そしてエローナは、彼の人格内の大きな変化に気づき始めた。

それから一週間ほどした頃、私は彼が眠りに就く直前に、このことについて再び尋ねてみました。彼は同じ物語をまったく同じように繰り返しました。ただし、死んだときのことはもっと詳細に描写していました。

撃たれる前、彼の母も階段の上にいて、彼のすぐ後ろに立っていたのだそうです。最初に強盗たちは母親を撃ち、その後で彼を撃った……それで、彼が撃たれたとき、すでに母親は階段を転げ落ちて、一階の床の上に倒れ、死んでいたと言っていました。

彼はそのときも、母親が彼を守らなかったと言っていましたが、まったく感情的にはなっていませんでした。私はやはり、自分はその母親ではないと言ってから、今度もし同じようなことが彼に起こりそうになったとしたら、このママは何があっても守ってあげる、と言ってやりました。そしたら彼、とっても安心したようでした。

サギブの大きな変化に気づいたのは、その直後のことでした。特に私に対する態度に、大きな変化が現れていたのです。

以前の彼は、私に対してあまり優しい子ではありませんでした。生まれたとき以来、何かが欠けていました。愛《いと》しくて抱きしめたくなるような子どもではなかったんです。いつもなぜかピリピリしていて、私を寄せ付けないようなところがありました。

それで私は、それに結構傷ついていたんです。彼の姉はよくなついていて、文句なしに可愛かったのに、彼は全然違っていました。それで私は、自分が何か彼に誤ったことをしたからなのだろうかと、人知れず悩んでいたんです。

でも、私にあの物語を話した後で、彼は明らかに変わりました。私はあのときのことをハッキリと覚えています。そのとき私は、まるで爆弾でも降ってきたかのように驚いたものです。なんせサギブが、私の膝の上に乗ってきて、私の体に両腕を回し、「ママ、大好き」って言ってきたんです！

彼は突然、とんでもなく愛くるしい子どもに変わってしまいました。信じがたい変わりようです。彼はいま、私が疲れたような顔をしていると、頼まれもしないのに私の肩をもみ始めるんです。以前には、私の膝の上に乗ったことさえなかったんですよ？　私の母も彼の変化に気づいて、すごく喜んでいます。

いまにして思えば、前の人生で味わったつらい体験の責任は、すべて私にあると思い込んでいたんでしょうね。私が守ってあげなかったと考えていて、私にいつも腹を立てていたんでしょう。でも、あの記憶をハッキリと蘇らせてから、別人のようになってしまいました。いまではしょっちゅう、私に抱きついてくるんですからね。信じられません。

過去を現在から分離する

信じがたいことかもしれないが、一部の子どもたちは、本当に前世と現世を区別することができないでいる。それらの子どもたちは、自分が死んだこと、新しい人生に進んだこと、自分がいまは以前とは別の肉体の中にいることを知らないでいる。彼らの意識の中では前世と現世が重なり合っていて、前世のシーンやフィーリングが現世の現実の上に覆い被さっている。

そういった子どもたちは、前世の記憶を語り、過去から持ち越した感情を表現した後でもなお、過去からの不快なフィーリングと格闘し続ける傾向にある。そのため彼らは、親から辛抱以上のものを与えられる必要があるかもしれない。彼らの心の中のイメージが彼らを傷つけることはもうないということ、彼らの前世は終わっているということ、彼らはいま、新しい人生の中で彼らを守ってくれる家族とともにいて、安全であるということを、誰かに明確にわからせてもらう必要があるかもしれない。

このような子どもたちのほとんどは、突然の衝撃的な死を体験して生まれ変わってきた子どもたちである。おそらく、その死のショックが彼らの意識を凍結させてしまい、死んだという意識を持たずに現世に移動してきてしまった、ということなのだろう。

イアン・スティーブンソン博士の『前世を記憶する子どもたち』の中にも、この種の劇的な事例が二つ紹介されている。言うまでもなく、どちらの事例も万全の証拠を備えている。

一つは、トルコのセレル・カパンの事例で、彼はまだ赤ん坊のときに「僕はここで何をしているんだ？　港にいたはずなのに」と言って両親を驚かせた。彼はかつて港湾労働者で、貨物搬入中の船倉《せんそう》の中で昼寝をしていたが、上から落ちてきたオイル入りのドラム缶に直撃され、即死していた。しかし彼は、そうやって死んだことを知らなかった。そしてある日、彼の観点からすれば、船倉での昼寝から目覚めてみたら、自分が幼い子どもの体の中にいるのを知って仰天した、というわけである。

もう一つは、インドのパーモド・シャーマの事例。彼もまた、新しい人生への突然の移動を理解できず、パニックに陥っている。彼は直前の前世で、ある医療用の風呂から出た直後に亡くなっていた。

「僕は風呂の中に座っていた。そして気がついたら、足がちっちゃくなっていた」

このような子どもたちに親がしてあげられることは、まず、コリーンがブレークにしてあげたように、「あなたはいま、新しい体の中にいて、とても安全なのよ。あなたはいま、別の人生の中にいるの」といった言葉を投げかけてやることである。「あなたはいま、私たち家族の大切な一員なのよ。私たちのみんなが、あなたを愛しているわ」という言葉も、極めて効果的だ。

この種の言葉は、彼らを前世から現世へと引き上げる救助用ロープのような働きをする。これらの言葉を聞くだけで子どもたちは速やかに現実を認識し、現世への移動を完璧に果たしてしまうことが少なくない。

加えて、現世での体験に悪影響を及ぼしていそうな前世の問題に具体的に触れてあげたならば、この移動はより完璧なものとなるだろう。あなたの子どもに、彼らが体験したあらゆる不愉快な出来事が、すでに過ぎ去ったものであり、それらは二度と発生することがない、と断言してやることだ。

例えば、貧困と空腹の記憶に悩まされていたビリーに対しては、「あなたはいま、食べたいものをたっぷりと食べることができるのよ」といった言葉が妥当かもしれない。

【ナタリー】

フィリス・エルキンズは、私が『オプラ・ショー』に出演した直後に接触してきた。彼女が私に電話をしてくる二日前、彼女の二歳の娘ナタリーは、差し迫った死の予感らしきことを口にしていた。

この事例では特に、フィリスが事実を明確にするためにどんな質問を発したか、幼いナタリーがどのようにして最終的なカタルシスへと歩を進めたか、そしてナタリーの動詞の時制が、彼女の時間と現実に関する混乱ぶりを反映して、どのように変化したかに注目してみていただきたい。

ある朝、私はナタリーと一緒に一階に下りていって、朝食の準備を始めました。朝食ができあがるのを待ちながら、ナタリーは床に寝転んで独り言を言っていたんですけど、その彼女が突然立ち上がって、私にこんなことを言ってきたんです。普段の彼女からは考えられないほど、ハッキリとした言葉でした。

「ママはもうすぐ、私を見られなくなるわ」

私は言いました。「どういうこと?」

彼女は言いました。「ボブとランディーが私を水の中に入れたの。そうやって彼らは私を殺したの。それから私は、空に昇っていった」

そういって彼女、上の方を指さすんです。

私は身震いしながら尋ねました。「それはいつのこと?」

彼女は一分くらい考えてから、「火曜日」と言ってきました。その日は月曜日でした。

その後、私たちはテーブルに座って朝食を食べ始めたんですけど、彼女はずっと私を見つめているんです。彼女の目は私に向けられていましたが、焦点が合ったり、ぼやけたりを繰り返しているようでした。たぶん、トランス状態に入ったり、そこから出たりを繰り返していたんだと思います。

彼女の口から出た言葉は、とても整理されていて、本当にハッキリと発音されていました。態度も別人のようでした。とても穏やかで、冷静で、ずっと成熟した感じなんです。私は完全に気が動転していました。

その晩、仕事から帰ってきた夫に、私はすぐにその朝の出来事を報告しました。彼は私と変わらないくらい動揺して、ナタリーにあれこれと尋ね始めました。でも彼女、さっと話題を変えて、あとはいかにも赤ちゃんらしく振る舞うばかりでした。

次の日の朝、私は、彼女がまた話し出すんではないかという予感を強く感じました。夫が二階に上がっていってすぐ、私はナタリーに尋ねました。「昨日のこと覚えている？　ボブとランディーの話……してくれたじゃない？」

「うん。スイミング・プールの話ね」彼女はとても真剣な顔つきで、ハッキリと言いました。

私は言いました。「そのスイミング・プールの話、もっと聞かせてくれない？」

彼女はとても穏やかに言いました。怖がっている様子はまったくありませんでした。「オモチャがいっぱい浮かんでいるわ。魚のオモチャとか」

私は続けました。「ボブとランディーのこと、話してくれる？　二人は子どもなの？」

「うん、男の子たちよ」彼女はすぐに答えました。

「これは夢なの？」私は尋ねました。

「違う。夢じゃない」彼女はまったく躊躇することなく言いました。

「これはテレビで見たことなの？」

「違う。テレビじゃなかった」

「これは、前に起こったことなの？」

彼女の答えはこうでした。「私、すぐに行かなくちゃ。空に昇って行かなくちゃ」

「あなた、水が怖い？」

「怖くない。私、すぐに行かなくちゃ。空に昇って行かなくちゃ」

彼女から聞き出せたのは、ここまででした。またしても彼女、これらのことを本当にハッキリと言うんです。まるでずっと大きな子どものような口調で、真剣な顔で、信じられないくらい淡々と……。夫と私は、どう考えたらいいものか、あるいは、どう感じたらいいものか、本当に悩んでしまいました。それでその晩は、私、ナタリーと朝まで一緒に寝たんです。怖かったんです。ずっとそばにいなくては、という思いでした。

それで次の日の朝、私はもう一度、プールの話をしてくれるよう持ちかけてみたんです。すると彼女、すぐにこう答えてきました。

「私は空に向かって浮かんでいったわ」〔動詞が過去形になっている点に注目〕

「ボブとランディーはそこにいたの？」

「二人は私の友達だったの。でも、私と一緒に遊びたがらなかった」

「あなたは水着を着ているの？」

彼女は自分の体に視線を送って、言いました。「うん」

「ママは、そこにいた？」

「いなかった」

「あなたは、小さな女の子だったの？　それとも大きな女の子？」

「小さな女の子」

「あなたの名前は、なんていうの？」

「ナタリー」〔フィリスが現在形で尋ねたため、ナタリーは現世の自分の名を言った〕

「そのプールは、どんなプールだったの？」

「オモチャがいっぱい浮いてたわ。魚のオモチャとか……それで、ちっちゃなプール。私は泳ぎ回ってた」

「空に浮かんでいったとき、どんな感じだった？」

「すてきだった」

これは明らかに、作り話ではありませんでした。彼女は二歳で、物語は一貫していました。話をする度に内容が違ったりはしていなかったんです。彼女は作り話をするとき、内容がコロコロと変わるんです。二歳の子どもが一貫した作り話をすることなんて、まず不可能だと思います。しかも内容はとても詳細で、それを彼女は、本当にハッキリとした言葉で、淡々と語るんです。

ナタリーは、この物語を何度も繰り返して語りました。ただし、いつも朝ばかりでした。起きたばかりで頭が新鮮なときに、浮かび上がってくる……そんな感じでした。そして一度話し終えたら、もうその時点で完全に終わり。その後でいくら催促しても、もう何も出てきませんでした。夜寝る前に話してくれるよう催促してみたりもしたんですけど、それも駄目でした。

それで面白かったのは……ナタリーはすごいパパっ子なんですね。でも彼女、この話を夫には一度もしたことがないんです。どういうことなんでしょうね？


ナタリーは、前世の記憶を語っていたのだろうか？　それとも、彼女自身の切迫した死を予知し、そのビジョンを語っていたのだろうか？　この時点で、フィリスと私は、どちらの可能性も捨てきれないが、おそらく前世物語であろうという結論に達していた。

ナタリーは、水を恐れてはいなかったが、その他の前世の記憶のサインはしっかりと示していた。突然の口調変化、物語の一貫性、そして、「溺れると死ぬ」という知識がそれだった。フィリスによれば、彼女の二歳の娘にとって、その知識は明らかに「経験を超えた知識」であるということだった。

ただしフィリスは、ボブとランディーという名の少年に関してはまったく心当たりがないけれども、この問題が解決するまでは、ナタリーをプールには絶対に連れて行かないと言って、もう一つの可能性にも心を砕いていた。彼女は、できれば風呂にさえ入れたくないとまで言っていたものである!

私はフィリスに提言した。「これからもナタリーに、できるだけ多く話させるようにしてみて。オープン・クエスチョンを忘れないこと。それから彼女に、これはずーっと前、彼女が別の体の中にいたときに起こったことで、ボブもランディーももう近くにいないし、二度と起こらないことだって言ってやるといいわ……」私は続けた。

「それでもしかしたら、近いうちにカタルシスが起こるかもしれない。溺れた瞬間の怖さをもう一度体験して、泣き叫んだり、のたうちまわったりするかもしれないけど、心配しないこと。あなたは、そばにいて、見守ってあげればいいの。それで、それが通り過ぎたら、もうこれですべてが終わって、あなたは完璧に安全よって、言ってあげるの。愛情をたっぷりと込めてね。幸運を祈るわ」

それから二週間後、フィリスのある質問で、事情は大きく変化し始めた。母の日のことだった。

「すると、その赤ちゃんはスイミング・プールで遊んでいたときに、自分で溺れちゃったの?」

「うん、そう……」ナタリーは言った。「あの赤ちゃんは、倒れて頭を打ったの。その子の頬、真っ赤だった。彼女、ナタリーじゃない。ザックだわ」

まったく新しい情報に驚いて、フィリスは尋ねた。「それで、次に何が起こったの」

「私は空に昇っていった」

「ザックは何歳なの？」

「二歳」彼女は答えた。

「このこと、もっと話してくれる？」

「いや……」彼女は答えた。「私、怖い」

フィリスは娘をなだめた。「大丈夫よ。これはもう、もう二度と起こらないことなの。だから話しても大丈夫よ」

ここでナタリーのトランス状態が破れ、この会話は終了した。


この時点で、ナタリーは前世での死の瞬間のフィーリングを、ハッキリと言葉にして表現できるレベルにまで蘇らせたことになる。彼女はついに「私、怖い」と言うことができた。

そしてその日の夕方、ナタリーの家族は彼女のおばあちゃんの家に出かけていった。再びフィリスに語ってもらおう。


ナタリーは最初、後部座席のチャイルドシートに座って、とても眠そうにしていました。少しして、後ろを振り向いた夫が、最初に彼女の異変に気づきました。顔をひどく歪めて、床をじっと見ながら、なんとも異様な表情をしていたんです。

私は彼女に声をかけました。「どうしたの？ 話してごらん？」

「私、怖い……私、怖い！」彼女は手足をばたつかせながら、叫び続けました。

そしてまもなく、その大騒ぎがパタッとやみました。するともう、彼女、全然違う顔つきなんです。とても穏やかな表情で、しかも顔全体が輝いているような……。

そうこうするうちに、おばあちゃんの家に着いたんですけど、そのときの彼女は、それまでで一番輝いて見えたものです。以前よりも、ずっと明るい顔になっていました。これですべてが終わった……私はそう感じていました。

それから二、三週間後に、ナタリーを連れて私の友人の家を訪れたときのことです。彼女は、またもや私を驚かせてくれました。私のその友達に、ナタリーが「ザックのこと聞いた?」なんて尋ねるんです。続いて彼女、私の友達に、ザックは泳いでいて、ひどく水を飲み込んでしまい、気分が悪くなってプールサイドに倒れて頭を打ち、オモチャの魚が浮かんでいた水の中に落ちてしまったのだということを、すごく淡々と説明しました。

彼女はきっと、その母の日に、前世から持ち越してきていた彼女自身の問題に、完全に終止符を打ったんだと思います。というのも、その日が、彼女がこの話をした最後の日になったからです。

ナタリーが前世の恐れを完全に乗り越えたことは、ほぼ明らかである。彼女はまず、母親の友人に問題の前世の話をして聞かせたとき、まったく感情的になることなく、とても淡々と話している。と同時に、そのときの彼女の話は、第三者の観点から語る過去の物語だった。そしてさらに、そのときの彼女の説明には、「空に昇っていく」話は出てこなかった。

前世物語を記録する

あなたの子どもが語る前世の記憶を、その都度しっかりと記録しておくようお勧めする。子どもが語った言葉、彼女の表情、仕草、感情のサイン、あなたが言ったこと、あなたが発した質問、そして、彼女の話を聞きながらあなたが感じ、考えたことを、可能な限り詳細に書き残しておくことだ。それと、あなたの子どもが記憶を語り始めたときに、あなたと彼女が何をしていたのか、および、「引き金」が明らかであるときにはそれを明記しておくことも必要だ。

ただし、記録する時期は、前にも述べたように、子どもが語っている最中ではなく、セッションの後でなくてはならない。当然のごとく、あなたの記憶が一番新鮮な、セッション直後が望ましい。

もし子どもが二度以上にわたって語り続けるとしたら（ほとんどのケースがそうである）、あなたが作成する記録は、物語の一貫性のチェックや新しい情報の確認に、大いに役立つはずである。さらに、単独ではあまり意味をなさないため、ともすると忘れてしまいがちな情報も、いくつか集まると重要な意味を持つことになるケースがとても多い。すべてを克明に記録しておくことの意義が、ここにもある。

セッションの内容を記録することは、あなた自身の思考を整理するための、ひいては、あなたの子どもの体験に関する新しい洞察を手にするための、素晴らしい手段でもある。あなたは、細目を書き記している最中にも、子どもが語ったことと、彼女の現在の人格との意外な関連性を発見して、驚くことになるかもしれない。彼女の記憶が示唆する霊的教訓（彼女とあなた双方にとっての）にも、気づくことになるかもしれない。

あなたは自分の子どもの前世物語を記録することで、他の親たちを助けることにもなる。子どもたちの前世の記憶に関する研究は、いまだに新しい研究分野であり、この現象の重要性の完全解明には、まだまだ多くの調査が不可欠である。中でも私のような個人研究家は、事例の収集を、あなたのような親たちに頼らなくてはならない。

あなたの物語の記録は、もしあなたが将来、それを分け与えてくれたならば、この研究に価値ある貢献をすることになる。そしてそれは、とりもなおさず、他の親たちが、あなたの体験から多くを学ぶことになる、ということに他ならない。

そして、作成した記録を大切に保管しておくことを忘れないことだ。その記録はやがて、あなたの子どもが成長し、思い出した前世の記憶をすっかり忘れてしまった頃に、彼女自身のために様々な面で役立つことになる可能性がある。

大人の世界観、観点を手にした彼女にとって、それははるかに深い意味を持つものになるかもしれない。あるいは単純に、大人になった彼女の行動、技能、興味、仕事などが、彼女が二歳の時に行なった無垢《むく》な発言によって予言されていたことを知って、親子ともども、大いに驚くことになるかもしれない。


【ジョン・バン・ダイク】


ジョン・バン・ダイクは、いまでは二十代の若者に成長している。戦いを強いられたインディアンの子どもとしての前世を持つ、あのジョン・バン・ダイクである。

彼の母アリソンは、彼の前世物語を克明に記録していた。そしてその努力は、素晴らしく報われた。それが後々、彼のインスピレーションの源として、また人生の導きの書として機能することになったからだ。彼はまさに、生まれてまもない頃に、人生の目的の価値あるヒントを受け取っていたことになる。

ジョンは三歳のとき、イタリア、アッシジのサン・フランチェスコ聖堂を訪れ、そこでもう一つの前世を思い出してもいる。

私たちがアッシジを訪れたとき、ジョンは三歳でした。そこを訪問する少し前から、彼のお気に入りの本は『アッシジのフランチェスコとオオカミ』でした。子ども用に書かれた、その聖者の短い伝記です。彼はその本をとにかく気に入っていて、私は何度読ませられたかわかりません。

アッシジに着いた日に、私たちはまず、かの有名なサン・フランチェスコ聖堂を訪れました。聖フランチェスコがキリストのビジョンを見たという場所に建つ聖堂です。そのビジョンの中でイエスは、「フランチェスコ、ここに私の教会を建てなさい」と言ったとか言わなかったとか……。

他のほとんどの三歳児同様、ジョンはいつも大はしゃぎで走っていて、私たちよりも常に二、三〇メートルは前を行っていました。そして、夫と私が聖堂に通じる道の最後の角を曲がったときです。驚いたことに、ジョンはフランシスコ会の修道士の手を握り、待ち切れなさそうにこちらを見ていました。

その修道士は自己紹介をし、ジョンにガイドを頼まれたと言ってきました。彼は聖堂から遠ざかろうとしていたところを、アメリカから来た無邪気な三歳児につかまり、道を逆戻りするはめになってしまいました。でも、すごく嬉しそうでした。

新しく友達になったばかりの二人の後ろを歩きながら、私たちはその二人の会話に目を丸くしていました。その聖堂ツアーは、ジョンが聖堂内のいくつかの場所を名指しして、そこに連れて行ってくれと修道士に頼むことでスタートしたのですが、そんな場所があることも、もちろんその場所の名前も、私はまったく知りませんでした。当然、彼に教えられる道理がありません。

さらに、彼は修道士に度々話しかけていたのですが、その内容は、まるでずっと前にそこに住んでいた人間が話しているようでした。修道士が度々、三歳の息子に向かい「そうだね。でも、いまでは修道士たちは、向こうで食事をしているんだよ」とか「でも、いまでは私たちは、あちらに寝ているんだよ。修道士の数が増えたからなんだけど」などと言っていたんです。

また、聖堂内の、フランチェスコがキリストを見たという場所に着いたとき、ジョンは正面にあったキリストの像をじっと見つめたまま、身動き一つしないでしばらく立っていました。エネルギーのあり余った三歳児の行為としては、極めて異常なことです。ジョンが新しい友達にサヨナラを言った頃には、彼が前世でアッシジに住んでいたことがあるということを、私たち夫婦は確信していました。

ジョンは二十代に入ってすぐ、彼が通っていた大学のあるコロラド州で、クリスチャン学生グループに所属しました。それで、そのグループの布教活動の一環として、二度メキシコを訪れ、当地のタラフマラ・インディオたちと交流を深めました。同じ目的で、アラスカのエスキモーたちとも交流していました。

それで彼は、最終的に、第三世界の貧しい人たちのために働くことをライフワークとすることに決めましたが、ジョンのその選択は、子どもの頃の前世体験の影響を、様々な形で強く受けたものでした。私はそう信じています。

親として、また児童精神分析医として、私は、特に二歳から七歳までの子どもたちは、前世の記憶を自然に想起する強い傾向を所持していると信じています。そこで、大人としての私たちがやるべきことは、彼らのその体験を尊重するとともに、私が自分の子どものために行なったように、彼らの記憶をしっかりと記録し、その知恵が失われることのないよう、取りはからうことなのではないでしょうか。

第13章　夢と前世

夢に現れる前世の記憶

「あの夢なくしては何も始まらなかった」

ジェニー・コクル著『Across Time and Death（時間と死を越えて）』の書き出しである。イングランドに住むジェニーは、まだ幼かった一九五〇年代、繰り返し見るその鮮明な夢に悩まされ続けた。それは、彼女の「前の人格」であるメアリーという名の女性が、大きな白い部屋のベッドに横たわり、高熱で息を引きとろうとしているところの夢だった。

ジェニーはいつも、すすり泣きとともにその夢から目覚めていた。そのとき彼女は、本当に悲しかった。と同時に、八人の幼い子どもたちを残して先立ったことに、深い罪の意識を感じてもいた。成長するにつれ、その夢はますます鮮明になり、夢の中の人物が自分自身であり、過去に生きた実在の人物であるというアイデアは、いつしか彼女の心の中に動かしがたい真実として根を張っていた。

やがて彼女は、鉛筆を握れるようになり、それを用いて、夢の中で見た村の様子を詳細に描きあげた。自分が住んでいた家はもとより、様々な店や教会、道路、さらには門や小路に至るまでをである。

いつの頃からか、彼女は、その村がアイルランドにあったこと、および、いつの日か自分がその村を訪れることになることを、知っていた。

そしてジェニーは、大人になる頃には、繰り返し見続けた夢と、覚醒時のビジョンの双方から、彼女の前の人格が、「ダブリン近郊の小さな村に住んでいて、幼い八人の子どもを残して先立った、メアリー・サットンという名の女性」であることを突き止めるに充分な情報を入手していた。

前の人格を追い求めたジェニーの長い旅は、メアリー・サットンの成長した遺児たちとの感動的な再会で、クライマックスを迎えることになった。ジェニーはアイルランドに住む彼らを訪ねたが、その際に、メアリーの家族以外には絶対に知り得ない事実を含む、彼女が思い出していたほぼすべての細目の正しさが確認された。

そして、そうやってかつての子どもたちとの再会を果たしたとたん、ジェニーの心からは、彼女を長年にわたって悩まし続けてきた深い悲しみと罪の意識が、きれいに消え去ることになった。

『時間と死を越えて』という本にまとめられたジェニー・コクルの驚くべき物語は、前世の人格が特定され、記憶が明確に証明された、真の前世物語のドラマチックな実例であるとともに、前世の記憶が夢の中に現れることがあることの、動かぬ証拠でもある。

私もまた、自分がこれまでに収集した多くの事例の中で、夢の中に現れた前世の記憶、すなわち前世の夢を、いくつも確認してきた。スティーブンソン博士もまた、前世の夢の内容が実在した人物の体験と一致した事例を、数例紹介している。

前世の夢は、前世想起という現象の自然な一部である。それは、覚醒時の前世想起に先行することもあれば、同時に発生することもある。

前世の記憶が夢の中に現れることには、そもそも何の不思議もない。前世の記憶は潜在意識の中に蓄えられているが、夢とはその潜在意識の中身の現れなのである。潜在意識の中身の一部である前世の記憶が、ときおり夢として現れるのは、まさに当たり前のことなのだ。

特に幼い子どもたちは生まれてまもないことから、前世との時間的距離が短く、そのために、彼らの前世の記憶はとても新鮮であり、同じ潜在意識の中でも、かなり表面近くに存在すると考えていい。よって、幼い子どもたちは、私たちが気づいているよりもはるかに頻繁に、前世の夢を見ているのではないだろうか。

では、子どもたちは前世の夢をいつ頃から見始めるのだろう？　一部の子どもたちは、言葉が話せるようになるや否や、夢や悪夢を描写し始める。そして、それらの子どもたちのさらに一部は、生まれた直後から、不可解な夜泣きを繰り返す。そしてその事実は、前世の夢は誕生と同時に出現しうるものであるということを、強く示唆するものである。

そしてその時期は、さらにさかのぼることも考えられる。近年の科学的研究によれば、胎児たちは受胎後二十六週から三十六週の時点で、レム睡眠の脳波パターンを示し始めるという。レム睡眠とは、ご存じのように、夢を見ているときの睡眠状態である。

さて、ここで問題である。まだ生まれていない赤ちゃんが夢を見るとしたら、一体何の夢を見るのだろう？　現世において彼らは、まだ子宮内しか知らないのだ。前世の夢を見ると考えるのが、最も論理的である。

そしてここに、ウィナフレッド・ブレーク・ルーカス博士が著書『Regression Therapy（退行療法）』の中で紹介している、とても興味深い事実がある。十一世紀に書かれたチベットのある医学書が、前世想起がスタートしうる時期をピンポイントで指摘しているのだが、その時期がなんと、近代科学が突き止めたレム睡眠のスタート時期と、完璧に一致しているのである！

その医学書にはこう書かれている。

「子宮内で二十六週目を迎えると、子どもの認識はとても明瞭になり、そのときから子どもは、それ以前の人生を見ることができるようになる。受胎以前に、それ自身が崇高な存在であったのか、それとも普通の存在であったのか、およびどんな種類の人生を生きてきたのかを、知ることができるようになるのである」

前世の夢の三つのサイン

前世の夢の力学も、覚醒時に自然に浮上してくる前世の記憶のそれと、ほとんど同じである。よって、第10章で四つのサインとして述べたことのほとんどは、前世の夢を識別するときにもそのまま利用して問題ない。ただし、次に紹介する三つのサインを加味したならば、前世の夢と通常の夢を識別する作業は、より容易なものになるだろう。

①生々しい映像と現実性

「生々しい」が、前世の夢を見た人たちの口から出る、最も一般的な形容詞である。前世の夢の映像は、際立ってリアルでシャープである。それは真に迫った生々しい映像であり、それを見た人間の心に強烈な印象として刻み込まれ、何日も、何週間も、ときには何年、何十年もの間、鮮明な記憶として残り続ける傾向にある。

前世の夢はまた、一般の夢とは違い、断片的な映像の無秩序な出現や、流動的なイメージ、幻想的な変形、空を飛ぶ人たちの登場などで物語の展開が脱線したりは、決してすることがない。前世の夢を構成する物語は、常に理路整然とした現実的なシナリオに従って展開する。たとえいくつものシーンが飛び飛びに現れてきたとしても、現実性と一貫性は決して損なわれることがない。

②繰り返し

前世の夢は何度も繰り返される傾向にある。かつそれは、物語の同じ場所でスタートし、同じ場所で終わる傾向にある。ビデオの映画の同じ場面が、毎回最初から最後まできっちりと再生されるようにである。中には、静止画像の夢もある。それがやはり、毎回繰り返し現れてくる。その他は動画であり、重大な局面のところで未解決のまま、突然終わってしまうことがとても多い。その重大局面は、差し迫った死の危険かもしれないし、それが何であるかは漏らされないまま、直前に終わってしまうこともある。ときには、繰り返される度に物語が少しずつ進展する夢もある。ずっと同じ内容の繰り返しだったのに、突然物語が大幅に進展する、というケースも存在する。

例えば、私が物心ついた頃からずっと見続けたホロコースト時代の夢は、私が大人になる頃までまったく同じ内容だった。帽子と栗色のコートを身に着けた女性が、ショルダーバッグを肩に石壁沿いの通りを歩いている、鮮やかな色彩の生々しい映像で、いつもそうやって歩いているところで終わっていた。しかしそれが、あるとき突然、その女性が政府の建物に入って行き、ドイツ人将校たちに立ち向かう場面へと大幅に進展することになったのである。

この種の夢は、年齢を重ねるにつれ、徐々に出現頻度が下がっていく場合もある。ただし、すべてがそうではない。物心ついた頃から現れ始め、その生々しさや感情的なパワーをまったく失うことなく、大人になってからも延々と現れ続けるケースもたくさんある。事実、後ほど紹介するが、前世の悪夢が長年にわたって人間に激しい苦悩と重度の不眠症をもたらし続けた事例が、たくさん存在する。

ただし、繰り返される生々しい夢は、すべてが前世の夢かというと、そうではない。現世の恐れもまた、繰り返される夢として現れてくることがある。勉強不足の受験生たちが繰り返し見ることの多い落第の夢などは、その典型である。そしてもちろん、すべての前世の夢が繰り返されるわけでもない。一度しか見たことのない前世の生々しい夢に、何年も取りつかれ続けた人たちがいることを、私も何度か聞いて知っている。

③別の人物

前世の夢は、別の人生の出来事に関する真の記憶の現れであるため、この夢を見る人間は、ほとんどの場合、別の時代の、別の場所にいる、別の人物として生きている自分を見ることになる。もしその人物が異なった性であったり、年齢が大きくかけ離れていたとしたら、その夢を見て目覚めたとき、あなたは、他のどんな夢を見たときとも違う、独特のフィーリングを手にすることになるだろう。

私は、自分が子どもの頃に繰り返し見た夢の中で、見知らぬ都市にいて、とても古くさい服装をした、大人の女性としての自分自身を見ていた。そのとき私は、その女性を「他の誰か」としても見ていた。しかし同時に、彼女が私であることをなぜか知っていた。ジェニー・コクルもそうだった。彼女は自分がメアリー・サットンであったということに、何の疑いも抱かなかった。

ヨナサン・ガーショムの『屍を越えて』の中に登場する幼い少年も、同じ悪夢を繰り返し見続けていたが、彼はその中では大人の女性だった。もし夢の中にこのサインが現れていたとしたら、それが前世の夢である可能性は極めて高い。

外国語の寝言

「異種言語発話」の現象は、夢の中に現れたときにも、前世の記憶の強力なサインとして機能する。もしあなたの子どもが、夢を見ながら学んだことのない言語を話していたとしたら、その夢はほぼ間違いなく前世の夢である。

これは、フレドリック・レンツ博士著『Lifetimes（いくつもの人生）』からの事例である。

夫と私は、ある晩、六歳の娘の部屋から聞こえてきた奇妙な響きの声に起こされました。私たちはすぐにベッドから起き上がり、彼女の部屋に向かいました。しかし彼女は何事もなかったかのように、静かに眠っていました。私たちは狐につままれたような気分で、その部屋を後にしようとしました。とその瞬間、彼女が眠ったままの状態で、話し始めたんです。これだわ！　私は息を飲みました。彼女が話していたのはフランス語で、その声がまた別人のようなのです。すごく早口でもありました。娘は六歳で、国外に出たことは一度もありません。フランス語を話す人とも一度も会ったことがありません。

娘は、その後、数夜続けてフランス語の寝言を繰り返しました。夫も私も、フランス語は大学のときにほんの少しかじっただけで、彼女が何を言っているのかは皆目《かいもく》わかりませんでした。そこで私たちは、彼女のその寝言をテープに録音して、近所の高校のフランス語教師に聞いてもらいに行ったんです。

その教師はテープを聞いて、言いました。「この子（私たちの娘）は母親を探しているようです……彼女の村がドイツ人たちの攻撃を受けたとき以来、母親と離ればなれになってしまったと言っています……道に迷っているようです……ずいぶん取り乱していて、すごく悲しそうですね」

これは私の想像ですけど、娘はおそらく、前にフランスのどこかの村で暮らしていて、第一次大戦か第二次大戦のどちらかで死んだんでしょうね。


これはとても心を惹《ひ》かれる事例である。まず、テープ録音によって異種言語発話が完璧に証明されている。と同時に、この少女の口から出た言葉は、近年の戦争による悲劇を語る他の多くの前世物語を、強く思い起こさせるものでもある。

そしてこの物語は、私には、注意を払ってくれと懇願している「未完結の仕事」そのもののように感じられる。この子どもは、おそらく、直前の前世の中で、母親との衝撃的な別れのすぐ後で亡くなっている。それは彼女にとって、まさしく不完全な死で、その結果彼女は、見捨てられた悲しみと恐怖感という未完結の感情を抱えたまま、現世に移動して来ざるを得なかったのではないだろうか。

この少女は、現世で、前世に起因すると思われる分離不安や恐怖症に悩まされてきてはいなかったのだろうか？　すごく知りたいところである。しかし、残念ながらこの事例は、その点にはまったく触れていない。

悪夢は癒しの好機

私たちが最も頻繁に聞く前世の夢は、悪夢である。子どもたちはもちろん、快適で平和な前世の夢も見てはいるが、その種の夢は親たちの注意をほとんど引きつけることがない。しかしながら、前世での衝撃的な死その他のつらい体験の夢は、親たちの注意を一気に引き寄せるパワーを持っている。

子どもたちのほとんどが、悪夢にうなされ、大きな叫び声とともにベッドから起きあがり、両親の部屋に走り込み、両親のベッドに潜り込んで、両親の保護を必死で求める、という行為に一度ならず及んでいる。そして、もし彼らが悪夢を繰り返し見続けたとしたら、それが毎晩のように続くのだ。当人にとってはもとより、家族にとってもたまったものではない。

悪夢の多くは、癒しを求めて叫び声をあげてくる前世の記憶である。覚醒時に浮上する前世の記憶同様、前世の夢もまた、一般には、前世から持ち越された未完結の仕事、すなわち、表に引き出され、解決されることを乞い願う、衝撃的な死、あるいはその他の悲劇的な体験の現れなのである。

もし私たちが、悪夢を、前世から持ち越してきた心の傷を癒すための好機としてとらえることができたとしたら、悪夢を見たばかりの子どもに対する私たちの反応に、どれほど大きな違いが現れてくるだろう！

それは、極めて重要な違いである。もし前世の悪夢が認識され、解決されることがなかったならば、子どもたちは、恐怖症、不眠症、自尊心の欠如、およびその他の、様々な問題を、大人になるまで、いや、うっかりしたら一生、抱え続けなくてはならないかもしれないのである。世の親たちが、子どもの悪夢に昔からの方法で対処するのをやめるべきである理由が、ここにある。

「大丈夫。さあ静かにして。ぐっすり眠りなさい」などと言って追い払ったり、「ただの夢なんだから」で片づけてしまったり（これは「夢なんて何の意味もないのよ」と言うのと同じこと）、恩を着せるような態度で、押入れの中の怪物も、ベッドの下のお化けも存在しないということを証明して見せたりしても、百害あって一利なしである。子どもの悪夢を軽視したりは絶対にしないことだ！

そうではなく、子どものあらゆる悪夢に、これは前世の夢であり、癒しの好機であるかもしれない、という姿勢でアプローチすることである。子どもの恐れを、単なる厄介な問題としてではなく、理解され、解決される必要のある、前世で負った心の傷の現れとしてとらえることである。

そして、前世の夢も、覚醒時に浮上してくる前世の記憶も、その悪影響が消滅する基本的なメカニズムは同じである。一度明確に認識され、しっかりと再体験されたならば、どちらの記憶も速やかに、その悪影響を放棄することになる。

ただし、一つだけ大きな違いがある。前世を夢でいくら鮮明に再体験しても、ほとんどの場合、その前世からの悪影響は消滅しないのだ。覚醒時に浮上する前世の記憶とは違い、悪夢として現れる前世の記憶は、意識の表面に決して完全には浮上しないからである。では、どうしたらいいのだろう？　その夢の内容を、目覚めている子どもに語らせればいいのである。

子どもにそれを目覚めているときに語らせ、意識的に認識させたならば、後の対処法は、覚醒時に浮上してくる前世の記憶とまったく同じである。

あなたの子どもが悪夢を見たら、彼らにその内容をできるだけ詳しく話させることだ。すべてを受け入れる姿勢を忘れずに、その物語を構成する事実やフィーリングを一つ一つ明確にしてやることだ。彼らにあらゆる感情を自由に表現させてやることだ。そして最後に、過去を現在から分離する手助けをし、彼らがいま安全であり、深く愛されていることをわからせてやればいい。

【メアリーと空襲】

ヨナサン・ガーションが『屍を越えて』の中で紹介しているメアリーの事例は、衝撃的な前世の記憶が子どもの夢の中に現れうること、および、それが子どもの人生にどんなに悪い影響を及ぼしうるものであるかを、私たちに教えている。

メアリーはアメリカ中西部に生まれた。彼女は、日中は極めて正常で幸せな赤ちゃんだったが、夜中になると恐怖の金切り声をあげ、両親の眠りを妨げ続けていた。言葉を話せるようになると、悪夢の内容を両親に語るようになったが、それは空襲を受けている夢だった。そして彼女は、サイレンを異常に怖がる女の子だった。

ある日、メアリーが学校からの帰り道を歩いていると、サイレンが鳴った。彼女は金切り声をあげながら車道に飛び出し、走ってきた車を止めて、大声で叫んだ。「空襲よ！　爆弾が降ってくるわ！」

彼女はまだ幼かった頃、夢の中で若い大人の女性としての自分を見ていた。その女性はとても痩せていて、目が異常に大きく、ひどく脅えながら尋ねていた。「どうして？　どうして、こんなひどい目にあわなくちゃいけないの？」

メアリーは、すでに中年になっていて、これまでの人生で食べ物に困ったことは一度もない。しかし、いまなお餓死することを恐れ続けている。

彼女の両親は、いつも彼女の不可思議な行動を、「ラジオか何かで聞いたこと」として、あっさりと片づけていた。しかしメアリーは、「そんなこととは違う何か」であるということを、いつも知っていた。彼女は何年もの間、自分は一体どこが「おかしい」のだろうと悩み続けた。

しかしあるとき、突然記憶が蘇ってきた。列車でドイツを通過しているときの出来事だった。そのとき彼女は、自分がホロコーストの犠牲者であったことを、初めて明確に知ることになった。彼女の悪夢と不可解な行動の謎が、一気に氷解した瞬間だった。

メアリーの両親は、もし彼女の物語を前世の記憶として受け入れ、それはもう終わったことなのだと言って安心させてやってさえいれば、おそらく、彼女の恐れを早いうちに癒してあげられたことだろう。例えば、このように言ってあげてさえいれば……。

「そうなの。あなたは前の人生で、空襲にあったのね。あなたが空襲を怖がるのは、よくわかるわ。でもね、戦争はもう終わったのよ。あなたはいま、私たちと一緒にいて、とても安全なの。それから、私たちには食べ物がたっぷりとあるわ」

あるいは、彼らがメアリーに、前世に関する単純な質問を二、三、してさえいれば、それだけでも事情は大きく変わっていたかもしれない。例えば、彼女はどのようにして死んだのか、そのとき彼女は何歳だったのか、誰と一緒にいたのか、彼女の家族はどこにいたのか、といった質問だ。単にそれらのことを聞くだけで、メアリーの記憶が鮮明に浮かび上がり、その結果として、混乱と苦悩に満ちた彼女の長い年月を救えていたかもしれないのである。

実際に体験したこと、そのもの

ほとんどの親たちは、前世が存在する可能性さえ知らないために、子どもたちの前世の夢をいい加減な説明で片づけ、そのために、子どもたちの苦悩や混乱を無意識のうちに増強してきた。彼らの典型的な説明は、「テレビか絵本で見たシーンが再生されただけだよ」である。

そして、中にはフロイト心理学をかじっている親たちもいる。彼らの典型的な説明は、「抑圧された衝動または恐れの象徴的な現れ」といったところだ。

しかし、もし彼らが、悪夢の多くが「実際に体験したこと、そのもの」の記憶である、ということに心を開いたならば、子どもを悪夢から救うために、「水は～の象徴で、溺れ死んだということは～という心理の現れで……」などという、頭がこんがらかるような思いをめぐらす必要は必ずしもないのだということに、かなり高い確率で気づくはずである。


【ダナ・グラビナー】


ダナ（メリーランド州在住）は、雑誌に掲載された私の記事を読んで、彼女を長年にわたって苦しめ続けた悪夢の話を手紙に書いてきた。彼女のその悪夢は、子どもの頃に始まり、前世退行によってその原因が明らかになる二十歳過ぎまで、繰り返し現れては彼女を苦しめた。

彼女はその手紙の最後にこう書いていた。

「あなたの本を通じて、世の親たちにぜひ伝えてください。子どもたちの悪夢は、前世の記憶として認識されない限り、彼らに一生ついて回るかもしれないと……」

私は彼女に、必ずそうすると約束した。


私の最悪の悪夢は、溺れ死ぬ夢でした。四歳か五歳の頃に見始めたんですけど、眠っていると、最初、微かにザーッという音が聞こえてくるんです。そして次の瞬間、水がダーッと私に迫ってきて、私

はその中に飲み込まれるんです。大声を上げて両親に助けを求めようとするんですけど、なぜか声が出ない。体も麻痺していて、まったく動かせないんです。

最初にこの夢を見たとき、すぐに私は目を覚まし、大声で泣きわめきながら両親の部屋に走っていきました。そして、夢の中身を必死で彼らに話したんです。すると父は、私の部屋にやって来て、ベッドの後ろとか、押入れの中だとか、化粧ダンスの下だとかを、これ見よがしにチェックして、化け物なんかどこにもいないということを、私に知らしめようとしただけでした。

他にも繰り返し見た夢はありますけど、この溺れる夢は特別でした。他のどの夢よりも生々しくて、私は実際、夢の中で溺れているんです。喉や鼻で水をしっかりと感じることができたほどです。そしてこの悪夢は、毎回、私をひどい恐怖に陥れました。

この悪夢は、私が大人になるまで続きました。そしてあるとき、長年にわたる断続的な不眠症で憔悴しきっていた私を見かねて、友人が前世退行を勧めてくれたんです。私が二十四歳のとき、一九八二年のことでした。

「あなたは誰なんでしょうか?」退行中に催眠療法士からそう尋ねられて、私は、アシーニという名の、ギリシャ人の少女で、メイドをしている、と答えました。その少女が自分であるということは直感的にわかりました。私は、彼女の思いや気持ちをそのままに体験していました。

ある日私は、その家の人にひどく腹が立って、手に持っていた調理器具を投げ捨てて、家を飛び出しました。その後、私は屋外の階段をどんどん走り下りて、池に辿り着きました。私は着ている物を脱ぎ、それを池の畔に置いて、水の中に飛び込みました。水の中は快適でした。すごく気持ちいいんです。

少しして、ある男が現れました。そして、私に池から上がるよう命じたんです。でも彼は、私が着物を手渡してくれと言っても、そうしようとしませんでした。仕方なく私は、水の中に居続けました。するとそこに突然、嵐が襲ってきたんです。そして私は、溺れました。

この短い退行体験の直後に、私の不眠症はきれいになくなりました。あの日以来、あの溺れる夢を見たことは一度もありません。

ダナは、一般的な不眠症の治療を受けたことがあるかどうかについては、書いてこなかった。しかし、もし受けていたとしたら、伝統的な心理療法の専門家たちは、おそらく、彼女が夢に見た溺死という出来事を、母親による押しつけ、あるいは、その他の息が詰まるような状況、苦しかった誕生の瞬間、あるいは、毒素に満ちた子宮内での息苦しさといったものの、象徴的な現れとして解釈していたことだろう。

これらの解釈は、他の誰かの夢に関しては、正しいこともあるかもしれない。しかし、ダナの夢に関しては明らかに正しくない。ダナを長年にわたって苦しめ続けた不眠症が、たった一回の前世退行によって、速やかか、かつ完全に癒されてしまったという事実が、その何よりの証拠である。

ダナの悪夢に現れた映像は、彼女が前世で「実際に体験したこと、そのもの」だったのだ。私たちは、子どもたちが悪夢を見て脅えているとき、それを単に象徴的な意味を持つものとして眺めるばかりでなく、前世の体験そのものの現れかもしれないという観点からも眺めることで、子どもたちを速やかに救う確率を大幅に高めることができそうである。

三十年越しの悪夢

ジョーンもまたダナ同様、幼い頃から、同じ悪夢に繰り返し悩まされ続けた。彼女の両親は専門家の援助を仰いだが、どの専門家も前世の記憶に着目するよう訓練されてはいなかった。彼女は結局、ニューヨーク州に住むセラピスト、セルマ・フリードマン博士と出会うまで、その恐ろしい夢に三十年以上も取りつかれ続けることになった。フリードマン博士はジョーンの事例を、APRTの機関誌『退行療法ジャーナル』の誌上で詳細に紹介している。

私の患者ジョーンは、三十代半ばの、三人の子の母親だった。彼女はそれまでの人生を通じて、ある悪夢を繰り返し見続けてきていた。より正確に言うならば、それは悪夢と幻視のコンビネーションだった。

それは、彼女によると、いつも一緒だった。眠っているときに寒さと怖さを感じて目を覚ますと、部屋が不気味な銀色がかった青い光で満ちていた。壁際に、古めかしいヨレヨレの服を着た老人が一人立っていた。その男はまったく動かなかった。しかし、つぶれた帽子を目深《まぶか》にかぶり、つば越しにじっと彼女を見ているようだった。

彼の目は実際には見えなかったが、彼女を見つめていることは明らかだった。その男を見るや、次の瞬間、彼女は決まって叫び声をあげていた。するとその老人は徐々に色あせるようにして見えなくなり、その後を追うように銀色がかった青い光も消えてなくなった。

ジョーンが三歳か四歳の頃、両親は心配して、かかりつけの小児科医に、この悪夢のことを相談した。その医者は、「心配はいらない。二、三年もしたら見なくなる」と保証した。

しかし、ジョーンは八歳になっても、それを見続けていた。そこで彼らは児童精神科医に相談した。ジョーンは彼のところに毎週一度、一年間通い続けたが、なおも悪夢は現れ続けた。その精神科医は最後に、ジョーンは想像力がややたくましすぎるだけで、健康な、賢い、正常な子どもであり、あと二、三年もすれば悪夢を見なくなると断言した。

そしてジョーンは十代半ばになった。その頃の彼女は、二週間に一度くらいの頻度で悪夢を見続けていた。彼女も彼女の家族も、それに半ば慣れっこになっていた。しかしある頃から、悪夢の内容に変化が現れ始めた。男の立っている位置が、毎回ほんの少しずつ、彼女の方に近づいてきていたのである。それに気づいたときのジョーンの怖がり方は並大抵ではなかった。そこで両親は、ある心理学者に助けを求めた。

その心理学者は彼女を徹底的に検査し、彼女を悪夢から救うための六ヶ月コースを組み立てた。二人でジョーンの子ども時代の話をすることがそのコースの柱だったようだが、最終的にその心理学者は、ジョーンは健康かつ正常なミドルティーンであると結論づけ、やはり「心配はない。二、三年もしたら悪夢を見なくなる」と保証した。

やがてジョーンは二十歳になった。家を離れて大学に通っていた彼女だが、あるとき、夜中に叫び声を聞いたルームメイトから、カウンセリングセンターに相談に行くよう勧められた。何度かのセッションの後でジョーンが告げられたことは、これだった。

彼女の心の奥深いところに、両親に対する敵意が存在していて、それが悪夢として現れてきている。しかしそれも、大学を卒業して真の意味で両親から自立する二、三年後には、きれいになくなるだろう。そのカウンセラーはまた、彼女に、緊張を緩和する手段と称して、異性との積極的な交流を勧めたという。

私の患者になる前に彼女が最後に治療を受けたのは、結婚してすぐ、二十六歳のときのことだった。彼女の夫は、やはり夜中に叫び声を聞き、すぐに彼女をある精神科医のところに連れて行った。その医師は、近くのメンタルヘルス・センターを紹介し、そこで徹底して検査してもらうようアドバイスしてきた。彼女はその施設に三週間も滞在し、全般性不安障害という病名と精神安定剤のための処方箋を手渡されて、そこを後にした。彼女と彼女の夫は、「心配はいらない。悪夢は二、三年もすれば消滅する」と告げられていた。

ジョーンは私のところに、妹の強い勧めでやって来た。彼女の妹は、中年に差しかかろうというのに、いまだに悪夢に悩まされ続けている姉を、ひどく心配していた。彼女の妹が私を選んだのは、言うまでもなく、姉に催眠療法を受けさせたかったからだった。ジョーンはそれまで、まだ一度も催眠療法を受けたことがなかったのだ。

ジョーンは、もはやどんなセラピーも信じてはいなかったが、わらにもすがる思いで、私のところにやってきたようだった。そして彼女は、自分の悪夢が前世に通じていようなどとは想像だにしていなかった。

ジョーンは、それまでの恐怖に満ちた人生を私に語りながら、何度も体を震わせた。彼女の悪夢は確実に悪化していた。子どもの頃には壁際に立っていた「老人」が、どんどん彼女の方に近づいてきて、彼女が私のところに来た頃には、彼女のベッドのすぐ近くに立っていたのである。

慣れっこになっていた時期もあったが、いまや彼女の恐れは、三十代半ばにして、頂点に達していた。もしあの男が、私を「触る」ことのできる距離まで近づいたとしたら、一体何が起こるのだろう？　そう考えるだけで、彼女はいてもたってもいられなくなっていた。そして、そうなるのはもう時間の問題だ……彼女はそう思っていた。

私は率直な態度でジョーンに接し、彼女が子どもの頃に性的虐待を受けていた可能性があると指摘した。そのときの記憶が、「老人」の悪夢となって現れているのかもしれない。私はそう言った。すると彼女は、私を見ておかしそうに笑った。前の三人のセラピストもまったく同じことを言い、彼女にその記憶を思い出させようとしたというのだ。

さらに彼女は、子どもの頃に診てもらった精神科医も、たぶん同じことを信じていたとも言ってきた。そのときに、男女の体の特徴がハッキリとわかる人形を何体か渡されて、それで何度も遊ばされたことを、よく覚えているので、ということだった。

しかし、それらのセラピストの誰一人として、その診立ての正しさを証明できていなかった。彼女の悪夢は消え去るどころか、悪化の一途を辿ったのである。

彼女は催眠療法を受けることに意欲的だった。たとえどんな結果が出ようと、少しでも可能性があるものなら、それにとりあえず、すがってみよう。おそらくそんな気持ちだったのだろう。彼女は準備ができていた。なんとかしようと必死だった。

告白するが、私もまだその時点では、他のセラピストたち同様、ジョーンが「老人」に何らかの形で性的虐待を受けていたものと仮定していた。前世が関わっているという予想はまったく立てていなかった。

ジョーンは簡単に催眠状態に入った。すぐに私はイメージ誘導のテクニックを用いて、彼女を森の中の美しい空き地へと導いた。続いて私は、その中に白い光を引き込み、その光に彼女を包み込ませた。彼女に穏やかさと安心を与えるためにである。

続いて私は、彼女に「老人」をその空き地に連れ込み、彼女と反対側の縁に立たせてみるよう指示をした。彼女は難なくそれを実行した。彼はそこに、彼女の悪夢の中に現れるときとまったく同じように立っていた。古くさいヨレヨレの服を着て、目深にかぶった帽子のつば越しに、じっと彼女を見つめていた。

私の指示に従い、ジョーンはその男に、顔を上げて彼女をまっすぐに見るよう要請した。しかし、少しして彼女は、彼にはそうする気がなさそうだと言ってきた。

「でも……」彼女は付け加えた。「彼、私に何かを求めているみたいです。そんな気がします」

当然のごとく、私はそれが何なのかを尋ねてみるよう彼女に指示をした。しかしまたもや、少しして、彼には答える気がなさそうだと彼女は言ってきた。その男は、帽子のつば越しに彼女をじっと見つめながら、黙って立っているだけだった。

そこで私は、ジョーンに、その男と関わりを持ったかもしれない子どもの頃に戻ってみたいかと尋ねてみた。彼女は頷いた。私は彼女に、心を落ち着けて、彼を最後に見たときの五分前の時点にさかのぼるよう促した。私はその時点でもまだ、前世との関連性はまったく考えておらず、彼女の子ども時代の記憶が浮上してくることを期待していた。

ところが、彼女が見たものは、石がゴロゴロした丘の中腹に立ち、幼い娘が野の花を摘んでいるところを眺めている、大人の女性としての自分だった。目指す男はまだ現れていなかった。まもなくジョーンが、しきりに首を傾げ始めた。そのビジョンの中の彼女が奇妙な形の長いスカートをはいていることと、花を摘んでいる娘が彼女のいまの娘ではないことに気づいたからだ。

私はその時点で、彼女が前世に入り込んだことに気づき、彼女に、どこにいるのかと尋ねてみた。彼女は、「スペインにいるような気がします」と答えてきた。

続いて私は、その人生の子ども時代に戻ってみるよう彼女に指示をした。その前世を年代順に探ってみたくなったからだ。遅かれ、早かれ、「老人」はそのうち現れてくる。私はそう考えていた。

次の瞬間、私たちは一八〇〇年代初期のイングランドにいた。彼女はイングランドの海沿いの町に生まれ、そこで成長した。そしてなんと、十五歳のときに結婚していた。それは、夫に先立たれて貧困に苦しんでいた彼女の母が手を回した結婚で、相手は、その町で小売商を営む、気難しくて頑固だが、裕福な男だった。歳はすでに四十をはるかに超えていた。ジョーンは彼を見てハッとした。悪夢の中に現れ続けていた男が彼だったからである。

十五歳の新妻は、最初の頃は、彼との生活をとても気に入っていた。それまでとは比べ物にならない豪華な家、上等な着物、そして、裕福な男の妻という社会的地位に、すっかり魅了されていたからだ。しかし彼は、あまりにも年上で、彼女とはまったく違う価値観で凝り固まっていた。そして何よりも、彼があるとき告白したことだが、彼が彼女と結婚したのは、家事と身の回りの世話をしてくれて、跡を継がせるべき息子を産んでくれる誰かがほしかったから……それだけだったのである。

子宝に恵まれないまま年月が流れ、彼はやがて彼女との距離を置くようになった。彼女の人生はますます寂しく、ますます退屈なものになっていった。

やがて、起こるべきことが起こった。スペインの漁船団が獲物を売るために町の港に立ち寄ったのである。すぐに彼女はスペインから来た若い漁師と恋に落ち、そのまま彼の船に乗り込んで、彼の村へと逃避行。村に着いた彼は、彼女を妻だと紹介した。そして彼女は、漁師の妻としての新しい生活に馴染んでまもなく、可愛い娘を出産した。

スペインでの彼女の暮らしは、必ずしも幸せいっぱいではなかった。彼女の新しい夫は、村の他の男たち同様、一度港を出たら何週間も戻ってこなかった。そして、村の女たちは彼女を決して心からは受け入れていなかった。彼女は常に「外国の女」だった。とはいえ、許される範囲で村の営みに参加しながら、子どもを育てるというそこでの生活に、彼女はそこそこ満足していた。

そしてある日、彼女は娘と一緒に、海を見下ろす丘の中腹で花を摘んでいた。夫は漁に出ていて留守だった。ジョーンが「老人」を探すために退行して最初に見たシーンがこれである。彼女の娘は、彼女から少し離れたところで花を摘んでいた。彼女が娘から目を離す。とその瞬間、彼女の目に、大股で丘を上ってくるイングランド人の夫の姿が飛び込んできた。彼の後ろには村の女たちが続いている。彼の服は長旅で汚れ、ヨレヨレになっていた。

彼が近づいてきたとき、彼女は摘んだ花を膝に乗せ、呆然として地面に座り込んでいた。彼は何も言わなかった。憎しみと軽蔑を顔に浮かべ、彼女をじっとにらみつけていた。そして突然、彼女を激しく蹴飛ばした。すると、まるでそれが合図でもあったかのように、まず一番近くにいた村の女が石を拾い上げ、彼女に投げつけ、すぐに女たちのすべてがそれに続いた。罵声《ばせい》と石が次々と彼女めがけて飛んできた。

かくして彼女は、イングランド人の夫による告発演説に煽動された、貞淑な村の女たちが投げた石で、一命を落とすことになった。彼女が死の直前に見たものは、傍らに呆然と立ち、目深にかぶった帽子のつば越しに、もだえ苦しむ彼女をじっと見つめている夫の姿だった。そのときの彼の目は、彼女の目には届いていなかった。そしてその姿は、海に反射して銀色がかった青い色を呈していた陽の光に包まれるようにして、徐々に薄れていった。

この前世の旅が終わって、私がまず最初に考えたことは、この二人の間には、まだ未完結の仕事が残されている、ということだった。彼らはお互いを許さなくてはならない。そこで私は、ジョーンを再び森の中の美しい空き地に連れ込んだ。そして今回は、白い光を引き込まないで、まず、かつてのその夫と向かい合いうよう彼女に指示をした。

彼女は夫と向き合った。そして私の指示に従い、一連の作業を行ない始めた。

彼女は、彼が自分に何を求めていたのかを尋ねなくてはならなかった。自分が彼から逃げたことを、彼に謝らなくてはならなかった。さらに彼女には、村の女たちの投石を傍観していた彼を、許す必要もあった。

彼は温かさに欠けた気難しい男だった。そして彼女は、ロマンチックな夢見る乙女だった。二人はどちらも、それぞれの自己中心的な理由で結婚していた。後の悲劇は充分に予想可能なことだった。いまや彼女は、この教訓に気づいていた。

ジョーンは、再び森の中の空き地で向かい合った「老人」を、ウィリアムという名で呼び、近くに呼び寄せた。「私に何を求めていたの？」彼女は泣いていた。そして今回は答えが返ってきた。「お前と一緒に、もう一度、やり直したかった」

私の指示で、彼女は説明した。二人が夫婦として生きた時代は遠い過去のことであり、彼女はすでに別の人生へと移動している。二人は互いに許し合わなくてはならない。そうすれば彼も、新しい人生へと移動できる。

彼は理解したようだった。彼は彼女を見て、彼女の手を取り、わかったと言ってきた。続いて彼は、笑みを浮かべ、徐々に消えていった。なおも泣き続けながら、ジョーンは彼に「さよなら」と言った。ジョーンは、まだ催眠状態にある間に、「心が信じられないくらいに軽くなりました。これまでで一番自由になった気がします」と語っていた。そのとき彼女は、かつてのイングランド人の夫に悩まされることは、もはや二度とない、ということを知っていた。

私にはそれほどの確信はなかったが、彼女は正しかった。そのときからすでに九年以上が経過しているが、その間に問題の悪夢は一度も現れてこなかったということを、つい最近、彼女自身が語ってくれた。

そしてフリードマン博士は、こうコメントしている。

「もしジョーンが子どもの頃に前世療法を施されていたならば、その時点であの悪夢からきれいに解放されていただろう。もしそうなっていたとしたら、彼女が長年の不適切な治療によって被《こうむ》った、とてつもない量の時間的、金銭的、そして精神的な損害が、すべて防げていたのである。

莫大な数の子どもたちが、ジョーンのように前世に起因する悪夢に苦しめ続けられていながら、適切な対処をされていない。その事実に思いを馳せると、本当に心が痛む。五歳以上の子どもたちのほとんどが所有する高度の被催眠性を考慮すれば、この種の悪夢に悩まされている子どもたちへの治療は、前世の未完結の仕事を終了させるための、一つか二つの短いセッションで充分だというのにである。

この療法によって悪夢が癒される確率は莫大である。しかもこれは、子どもの個性やユニークな才能をまったく脅かすことがない。そして、もし私たちが正しく行なってあげたならば、この治療は子どもたちにとって、素晴らしくい楽しい体験でもあるのである」

歯ぎしりと前世の夢

前世に起因する悪夢に苦しめられ、せっかく医療を受けながらも、適切な処置を施されないために、いつになっても悪夢から逃れられないでいる子どもたちの数は、もし数えられたとしたら、おそらく相当の数に上るだろう。しかし次に挙げるフロリダでの事例は、とても幸運な例である。キースの悪夢は、診察がスタートしてまもなく前世の夢だと認識され、速やかに排除された。

八歳のキースは、催眠療法で有名なロン・デ・バスト博士に、歯ぎしりの治療を依頼した。それに先立って、キースの父親は彼を数名の歯科医に診せていたが、どの歯科医も、キースの歯ぎしりの原因となりうる肉体的な問題は何一つ発見できなかった。ただ、最後に診た歯科医が、デ・バスト博士の名を上げ、催眠療法を受けてみるようアドバイスしてくれたのである。

キースとのセッションで何が起こったのかを、デ・バスト博士自身が語ってくれた。

父親が言うには、キースの歯ぎしりは六ヶ月前の夜に突然始まり、その後どんどん悪化してきた、ということでした。そして最初の面談の中で、彼はたまたま、キースが悪夢を見続けてきている、ということを口にしたんです。よく聞いてみると、それが始まったのも、歯ぎしりとほとんど同じ頃だと言うじゃありませんか。

キースはその悪夢の中で息苦しさを体験していました。彼はなぜ息苦しいのかはわかりませんでした。でも、自分が何かに押しつぶされているような感じがすると言うんです。それで、その悪夢から覚めたときにはいつも、強度の緊張と恐れを感じていました。

キースは、とても人当たりが良くて、どちらかと言えばおとなしいタイプの、賢こそうな少年でした。私たちはすぐに打ち解けました。私はそれまでの経験から、彼はとても扱いやすい患者になると踏んでいました。私は年代退行のテクニックを用いて、彼が初めて悪夢を見た時期へと彼を退行させようとしました。すると彼は、簡単に退行はしたんですが、周囲の状況をよく見るように、という私の指示を、なぜか拒《こば》むんです。

そこで私は、優しく、ゆっくりと説得を続けました。その甲斐《かい》あって、彼は見たまま、感じたままを話し始めたんですが、それを聞いて私は、興奮のあまり椅子から落ちそうになったものです。彼の父親も、こちらは完全に度肝を抜かれてですが、ほとんど椅子からずり落ちていました。

キースが語ったのは、ナチス占領下のフランスで生きていた十五歳の少年の物語でした。キースは、そのフランス人の少年、レネの視点で話し始めました。彼は椅子に座って目を閉じていたのですが、相当怖かったんでしょう。話を始めるまもなくガクガクと震え出しました。彼の話は、まずこんな光景からスタートしました。

彼が住んでいた村の人々が、ドイツ兵たちの命令で長い列を作り、彼の家の前を行進していました。ドイツ兵たちは彼の家の庭にも入ってきて、そこにいたレネと彼の家族を捕まえ、行列の中に押し込みました。

これを描写した際にキースは目をつぶったままで叫んだものです。「お願いだから誰か言ってよ！　僕はユダヤ人じゃないって！　誰か言ってよ！　僕はユダヤ人じゃないんだ！」

しかし、レネのその訴えは受け入れられませんでした。徒歩と列車による長い消耗の旅の後で、レネは、頑丈そうな有刺《ゆうし》鉄線の柵《さく》に囲まれた地域を、多くの人たちと群れをなして歩いている自分を発見していました。あたりに漂う死臭が、彼に吐き気をもよおさせていました。

続いて彼は、他の多くの人たちと一緒に、地面に掘られていた溝の前に一列に並ばされました。そして、制服姿の男たちがマシンガンを発射し始めました。一発の弾丸が彼の側頭部をかすめ、その衝撃で彼は溝の中に転落しました。彼の上に銃撃を受けた人々の体が次々と落下してきます……重い、苦しい、息ができない……。

彼はなんとか息を吸い込んで叫び声をあげようとしますが、口を開けることができません。彼の上に積み重なった無数の遺体に押しつけられて、顎を動かすことさえできなかったからです。そのために彼のその叫びは、表現を許されないまま、内面化することになりました。そして彼は、恐怖と怒りに満ちた状態で、ゆっくりと、ひどい苦しみを味わいながら息を引き取ったんです。

キースとのこのセッションは三時間ほどに及びました。終わったときにキースは、気持ちよさそうに大きく息を吸い、吐き出したものです。彼の父は「いや、信じられない」と言うばかりでした。セッション中に起こったことを一緒に振り返り、咀嚼《そしゃく》した後で、キースと父親は戻っていきました。そしてそれ以来、キースの悪夢と歯ぎしりは二度と戻ってきませんでした。

キースが前世で死ぬときに表現できなかった恐怖と怒りが、彼の夢の中に染《し》み込んできていた。それは同時に、彼の顎にも歯ぎしりという形で姿を現していた。この夢と肉体症状の同時発生は、デ・バスト博士の関心を前世に向けさせるに充分なインパクトを持っていた。

夢を通じた母子間テレパシー

母子間のテレパシーによるコミュニケーションが、前世想起の引き金となりうることは、すでに述べた通りである。次に紹介する二つの事例は、「母子間のテレパシーは夢を通じても機能しうるものである」ということを如実に証明するものである。

どちらの事例の中でも、母親は、夢を通じた子どもとのコミュニケーションを利用して、子どもを悪夢から救うことに成功している。この二つの事例は、「子どもたちの前世の記憶に関して、私たちは学ぶべきことを、まだまだ数多く残している」ということを強く示唆するものでもある。

夢という媒体を通じて、親と子どもの意識は明らかに交流している。夢を介したテレパシーは、子どもたちの前世想起という現象に新しい側面を加えるものであるとともに、前世の記憶に関連して親が子どものために行なえることの幅を、確実に拡大するものだと言えよう。

【シャロンとジョーイ】

シャロン・ベネデートが繰り返し見続けた夢は、彼女の心を前世退行の初体験へと向かわせた。しかし、その体験が息子のジョーイの悪夢を誘発することなど、誰が予想しただろう。ジョーイのその悪夢も、シャロンが退行セッション中に見たことも、二人がともに生きた同じ前世で体験していたことだった。シャロンは、母子間のテレパシー経路を通じて、ジョーイのその悪夢を癒すことまでしている。

シャロン（デラウェア在住）はこの物語を手紙にしたため、私に送ってくれた。

私が馴染みのセラピストから前世退行を勧められたのは、三十歳代後半の頃のことでした。私は子どもの頃から、ある男の夢を繰り返し見続けていました。三十年は続いていました。でもその意味がわからなくて、ずっと気をもんでいたんです。

ほんのちょっとした誘導を受けただけで、私はすぐに、埃っぽい田舎の道を裸足《はだし》で歩いている自分を見ていました。ここはロシアだという強い印象があったのを覚えています。私はいわゆる貧農の妻でしたが、幸せな結婚生活を送っていました。そして、その貧農の夫が、私が三十年も夢で見続けていた男だったのです。私たちの間には子どもが何人もいました。私のいまの息子、ジョーイもその一人でした。

でも、その平和な、幸せなフィーリングは長続きしませんでした。まもなく、空が真っ黒な雲で覆い尽くされたのです。いまでも鮮明に覚えていますが、その空を見たときには、背筋が凍るような思いでした。

すぐにとてつもない嵐が襲ってきました。竜巻のような風が突然吹き始めたんです。私たちの家はあっという間にバラバラになっていました。私たちは一瞬のうちに、本当に多くのものを失ってしまいました。その中には赤ちゃんも一人含まれていました。ジョーイは生き残りましたけど……。

ジョーイが悪夢を見始めたのは、私がこのセッションを体験した直後のことでした。当時彼は五歳でしたが、夜中に泣き出したりしたことは一度もありませんでした。ところがその晩は、夜中にものすごい泣き声が彼の部屋から聞こえてくるんです。私は走って彼の部屋に向かいました。

私はすぐに、彼があの嵐の中、つまり、私が前世退行中に見た嵐の中にいることを知りました。というのも、彼はまさしく、泣きながらあの赤ちゃんに呼びかけていたからです。彼がその前世の中に入り込んでいたことは、私にとってすごい驚きでした。それと、彼が何を体験しているのかを自分が完璧にわかっているということも、同じくらいの驚きでした。私は彼をなだめ、静かな眠りに戻してやりました。

次の日の晩、彼はまたしても同じ悪夢を見ました。そこで私は、もっと踏み込んで対処しました。寝返りを打ちながら泣き叫んでいる彼の耳元で、その嵐は遠い昔に起こったことで、私たちはいま、とても安全なのだということを、穏やかに、静かに言ってやったのです。彼はたちまち静かになり、寝息を立て始めました。

しかし、それはまだ終わってはいませんでした。すぐに三度目の悪夢が襲ってきたのです。すぐに私は、自分があることをやり忘れていたことに気づきました。彼は、あの赤ちゃんとの問題に決着を付ける必要があったのです。彼は三度とも、泣きながらその赤ちゃんに呼びかけていました。

そこで私は、彼の耳元で、その赤ちゃんはいま、別の場所で、別の体を持っていて、とても安全にしているのだということを、ささやくように言いました。それが起こったのは、遠い昔のことで、私たちのすべてが、いまは元気で、安全なのだ、とも言ってやりました。彼はすぐに落ち着き、静かに眠り始めました。そして、それからすでに七年が経ちますが、その間に彼は、一度も悪夢にうなされたことがありません。

【グラディス・マクゲーリー博士】

次の並外れた事例は、アリゾナ州スコッツデールの産科医で、ホリスティック・メディスン（全体観的医療）のパイオニアとしても知られる、グラディス・マクゲーリー博士から提供されたものである。

この物語は、夢を通じた母子間のテレパシーに新風味を加えるものであるとともに、子宮内での行動に前世の影響が及んだ実例の一つとしても、大きな注目に値する。

マクゲーリー博士はこの事例を、著書『Born to Live（生きるために生まれる）』を通じて初めて公表した。


私の産科患者の一人、サリー（仮名）が絡んだこの事例は、私に衝撃的な影響を及ぼした。彼女の赤ちゃんは、妊娠期間中の最後の六週間、診察室に来る度に「骨盤位」になっていた。「骨盤位」とは、足が産道を向いた異常な胎位で、一般には「逆児《さかご》」として知られている。頭が産道を向いた胎位が正常で、それは「頭位」と呼ばれている。

私はサリーが検診に来る度に、「骨盤位」になっていた彼女の赤ちゃんを「頭位」へと回転させていた。そしてある頃から、その胎児は回転させることが異常に簡単だったために、私は彼女にそのやり方を教え、気がつく度にやらせるようにしていた。

そして出産日が訪れ、サリーは病院にやってきた。予想通り、彼女の赤ちゃんは「骨盤位」の体勢を取っていた。もっとも、その子をもう一度回転させるのはわけのないことだった。彼は「頭位」の体勢で正常に誕生し、誰もが幸せをかみしめた。

そして私は、その後一ヶ月間、その赤ちゃんを、医学的に極めて珍しい（しかし、それほど重要でない）現象を示した子どもとして、一応頭の中にしまい込みはしたが、ほとんど思い出すことがなかった。

しかし、一ヶ月検診で病院にやって来たサリーが、幼い息子を指さしてため息をついたときから、事情は変化し始めた。彼女は言ったものだ。

「こんなにいつも金切り声をあげ続ける赤ちゃん、私、見たことありません。どうしてなんでしょう。いつも何かに脅えているようで、すごく怖そうにしているんです。それに狂ったように泣いてばかり。一体どうやったら静かにしてくれるのか……もう何をしても駄目なんです」

一週間後、彼女はまた私に会いに来た。私を震えさせるような話を持って……。

「あの子ったら、もうどうやっても泣きやまないものですから、私、もう疲れ果てて、ベッドにポンとおいて、こうやって腕を組んで宣言してやったんです……よく聞いて。私はもう、どうしたらいいかわからない。知っていることは、すべて試したわ。でも、それでもあなたは、ちっとも泣きやまない。あなたは明らかに、何かに脅えているみたいね。何か特別な問題を抱えているはず。それは一体何なの？私は、どうやったらあなたを助けてあげられるの？……」

赤ちゃんは、もちろん何も答えてこなかった。サリーにしても、もちろん答えなど期待してはいなかった。

しかしその晩、彼女はある夢を見た。その夢の中で彼女は、馬にまたがった白人の大集団と、インディアンの小集団による戦いを眺めていた。フェニックス近郊にある、ある山の峰が見えていた。戦いは、その山の一角にある高い崖の上で行なわれていた。崖の縁にいたインディアンの一人が突然バランスを崩し、谷底への転落を開始した。彼はあちこちから突き出た岩にぶつかる度に体の向きをクルクルと変えながら、ものすごい勢いで谷底に激突し、息絶えた。

次の瞬間、サリーの視点が変化した。彼女は突然、インディアンの一人が転落した谷底に立ったいた。彼女はそのインディアンが倒れているところに向かって歩き出した。彼女が近づくと、倒れていたインディアンは、むっくりと起きあがり、体をどんどん小さくしていき、やがては赤ちゃんになってしまった。サリーは目を凝らした。するとそれは、彼女が産んだばかりの赤ちゃんだった。

彼女は目を覚まし、夢の意味を理解した。これですべてが説明できる！　彼女は興奮していた。もし彼女の息子が、直前の前世で崖から落ちて死んだインディアンだったとしたら、彼が子宮内で行なっていた「骨盤位」から「頭位」への度重なる回転は、クルクルと回転しながら谷底に転落していった体験のリプレーだったのではないだろうか？

サリーがこの夢を見た後も、彼女の赤ちゃんは、なおも脅えて金切り声をあげ続けていた。しかし、いまや彼女は、彼にどんなことがあったのかを理解していた。彼が眠りに落ちそうになったとき、彼女はこう語りかけた。

「もしあれがあなたに起こったことだとしたら、もう何も心配はいらないわ。もう終わってしまったことなんだから。とっくに済んでしまったことなの。だから、あなたがあれを体験し直す必要は、まったくないの。あなたはもう、新しい体で、新しい人生を始めているのよ。だから、怖がったりする必要はもう全然ないの。それに、ママもパパもあなたをすごく愛していて、何があってもしっかりと守ってあげられるわ」

サリーがこう語りかけて以来、彼のヒステリックな金切り声は、すっかり影を潜めることになった。彼はもはや、何にも脅えていないかのようだった。そのときを境に、彼は幸せで穏やかな赤ちゃんに変身してしまった。

マクゲーリー博士は、この事例に次のような史実を添付している。

アリゾナ史は、アリゾナ義勇軍の「B」中隊からの兵士たちが、フェニックス近郊のビッグピカチョ山の頂上に至る秘密の小道を登り、七五名のアパッチ族をビッグピカチョ断崖《だんがい》の縁に追いつめたという事実を記録している。銃声が轟き、鬨《とき》の声が巻き起こり、インディアンたちは次々に崖から飛び降り、谷底に転落していった。伝説によれば、最初の一斉射撃で五〇名のインディアンが殺され、二五名前後が、捕虜となることを嫌って崖下に飛び降りたという。


この物語は三つの点で特別な注目に値する。

まず一つは、子宮内にいた生まれる前の赤ちゃんが、崖下への転落体験を再現していた、という点。これは、前世に起因する行動は、誕生する前からスタートすることがある、ということの明らかな証明の一つだと言えそうだ。

これは前世療法専門家たちにとっては馴染み深い現象で、彼らはかなり頻繁にこの現象を確認している。彼らは、赤ん坊たちが胎内および誕生時に体験することの中には、前世での死のリプレーだと思われるものがとても多いことを発見してきた。

ロジャー・ウルガーは書いている。

「誕生時の苦闘の中で重度の外傷性障害が発生したとしたら、その障害の形は、ほぼ常に、前世での死亡体験を正確かつ忠実に象徴するものである」

例えば、へその緒が首に絡まった状態で生まれてきた子どもは、前世で首をつられて死んでいたのかもしれない。

二つ目は、途方に暮れた母親が生まれたばかりの子どもに投げかけた、「どうやったら助けてあげられるの?」という質問への答えが、母親の前世の夢を通じてもたらされた、という点。その夢は、彼女の息子の子宮内での行動と、誕生後のヒステリー症状を見事に説明するものだった。

そして最後は、この母親が、もっと年上の子どもたちに用いられているのとまったく同じテクニックを用いることで、自分の赤ちゃんを助けることができた、ということ。彼女は自身の夢からの情報をもとに、彼の前世での体験を理解し、もう安全なのだと断言してやることで、彼が前世から持ち越してきた問題をきれいに取り除いてあげたのである。彼はもちろん、母親の言葉自体は理解できなかった。しかし母親の意図は、おそらく意識レベルで、見事に伝わった。

私たちはサリーとシャロンに感謝しなくてはならない。二人は、母子間には確かなテレパシー回路が存在すること、母子間のテレパシー回路は夢を通じても機能しうること、および、前世の記憶が母子間のテレパシー回路を通じて、理解され、浄化されうることを、とても身近な例を示すことで、私たちに教えてくれた。

第3部

子どもたちの記憶が教えているもの

第14章　大人と宗教

大人は幼い子どもから多くを学べるかもしれない。幼い子どものハートは純粋であり、そのために偉大なる霊は、幼い子どもには、大人に見せても気づかない多くのものを見せてくれるかもしれないからだ。

――オグララ・スー族、ブラック・エルク

輪廻転生との直面

子どもたちが前世の記憶を語り始めたとき、彼らの親は否応なしに、輪廻転生という概念と向き合わなくてはならなくなる。

そしてそれは、ほとんどの親たちにとって、最初はひどく戸惑わされる体験である。輪廻転生は、彼らが長年にわたって受け入れてきた宗教的な概念と、明らかに矛盾したものであるからだ。

しかしながら、これまでに私が話を聞いたすべての親たちにとって、彼らの子どもたちの記憶のパワーは、彼らがそれまで信じてきた宗教的な教義よりも圧倒的に強力だった。彼らのすべてが、自分の幼い子どもが前にも生きたことがあるということを無邪気に語るのを聞いて、それまでの様々な信念を劇的に変えることになったと告白している。輪廻転生の受け入れは、彼らの人生観、さらには宇宙観をも大きく拡大することになった。

リサはこう言って、娘のコートニーにとても感謝していた。

「彼女は私の霊的怠慢を一気に蹴散らしてくれました。私に従来の信念を再考させてくれました」

コートニーがこれらのことを話し始める前は、輪廻転生のことなんてまったく信じていませんでした。私はミズーリの田舎でガチガチのルーテル派信者として育てられたんです。地獄の業火から何から、とにかく聖書に書かれているあらゆる言葉をそのままに解釈するよう、教え込まれながらです。でも、実際には何も理解していませんでした。

コートニーは、家族全員の中で革命を発生させてしまいました。輪廻転生を考慮することで、もちろんまだまだ勉強不足ですが、すべてがより現実的に理解できるような気がするんです。こんなことに思いをめぐらすのは、六十を過ぎたあたりから、揺り椅子にでも座ってやるもんだ。以前の私はそんなふうに考えていたんですけどね……。ましてや、それを二歳の娘に促されるなんて、いまでも信じられません。

ときどき、自分はもしかしたら、ひどく危険な領域に足を踏み入れてしまったのではないか、なんて考えることもあります。でも、二度と引き返せないほど遠くまでは入り込んでいないつもりです。そうしたくもありませんし……。

とにかく、コートニーに、こんなところまで引きずられてきてしまいました。でも正直に言って、とても楽しかったんです。こんなこと、もし考えるにしても、本当にずっと先のことだと思っていたんですけどね。でもコートニーに、もっと早くしなさいって言われたんでしょうね、きっと。

双子の天才芸術家の母、メアリー・フレミングも、子どもたちの前世体験によって思考の範囲が大きく拡大したと証言している。


自分自身の子どもが、神や死、輪廻転生、天国といったことについて、あっけらかんと話し始めるのを聞いたときには、やっぱり、かなり動揺しました。でも、それが自分の子どもの口から出てきている以上、脇に押しやってしまうわけにはいきませんからね。おかげで私は、人生に関するそれまでのあらゆる信念やアイデアを、再評価しなくてはならなくなりました。私たちは、なぜこの地球上で生きているのか、なんてことまで考えるようになったりして……。

うちの家族は、全員がローマ・カトリック教の信者で、教区内の奉仕活動に、かなり積極的に参加しているんです。教会は一体、私たちのこんな事情をどう考えるでしょうかね。いずれにしても私は、この点に関しては、自分の子どもたちの言うことを信じなくてはならないんですけど……。


子どもが語る真の前世の記憶は、新しい理解の連鎖反応を引き起こす。その理解には、生と死に関するものばかりでなく、私たちを通じて、また私たちを包み込んで存在する、不可視の世界、エネルギーの世界、霊の世界に関するものも含まれている。

幼い子どもたちが、文字通り「経験を超えた知識」であるはずの死と生まれ変わりについて、無邪気に語り始めたとき、私たちは、彼らが真実を話していることを速やかに知ることになる。それは瞬間的に、私たちの肉体を脈打たせる。

自分の子どもを通じてその真実がもたらされた瞬間、私たちの内側の何かが攪拌《かくはん》される。そのとき私たちは、もう一つの現実に目覚めることになる。そのときから私たちは、以前には気づかなかった多くのことに気づき始める。

私たちは突然、私たちを、他のすべての人々、および人生内のあらゆる出来事と結びつけている、複雑に絡み合った糸の房《ふさ》を発見し、偶然に発生することなど何一つないということに気づくことになる。偶然という言葉が突然意味を持たなくなる。そのとき私たちは、内側と外側の世界の万物を結びつけている、蜘蛛《くも》の巣のような繊細なパターンを垣間見る。

ビリーの母パット・キャロルは、この知覚変化についてこう語っている。


ビリーとの体験は、私の心を信じられないくらい自由にしました。いま私の目には、あらゆるものが、以前とはまったく違って見えています。以前の私は、すべて表面しか見ていませんでした。でも、ビリーの記憶に、もっと心を広げて、あらゆる可能性に目をやってごらん、と言われたような気がして……。私はいま、何にでも手が届くような気分になっています。不可能なアイデアなんてないんだ、と思えるようになったんです。以前の私は、人生の可能性に、これでもかというくらい心を閉ざしていました。

私はいま、物事を感じることができます。私はいま、以前よりもはるかに直感的です。良いことと悪いことの見分けが、フィーリングで行なえるようになりました。繊細なメッセージをピックアップするために、頭を強打する必要はもうなくなりました。私はいま、心がとても自由になったために、あらゆる場所で奇跡を見ています！　こんなことは、ビリーとの体験が起こる前には考えられなかったことです。

もし私たちが自分の子どもの前世物語を信じたとしたら、それは私たちが、自分の人生も今回限りではないという事実を受け入れたということに他ならない。そして、自分の本質的な部分は永遠に存在し続けるということを知ったとき、私たちは極めて自然に、自分がそれまでよりもはるかに大きな存在になったような感覚と、自分自身の躍動する生命力を感じることになる。

そのとき私たちは、あらゆるエネルギーと生命の源である、より偉大なパワーとの一体感を感じている。私たちの心とハートは、新鮮な活気で満たされ、いやが上にも拡大する。

フィリス・エルキンズにとって、ナタリーとの体験は、希望と意義に満ちたまったく新しい世界観への入口だった。

私はカトリック信者として育ちました。でも、近年の私は教会に足しげく通うタイプの人間ではなくて、ナタリーに宗教的な話をしたことは一度もありませんでした。もちろん、自分なりに神を信じてはいましたので、そのことだけは話してありました。

それで、夫も私も、かなりオープンマインドな方で、たいがいのことには驚かないんですけど、ナタリーが前世の話を始めたときには、二人とも壁に頭をぶつけられたかのような衝撃を受けたものです。

初めてお産をしたときとも似ていました。要するに、人生の大きな絵の眺めが、一瞬にして変わってしまったのです。そのときを境に、何が大切なのかを判断する基準が、大きく変わることになりました。

私は前々から、死んだ後でまた戻ってくることができて、やり残したことを片づけたり、家族とまた会えたりしたら、どんなにいいだろう、などということをときどきは考えていました。でもいま、ナタリーのおかげで、私はそれをとても身近な現実として信じられるようになったんです。


これらの親たちは、自分の子どもを信じることの結果として、自分の価値観、人生観、世界観を大きく変化させた。彼らはそのプロセスを、自分たちの宗教に妨害させなかった。と同時に、それまで教えられてきた基本的な教義を捨て去ってしまうこともしなかった。要するに彼らは、輪廻転生のための場所を作るために、自分たちのそれまでの宗教的信念を拡大したのである。

一方、このプロセスを彼らほどすんなりとは押し進めることができない親たちも、もちろん存在する。私に話を聞かせてくれた親たちの中にさえ、自分の子どもが話したことをどうとらえたらいいのかよくわからず、それを私に聞かせるのを最初は躊躇していた人たちが何人もいた。彼らは概ね、声をひそめて、こんな前置きを言ってきた。

「奇妙に聞こえるかもしれませんけど、実は……」「私の頭がおかしいなんて考えないでくださいね。そうですね、あれは……」

そんな彼らに私は、彼らには仲間がたくさんいるのだということ、自分の子どもからこの種の話を聞いたことがあるのは彼らだけではないのだということを、精一杯微笑みながら話して聞かせた。すると彼らは、その事実と、やっと理解してくれそうな人にめぐり合えたという思いから、大きな安堵の表情を浮かべたものだった。

彼らは、何の戸惑いも感じることなく自分たちの体験を語る機会を手にできたことを、とても喜んでいた。彼らは、この種の体験は親類にも、友人にも話せない、ましてや牧師や神父、ラビなどにはなおさら話しにくい、と告白した。彼らは恐れていた。彼らは、この種の体験が彼らの宗教的教義とは矛盾したものであることを知っていた。そしてそのために、嘲笑の種にされたり村八分にされたりすることを、とても恐れていた。

私は考えた。私に話を聞かせてくれようとするほどの親でも、こんなに神経質になっているのだから、子どもが前世を思い出しても、そのことを誰にも言わないでいる親たちは、おそらく相当の数に上るだろう。一体どのくらい、いるのだろう？　もっと悪いことに、周囲の人たちや教会などに笑われたり批判されたりするのを恐れるあまり、一体どれほど多くの親が、子どもたちが語った真の体験を否定し、彼らを黙らせているのだろう？

私は、この恐れこそが、子どもたちの前世の記憶に対する全社会的な受け入れを遅らせている、最大の要因だと考えている。そこで私は、この問題をより深く理解するための調査を開始した。

私は、特に欧米文化圏において輪廻転生がとんでもなく悪いイメージで眺められている理由を、もっと詳しく知りたかった。テレビや漫画のジョークの中で、輪廻転生は常に迷信的ナンセンスであり、人々の笑いを取る格好の種の一つであり続けてきた。多くの人々にとって、輪廻転生という言葉を聞いて最初に連想するものは、牛を崇拝する人たちの姿か、「悪いことをしたらナメクジに生まれ変わるぞ」といったジョークなのである。

私から私の仕事を告げられて、『トワイライト・ゾーン』のテーマ曲を口ずさんできた人たちの多かったこと。それはいわば、この種のアイデアは奇妙であり、彼らの境界線の外側にあるものであるという主張の、礼儀正しい表現だった。

シャーリー・マクレーンは、本当に勇敢に、輪廻転生関連の個人的な体験を本にしたが、それ以来、彼女の名前は、輪廻転生関連のジョークの代名詞にされてしまった。

しかし、そんな中、いくつかの興味深い現象が現れてもいる。最近のギャラップ調査で、アメリカ人の大人の二五パーセントが、輪廻転生の存在を信じているという結果が示されている。また、シャーリー・マクレーンをジョークの種にしながらも、何百万人もの人たちが、輪廻転生に関する彼女の本を買い、読んでいる。どうやら、輪廻転生の社会的なイメージと、人々がそれに関して個人的に信じていることとの間には、かなりの食い違いがあるようなのである。

しかし、どうしてこんなダブル・スタンダードが存在するのだろう？　輪廻転生に対する拒否反応は、どこからやって来ているのだろう？

普遍的、包括的なアイデア

問題の一部は、事実に関するただの無知である。輪廻転生は、主要メディアでも、学校でも、そしてもちろん教会でも、まともな霊的アイデアとして取り上げられることは皆無に近い。そのために、ほとんどの欧米人たちが輪廻転生に関して知っていることは、ほぼすべてがジョークや漫画を通じて入ってきた情報なのである。

輪廻転生は、いまの欧米人の多くが考えているように、インド固有の概念でもなければ、特定の宗教または文化と特別な結びつきを持つアイデアでもない。これは、世界中のあらゆる種類の人々が太古の昔から信じ続けてきた、普遍的な霊的概念なのである。北欧のケルト族やテウトニ族から、アフリカ大陸、オーストラリア大陸、そして南北アメリカ大陸の土着民族に至る、この地球のすべての大陸に住んだ数え切れないほどの民族の中から、個別に湧きあがり、広く信じられてきた、グローバルなアイデアなのだ。

これは現在、この世界に生きる、まさに無数のヒンドゥー教徒と仏教徒たちによっても、強く信じられているアイデアである。イスラム教でも受け入れられていて、特にイスラム神秘主義を貫くスーフィー教の信者たちにとっては、信仰の一番の基盤である。この観点から全世界を眺めたとき、輪廻転生を否定しているユダヤ・キリスト教文化は、明らかにマイノリティー（少数派）だと言えるだろう。

そして、輪廻転生に関する、たった一つの絶対的な理論、などというものは存在しない。輪廻転生とはこういうもので、ああいうものではない、などとは誰にも言えないのだ。これは、神に対する信仰同様、包括的な霊的概念なのである。どちらも、文化や宗教が違えば内容も解釈もまったく異なったものになる。

輪廻転生のメカニズムに関する理論の中には、明らかな迷信的ナンセンスも、もちろん存在している。その種の理論は、私たち現代人にとっては、当惑の種以外の何物でもない。しかしながら、その一方で、自然法則と深い洞察を内包した崇高な哲学へと発展を遂げた輪廻転生理論がいくつも存在し、それらは明らかに、西洋人の思考に価値ある貢献を行ないうるものである。

輪廻転生のメカニズムに関する理論は、一つの細目だけを取り上げても、文化や宗教によって本当に様々である。例えば、魂はどのくらい待ってから生まれ変わるのか、ということに関しても、実にいろんな見解がある。ある人たちは、そのインターバルを数百年だと主張し、別のある人たちは、七年か二十年かのどちらかだと信じ、またある人たちは、特に決まっていないと考えている。さらにある人たちは、死んだ瞬間に生まれ変わるという極端な理論を信じてもいる。

いくつかの文化や宗教に見られるように、輪廻転生の概念は、規則や儀式の中に組み込まれ、人々をコントロールするために利用されている例もある。例えば、インドのカースト制度は、「魂は、厳しいしきたりに従って生きたときのみ、生まれ変わるときに、上の身分への梯子《はしご》をほんの少しずつ上っていく」というアイデアの上に築かれている。また、ある仏教宗派の信者たちは、家の仏壇《ぶつだん》に水をやるのを、うっかり忘れてしまっただけでも、次の人生において貧困という罰を被ることになると信じている。

輪廻転生はもちろん、いくつもの文化の中で、人々により大きな自由とより良い人生をもたらしうる概念としても定着している。人類学者のマーガレット・ミードは、バリ人とイヌイットの双方が、生まれ変わりを持続的な学習の機会として受け入れていることを発見した。

彼女によれば、彼らは自分たちの子どもには預言の才があると信じていて、子どもがまだ幼いうちから、彼ら（子ども）に複雑な技能を教えるのだという。しかも、子どもは本当は大人なのだから、絶対にできるはずだという前提のもとでである。そして彼らは、老人になっても学び続けている。その努力が無駄になることは決してないということを、信じているためにである。

ヒンドゥー教やチベット仏教の秘儀的教義の一部となっている輪廻転生の概念は、私たちの心を素晴らしく鼓舞するものであり、おそらく、西洋人の心とは最も相性がいい。

ただ、そのヒンドゥー教と仏教との間でも、人生から人生へと移動していくものが正確に何なのかという点に関しては、見解が異なっている。ヒンドゥー教徒たちは、それは「旅を続ける個としての魂」だと信じている。しかし仏教徒たちは、それは「意識の持続的な流れ」であり、因果性を持ってはいるが、個としての存在ではないと言う。しかしながら、「カルマ」と呼ばれる自然の法則が生まれ変わりの細目を支配している、ということに関しては、両者の見解は完全に一致している。

カルマは、輪廻転生のアイデアと密接に関連した、もう一つの霊的なアイデアであるが、これも多様な解釈の対象となってきた概念で、特に欧米人には頻繁に誤解されてきた。カルマの本質は「因果の法則」であり、最も単純なレベルでは物理学の基本法則「作用と反作用の法則」と同じものである。キリスト教徒はこれを「あなたは自分が蒔《ま》いたものを刈り取ることになる」という教えとして学んでいる。

しかしカルマは、いくつもの人生を通じて機能する。この法則に従って、私たちが行なうあらゆることが、良いことであれ、悪いことであれ、最終的には同じ種類の結果として、私たち自身のもとに戻ってくる。そしてその結果が現れるのは、今回の人生の中かもしれないし、次の人生、さらにはそのまた次の人生であることも考えられる。これがカルマという自然法則の基本的な機能である。

仏教徒たちの教えによれば、カルマは、一部の欧米人たちが恐れているような「運命の法則」などでは決してない。それどころか、カルマの法則は自由意思を奨励してさえいるのである。この法則は、私たちの行動を決して指図したりはしない。これは、私たちに自分の失敗から学ぶことだけを求める、公明正大な法則なのである。

たとえ私たちが、身勝手な行ないに走ったり、他の人々または自分自身を傷つけたりして宇宙の調和を乱し（ある人たちはこの種の行為を「罪」と呼ぶ）、悪いカルマ（原因と結果の流れ）を創造したとしても、宇宙は決して私たちを裁かない。それは単純に、その不調和を私たちに差し戻してきて、私たちに正しく反応する機会をもう一度与えてくれるだけなのだ。

私たちは、万物との一体感を感じながら、それらとの調和を念頭に行動することで、言い換えるなら、愛と思いやりを持って行動することで、良いカルマを創造する。カルマから私たちへの切実なメッセージは、「あなた方が受け取るものは、あなた方の行動の結果であり、それはすべて、あなた方の責任である」である。

輪廻転生とカルマの法則は、私たち西洋人が頭を悩ませてきたあるパラドックスを、とてもうまく説明している。これまで私たちは、こんな嘆きを何度となく耳にしてきた。

「悪漢どもがいい思いをしている一方で、善良な人たちが、なぜこんなつらい思いをしなくてはならないんだろう？」

カルマの累積的な側面に目をやらない限り、人生は行き当たりばったりで、ひどく不公平なものに見えてくる。まるで宇宙がサイコロを振って、何が起こるかを決めているかのようである。例えば、罪のない子どもが不慮の死を遂げたり、盲目の状態で生まれてきたり、生まれながらにしてホームレスだったり……。この世に正義など存在しないのではないだろうか……そんな思いにさせられることは掃いて捨てるほどある。

しかし、もし私たちが、一つの人生を、長い映画の中のほんの一場面のようなものとして眺めたならば、その瞬間に、人生の様々な不合理に対する私たちの見方は一変する。私たちが体験する一つの人生は、完璧なバランスと秩序が保たれ、正義が貫かれた、長編映画の一コマにすぎないのである。

このように、輪廻転生は一つの包括的なアイデアであり、特定の宗教または文化とだけ結びついているわけでは決してない。だというのに、それが欧米で拒絶されているのは、なぜなのだろう？　ユダヤ・キリスト教文化が、この点で、他の圧倒的に多くの文化から隔離しているのはなぜなのだろう？

私はこの疑問に対する答えを求めて、ユダヤ教とキリスト教の歴史に目を向けた。

私が最初にアプローチしたのは、キリスト教の歴史だった。すぐに私は、輪廻転生という言葉が聖書のどこにも載っていないことを確認していた。当然のごとく、それを否定する記述は登場しようがない。事実、輪廻転生を否定しているキリスト教の聖典は、一つも存在しないのである。

それればかりか、多くの聖書学者と敬虔なクリスチャンたちが、イエス本人は暗黙のうちに、このアイデアを承認していたとまで主張していた。歴史学者たちの誰もが知るように、輪廻転生は当時の中東で広く受け入れられていた。そのためイエスは、そのことをわざわざ説明する必要を感じなかった。彼らはそうも指摘していた。

イエスが輪廻転生を承認していたことの証明としてよく引用されている、聖書内の二つの場面がある。一つは、『マタイによる福音書《ふくいんしょ》』の十七章十節から十三節にかけての場面で、そこでイエスは、弟子たちを前に、「メシアが現れる前に、預言者エリヤが戻ってくる」という有名な旧約聖書の預言について語っている。

弟子たちは彼に尋ねた。「律法学者たちはなぜ、先にエリヤが来るはずだと言っているのですか?」

イエスは答えた。「彼は確かにやって来る。すべてを元通りにするために……。しかし私は、あなた方に言っておく。エリヤはすでに来ているのだ。だが彼らはそれに気づかず、彼を思いのままに扱った。人の子もまた、同じようにして彼らから災いを受けるだろう」

弟子たちは、イエスが洗礼者ヨハネのことを話しているのだと理解していた。

イエスは、古《いにしえ》の預言者エリヤが、洗礼者ヨハネとして戻ってきたのだということを、明確に語っているのである。これを輪廻転生以外で説明することなど、どうやったらできるだろう？

よく引用されるもう一つの場面は、『ヨハネによる福音書』の九章二節である。弟子たちは生まれついての盲人を見て尋ねた。

先生、この人が生まれついての盲人であるのは、誰が罪を犯したからなのでしょう？　この人本人なのでしょうか？　それともこの人の両親なのでしょうか？

イエスはこの質問に答えて、「本人の罪でもなければ、両親の罪でもない」と言ってから、罪そのものの役割を説明しているが、大切なことは、この質問の背後に横たわる、ある前提を、イエスが退けなかったことである。生まれついての盲人が、その障害の原因となる罪を犯せるとしたら、それは前世においてしかあり得ないのではないだろうか？

さて、イエスが輪廻転生を少なくとも受け入れていたことは、どうやら明らかなようである。にもかかわらず、キリスト教徒たちの中には、輪廻転生を語ることは罪であるとさえ言い切る人たちまで存在する。一体、どこからそんな考えが出てきたのだろう？

この疑問に対する答えは、聖書の中にではなく、ローマ・カトリック教会の起源の中に横たわっている。何よりも興味深いのは、イエスが砂漠を旅して慎ましやかな伝道活動に従事していた時期から、今日のキリスト教徒たちが当たり前のものとして受け入れている教義や信条が確立するまでの間に、一体何が起こったかである。この二つの時期の間には、三百年もの歳月が詰まっている。

教義という名の魔物

イエス・キリストの超人的な魅力と彼の語った福音は、彼を知る人々を魅了し、彼らの人生を劇的に好転させた。そして、荒涼としたユダヤの地で産声《うぶごえ》を上げたその最初のクリスチャンたちの熱意と精神は、すぐに中東全域に広がり、やがてはローマ帝国全域に影響を及ぼす革命的な宗教運動へと発展するに至った。

しかし、イエスが残したアイデアは、次々と伝播《でんぱ》していく過程で、様々な既存宗教の儀式や慣例、神学理論などの中を通過し、いつしか、イエス本人がおそらく想像だにしなかった形を呈するものになっていた。神と人間との仲立ちをする聖職者たちの位階制が制定されるに至って以降は、なおさらである。

そして、クリスチャン誕生後三世紀の間は、キリスト教の確立された教義は一つも存在していなかった。キリスト教の神学理論や教義（キリストの教えを他の様々な哲学や宗教と混ぜ合わせて解釈し、体系づけた理論）は、結論が出ないまま、少なくとも三百年にわたって議論され続けた。今日のキリスト教徒が当たり前のものとして受け入れている信仰の基盤は、そのとてつもなく長い流動の時代の中で現れては消えていった多くのアイデアの、ほんの一部にすぎないのである。

そして実は、当時のキリスト教社会の中には、輪廻転生を引き合いに出してキリストの教えを説明する宗派や神学者たちが、かなり存在していた。聖グレゴリウスが「三世紀のキリスト教研究のプリンス」と呼んで絶賛した、エジプトの神学者オリゲネス（一八五年頃～二五四年頃）は、こう書き残している。

「すべての魂が、前の人生での勝利によって強化され、また敗北によって弱められて、この世界にやってくる」

このようにして輪廻転生は、初期のキリスト教社会内では、かなり広範囲に受け入れられていた。だというのに、今日の私たちが知るキリスト教の中には、その痕跡さえも残っていない。なぜなのだろう？

四世紀初頭、宗派間の勢力争いが激化していた。と同時に、ローマ帝国が崩壊しかかっていた。西暦三二五年、帝国の再統一を計る動きの中で、絶対専制君主コンスタンチヌス一世は、勢力争いを繰り広げていたキリスト教諸派のリーダーたちをニケアに集め、宗教会議を主催した。

皇帝はそれらリーダーたちに、もし彼らが一つの信条でまとまったならば、彼らの活動を帝国が強力に支援すると約束した。ニケア宗教会議として知られるその最初の公会議での決定事項が、ローマ・カトリック教会の基盤となった（すぐ後で聖書の各書にも手が加えられた）。

統一が最優先されたために、新しい信条（ニケア信条）と矛盾するあらゆる概念が削除されることになり、その過程で、輪廻転生に関する文献と、そのアイデアに固執した宗派は葬り去られた。続いて、新教会のリーダーたちの喝采と支援を受けながら、コンスタンチヌス一世は、キリスト教と対立する他の宗教を帝国内から排除するとともに、彼自身の独裁パワーをより一層強化していった。

ローマ帝国とキリスト教の結婚で誕生したものは、その帝国のイメージそのままに作られた教会だった。つまり、ローマ・カトリック教会とはそもそも、「絶対的な中央集権機構のもと、一つの独断的な信条を信者たちに押しつけつつ、それと調和しない概念を徹底して排除しようとする教会」としてスタートしたのである。これはとても重要な事実である。なぜならば、輪廻転生は明らかにその信条と調和しないものであったからだ。

しかしながら、その後でもなお、輪廻転生を信じる信者たちはかなり多かったようである。コンスタンチノープルで開かれた西暦五五三年の第二回公会議で、「輪廻転生の概念を信じることは、破門と天罰に値する罪である」という宣言がわざわざ採択されたのだ。

ローマ・カトリック教会は、どうしてそれほどまでに輪廻転生の排除にこだわったのだろう？　輪廻転生の概念が誘発する人間心理が、おそらくそれに対する一番の答えである。

輪廻転生を心から信じたとき、人間は極めて自然に、自らの責任で、焦ることなく、穏やかに霊的進化をはかろうとするようになる。人生は一度だけではないのである。彼にはもはや、神との間を取り持つ司祭も、懺悔《ざんげ》の場も、地獄行きを回避するための儀式も必要ない（これらのアイデアのどれ一つとして、イエスの教えの中には出てこない）。

輪廻転生を信じている人間に必要なのは、自分自身と他人への接し方に注意を払うことのみなのだ。輪廻転生の概念は、カトリック教会が「羊たち」を躾るために用いている「永遠の地獄」に対する恐怖を、あっさりと蹴散らしてしまう。言い換えるなら、輪廻転生は、独善的な教会の権威とパワーを、たちどころに弱体化させてしまうのである。輪廻転生が「信仰の守護者たち」を異常なまでに神経質にさせたのは、あまりにも当然なことだった。

五五三年に糾弾宣言が出されてからも、輪廻転生はかなり多くの人々によって信じられ続けていた。カトリック教会がこのアイデアを完全に一掃するまでには、そこからさらに千年の歳月と、大量の流血が必要だった。

十三世紀初頭、イタリアから南フランスに至る地域に住み、イエスの意思を忠実に実行しながら生きていたカタル派の信者たちに対し、ローマ法王は聖戦を布告した。彼らが輪廻転生を信じていたことが、その理由だった。十字軍の急襲で彼らのすべての村が破壊され、カタル派は絶滅した。あの残忍な異端者弾圧が始まったのは、その血の粛清《しゅくせい》からすぐ後のことだった。宗教裁判で、輪廻転生を含む、カトリック教会の教義に反するあらゆる超物理的なアイデアが糾弾され、その結果無数の人々が迫害を受けることになった。

異端者弾圧の効果は絶大だった。巨大組織化した教会による迫害は、人々の集合的意識に深い恐怖を残すことになった。そしてそれが、信じても安全なものと、信じたら危険なものとを隔てる不可視のフェンスとして、人々の周囲を取り囲んできた。

そのとき以来、禁じられたアイデアを所持する人々は、それを自分の内側にとどめ続けるよう、強く肝に銘ずるようになった。そして、私たちの集合的意識は、いまなおかつてのその恐怖を覚えていて、輪廻転生を含めたあらゆる神秘的、超物理的な概念、あるいは現象との公然とした関わりを、避けようとし続けている。

これがおそらく、先ほど指摘したダブル・スタンダードの起源である。とても多くの人たちが、個人的には輪廻転生を信じていながら、公にはそれを否定しているふうを装っている。「それは異端だ！」と言われること、つまり「頭がおかしいんじゃないの？」などと思われることを恐れているためにである。

私たちはおそらく、その恐れの起源を理解することで、それによる影響を無にできる。自分たちを取り囲んでいる不可視のフェンスを取り壊せる。そして、もしそれができたとしたら、そのとき私たちは、子どもたちが語る真の前世物語を、いきなり公《おおやけ》にすることは無理でも、素直に信じてあげることだけは、すぐにでもできるようになるはずである。

【ビクトリア・ブラッグと新約聖書】

敬虔なクリスチャンであるビクトリア・ブラッグは、四歳の少年との出会いと自らの退行体験の後で、輪廻転生こそが、信仰を確かなものとするために自身が長年にわたって探し求めてきたものであったことに気がついた。

私は大学で二年間、聖書の勉強をしました。私は聖書を信じています。ただ、もう一つスッキリしないまま、大学を終えてしまいました。私はいつも質問ばかりしていました。いつも納得できなくて反抗ばかりしていた、トラブルメーカーだったんです。というのも、「教師たちが教えていないことが、何かある」ということを、いつも強く感じていたからです。私はいつも、誰にも答えられないような質問を彼らにぶつけていました。

でも、四歳のマークとの出会いと、その後の前世体験が、すべてをスッキリとさせてくれました。あの後で私は、ようやく、自分は正しい方向に進んでいるという確信が持てたんです。

輪廻転生という概念との出会いは、私の信仰を素晴らしく強化してくれました。輪廻転生は、新約聖書が教えている、どんなこととも矛盾しないばかりか、その内容を強化するものに他ならないんです。

この概念が加わったおかげで、以前には理解できなかったところが、完璧に理解できるようになりました。例えば、『マタイによる福音書』の中で、イエスは、エリヤが洗礼者ヨハネとして戻ってきたと語っていますけど、いま私は、その意味を完璧に理解することができています。洗礼者ヨハネは、エリヤの生まれ変わりだったんですよね。イエス・キリストは、あの場面で、人間は再び戻ってきて学ぶことができるんだということを、私たちに教えている。私はそう解釈しています。

私はいま、カルマの法則もしっかりと信じています。聖書が言うように、私たちは、自分が蒔いたものを刈り取ることになるんですよね。私たちは自分の運命を、そして天国と地獄を、自分自身で創造している……私はいま、心からそう信じることができます。

光輝の書

自分の子どもの前世の記憶を信じること、ひいては輪廻転生を信じることとは、敬虔なユダヤ教徒にもできることなのだろうか?「輪廻転生は、カバラとして知られるユダヤ教の神秘思想の根幹をなす概念である」ということを知ったとしたら、私同様、ほとんどのユダヤ教徒が目を丸くするだろう。

私はこの調査を始めるまでは、ユダヤ教は輪廻転生を完全に無視しているものと思い込んでいた。私が受けてきた宗教関連の教育の中でも、家族との会話の中でも、輪廻転生の概念が持ち出されたことは一度もなかったからである。しかし、そうではなかった。

ユダヤ教には、絶対的な一つの教義または信条は存在しない。キリスト教の聖書のような絶対的なテキストも存在しない。ユダヤ教徒たちは、彼らのインスピレーションや霊的導きを、いくつもの経典から引き出しているのである。

神秘的な教えが書き連ねられたカバラの第一のテキストである『ゾハール(Zohar)』、すなわち『光輝の書(光耀篇《こうようへん》)』も、そのうちの一つとして、特に神秘論者たちを導き続けてきた。十三世紀にスペインで発見されたものだが、キリスト以前の時代から伝えられてきた秘密の教えを記録しているとされている。

その『光輝の書』には　死と誕生の循環が詳細に描写されている。その循環は「ギルフル」と呼ばれていて、それには「輪」と「変化」という意味がある。この書物によれば、人間は、学ぶべき教訓、守るべき戒め、そして、前の人生で犯した過ちを相殺するために行なうべきこと（まさに未完結の仕事である）で構成されたユニークな使命とともに、新しい人生をスタートさせるという。「ギルフル」の究極の目的は、魂の浄化と世俗的な人生の循環からの解放である。

学び始めてまもなく、私はこの『光輝の書』の内容が、ヒンドゥー教や仏教の神秘思想とあまりにもよく似ていることに驚かされた。特に『チベットの死者の書』との類似性は際立っていた。どちらの本も、死の瞬間から次の誕生に至る魂の旅を導くべく、書かれたものだった。

『光輝の書』もやはり、死は単に次の人生への扉に過ぎないと述べていた。そしてやはり、東洋の神秘思想同様、一生の中で意識的に一番重要な時期は死の瞬間であり、その瞬間に心の中にある思考が、次の人生の特徴に最も強く影響を及ぼす、と明言していた。

私は、こんな知恵の書物が私自身の文化的裏庭に眠っていたことに驚くとともに、もしこれをずっと若い頃に発見していたとしたら、私のこの探求の旅はどのようなものになっていただろうかと、興味深く思いをめぐらしたものだった。ホロコースト時代の記憶が蘇ってきたときにも、あれほどの混乱や不安に陥ったりは、しなかったことだろう。

しかし今日、ユダヤ人たちのほとんどが、死と死後の生命に関するこれらのアイデアから遠ざかってしまっているのはなぜなのだろう？　私が知り得た限りでは、輪廻転生の概念は、中世まではユダヤ教の教えの中核をなすものだった。しかしその後、ユダヤ思想の表舞台から忽然《こつぜん》と消え去ってしまった。

その理由は何なのか……私はここでもまた、ローマ・カトリック教会の関与を発見することになった。中世のヨーロッパで権勢を意のままにしていたカトリック教会は、ユダヤ人たちに彼らの宗教を捨て、キリスト教神学を受け入れるよう圧力をかけてきた。ローマ・カトリック教会の指導者たちにとっては、同教会こそが、死後の生命への唯一の扉でなくてはならなかった。一四四二年のフィレンツェ（フローレンス）公会議で採択された宣言が、それを如実に物語っている。

カトリック教会の外側にいる者は、たとえユダヤ教徒であれ、異端者であれ、宗派分立論者であれ、決して永遠の生命には参加し得ない。彼らはただ、悪魔とその天使たちのために用意された永遠の火の中へと落ち込んでいくのみである。

何世紀にも及んだこの種の迫害は、いまだにその影響力を保ち続けている。ユダヤ教徒たちは、圧倒的な権勢を誇るカトリック教会を刺激したくなかった。特に死後の生命に関する彼らの伝統的なアイデアは、何よりもカトリック教会を刺激しうるものだった。そこで彼らは、輪廻転生の概念をユダヤ教の表舞台から引き下ろし、神秘論という人目に付かない場所に封じ込めることにした。そしてその状況が延々と続き、今日に至っている。

ただし、ここに来て状況はやや変わりつつある。ユダヤの神秘思想に対する社会的関心が、これまでになく高まってきているのだ。現代語に訳された『光輝の書』があちこちの書店で目立ち始めている。もしかしたら、近い将来、ユダヤ教徒たちが公然と輪廻転生を主張できる時代が訪れることになるかもしれない。

そしていま、私は自信を持ってこう言える。ユダヤ教徒たちにとって、自分の子どもの前世の記憶を信じることは、ユダヤ教の教えに反するどころか、その神髄《しんずい》に触れることなのである！

神は間違いなくいる！

子どもが前世の記憶を語ると、その影響は波紋のように周囲に広がっていく。

波紋の中央には子どもがいて、彼らは直接癒され、変化を遂げる。すぐそばにいる両親は、その体験の中に真実を見て動揺し、また感動する。その真実は、彼らの古い信念を駆逐するに充分なパワーを持っている。そしてそれは、彼らの周囲にいる人たちにも伝播する。たとえ彼らは、実際の出来事を目撃してはいなくても、同じように心を動かされ、新しい理解への道を突き進むことになるかもしれない。子どもたちの前世の記憶には、いくつもの人生を変えてしまうパワーが備わっているのである。

コリーン・ホッケンが語っている。

ブレークの体験は、ある意味で、私にとっても必要なことだったんです。あの体験は、私の霊的な旅をスタートさせてくれました。あれが起こるまでの私は、いわば無神論者でした。この世に神なんていないと思っていたんです。

あれ以前には、理解できないことが山ほどありました。例えば、生後三ヶ月の子どもがどうして死ななくてはならないのか、善良な人たちが、なんでこんなに苦しまなくてはならないのか、といったようなことです。もし神がいたとしたら、そんな残酷なこと許すはずないじゃない。私はそう思っていました。

でも、ブレークの体験に接して、待てよ、と思ったんです。すぐに私は、輪廻転生に関する本を読み漁《あさ》りました。そしてすべてが理解できたんです。

私たちはいくつもの人生を生きて、それぞれの人生で必要なことを学ぶようにできている。私たちはまた、自分が新たに手にする肉体を、自分で選んでもいる。そしてそれは、障害を持った肉体かもしれないし、知恵遅れの子どもの肉体かもしれない。でも、たとえどんな体であっても、それを私たちは、何かを学ぶ目的で選んでいる。

これらのことがわかった瞬間、すべてが理解できたんです。そしてその瞬間、私は心の中で叫んでいました。神はいる。間違いなくいる！

第15章　死は人生の回転ドア

忘れるでない。私はあなたのところに戻ってくる……ほんの少し後に……風の上での一瞬の休息の後に……。やがて別の女性が私の声を聞くだろう。

――カーリル・ジブラーン

子どもの死

親にとって、子どもに先立たれること以上の悲劇は存在しない。子どもを失った瞬間、両親は激しい悲しみとともに訴える。

「こんなむごいことを、神はどうしてなさるんだ！」

続いて彼らは、答えが得られないことを知りながら、その理由を必死で模索し始める。

「うちの子が一体、何をしたというの？」

自責の念も渦を巻く。

「こんな仕打ちを受けるなんて、一体私たちが何をしたというの？」

もし私たちが、人生は一度しかないと信じていたとしたら、子どもの死は、あまりにも悲しく、あまりにも理不尽な出来事でしかあり得ない。その悲しみと心の痛みを和らげることは、何をどうしても不可能である。

しかし、もし私たちが、死は終わりではないということ、人生は一度だけではないということ、そして子どもたちの魂は、特に速やかに生まれ変わってくるのだということを信じていたとしたら、その悲しみも、少なくともある程度は、和らげられるのではないだろうか。

そしてさらに、いかなる死も偶然ではなく、それには常に何らかの理由がある、ということを信じていたならば、そのとき私たちは、たとえどんなにつらくとも、宇宙の秩序と正義に対する信頼を、しっかりと保ち続けることができるだろう。すべての死が、去りゆく魂にとって、また、悲しみとともに後に残される魂たちにとっても、カルマ的に極めて重要な出来事なのである。

私たちは、すべての死に確たる理由があるという宇宙の法則を、たとえその理由がわからないときでも、強く信頼していい。その信念は、私たちの目の前の悲しみを幾分和らげるばかりでなく、私たちをやがて、私たち自身の人生の持つ、私たちがすでに気づいているよりもはるかに深い意味の発見へと、導いてくれるかもしれない。

そして、この輪廻転生の概念は、ある極めて現実的な奇跡への望みを提供してくれてもいる。亡くなった子どもが同じ家族の中に再び誕生してくることが、充分にありうるのである。次に紹介する二つの事例は、この可能性の存在を証明するとともに、真摯《しんし》な祈りと深い信仰がその際に大きな役割を果たしうることを、強く示唆してもいる。

祈りのパワー

これは、ロンドン発行の『リインカーネーション（輪廻転生）・インターナショナル』に掲載されるなどして、イングランドで広く知れわたっている事例である。スティーブンソン博士はこの事例を、徹底した追跡調査の後に、充分な証拠を添えて『前世を記憶する子どもたち』の中で紹介した。

【ジェニファーとジリアン】

一九五七年五月、イングランドのポラック家を信じがたい悲劇が襲った。二人の娘、十一歳のジョアンナと六歳のジャクリーンが、同じ交通事故で一挙に命を奪われてしまったのである。その姉妹が日曜日のミサに出ようとして歩道を歩いていたところに、狂ったドライバーが猛スピードで車を突っ込んできた。二人は空中に飛ばされ、すぐに帰らぬ人となってしまった。

二人の父、ジョン・ポラックは、敬虔なカトリック信者だったが、輪廻転生を信じていて、事故の何年も前から、輪廻転生の証拠を示してくれるよう神に祈り続けていた。そしてその祈りは、事故の直後から、二人の娘を戻してほしいという神への願いに形を変えた。

ほぼ一年後、彼の妻フローレンスが身ごもった。ジョンは彼女に、二人の娘が双子として戻ってこようとしていると断言した。婦人科医は、おなかの中に子どもは一人しかいないと診断した。しかしジョンは、自分の信念を絶対に曲げなかった。そして、二人とも自説を曲げないまま、出産の日が訪れた。一九五八年十月四日、ポラック家に女の子の一卵性双生児が誕生した。彼らはその双子に、ジェニファーとジリアンという名をつけた。

すぐに彼らは、ジェニファーだけが、二つの出産斑を持つことに気がついた。彼女は、白い線状の出産斑を額に、茶色の出産斑を腰につけて生まれてきていた。そしてそれらは、ジャクリーンの額にあった傷痕、および腰にあった出産斑と、形の点でも大きさのバランスの点でも見事に一致していた。

それはとてつもなく重要な事実だった。なぜならば、一卵性双生児は、もしもまったく同じ遺伝物質を共有しているとしたら（スティーブンソン博士は、ジェニファーとジリアンの場合はそうであることを確認した）、出産斑も同じように共有していなくてはならないからだ。よって、それらの出産斑は、明らかに、遺伝以外の原因で出現していた。

その双子は、言葉を話せるようになると、亡くなった姉たちに関することを次々に思い出し、詳細に描写し始めた。どれもが、普通の手段では知り得ないことばかりだった。二人とも、両親が何も言わないのに、ジョアンナとジャクリーンのオモチャを正確に識別することもできた。ジョアンナとジャクリーンが住んでいた町に初めて行ったときには（ポラック家は、その双子が誕生した直後に引っ越していた）、かつてのポラック家の家を見事に言い当て、公園と遊び場への道を指し示し、学校とそこにあったブランコの様子を、そこの景色が見え始める前に、正確に描写したりもした。

また、あるときフローレンスは、その姉妹が二人で遊んでいる様子を見て、息をのんだ。二人はなんと、前世での事故を再現して遊んでいたのである。「ジリアンがジェニファーの頭を押さえて、目から血が出てるよ、って言っているんです。ジャクリーンはあの事故で、まさにそこを直撃されていたんです！」

この事例には、前世の記憶のあらゆるサインが現れていた。特に出産斑は劇的だった。ジョン・ポラックは、事故で死んだ二人の娘が戻ってきたことと、神が彼の祈りに答えてくれたことを、強く信じて疑わなかった。

家族復帰

事故で死んだ二人の娘が双子として戻ってきたポラック家の物語は、実に感動的である。しかしそれは、決して特別なことではない。もちろん希望的な憶測でもない。「家族復帰」すなわち、亡くなった人間が同じ家族の中に生まれ変わって戻ってくる現象は、驚くほど一般的なのである。

イアン・スティーブンソン博士は、生まれ変わって元の家族に戻ってきた世界中の子どもたちの事例を、他にも数多く収集し、記録している。同種の事例はハリソン夫妻の本にも登場している。そして、他の研究者たちの事例も統合して統計を取ってみると、驚くなかれ、全体の一〇パーセントが、この「家族復帰」の事例で占められているのである。

いくつかの文化、例えば西アフリカやバリ、ビルマなどの特定の民族、さらにはアメリカ先住民やイヌイットたちの間でも、死んだ人間は、大人、子どもにかかわらず、たとえ同じ家族内ではなかったとしても、同じ部族、あるいは同じ社会の中には間違いなく生まれ変わってくる、と信じられている。

そして彼らは、子どもが生まれると、少し前に亡くなった誰が戻ってきたのかを突き止めようと、出産斑などのサインを真剣にチェックするのが常である。さらに彼らは、その子が少し大きくなってから、「前の人格」の持ち物の識別テストを行なうことで、最初の結論を確証することまで行なっている。

西アフリカのヤルバ族の間では、生まれた子どもに「お帰り！」と挨拶するのが習慣となっている。そして彼らは、男の子を「ババトゥンデ」と呼ぶが、それは「父が戻ってきた」という意味である。女の子の場合は「イエトゥンデ」で、これは「母が戻ってきた」である。

次の事例は、私の友人ネットワークを通じて送られてきたものである。フロリダに住むヒルダ・スワイガーが語る物語で、彼女は、自分の祈りによって先立った息子が戻ってきたと強く信じている。


【ランディー・スワイガー】


私は、宗教的にとても厳格な教育を受けて育ちました。父はインディアナ州でチャーチ・オブ・ゴッド教会の牧師をしていて、彼にとって輪廻転生は悪魔の概念でした。そんなふうに考えている人って、結構いるんですよね。

でも、私はいつも輪廻転生を信じていました。だってそれは聖書の中にも出ているんですからね。例えば、『マタイによる福音書』の十七章十節から十三節でも、イエスが弟子たちに、洗礼者ヨハネはエリヤの生まれ変わりだとハッキリと言っています。人々はただ、そういった箇所を見落としているだけなんです。

一九七七年に、私は息子のリチャードを交通事故で失いました。まだ二十八歳という若さでした。それ以来、私は来る日も来る日も、彼に戻ってきてくれるよう祈り続けました。そして私は、彼の夢をしょっちゅう見てもいました。彼が最後に夢に現れたのは、もう一人の息子の嫁が妊娠していたときのことでした。その夢の中で、私は彼に、もう一度ここに戻ってきてくれるよう必死に頼みました。すると彼は「いや、もうこちら側に来て長いし、戻りたくない」と言うんです。私は泣きながら「必ず大切にするから、お願い」と言って、繰り返し訴えました。それが、私が見た最後のリチャードの夢でした。

やがて孫のランディーが誕生しました。私が彼に初めて会ったのは、生後二週目のことでしたが、そのとき彼は、いきなり私の顔に両手を当てて、私の目をじっと見つめてきました。とっさに私は、「私、この子が誰なのか、よく知ってるわ」と口走っていました。その瞬間、私は自分とその赤ちゃんとの強い結びつきを感じていました。彼の目を通して、彼の魂を見ていました。彼がリチャードの生まれ変わりであることを知っていました。

そしてランディーは、二歳半のときに、自分がリチャードの生まれ変わりであることを、自らの言葉で初めて明らかにしました。そのとき私たちは、引っ越したばかりで、パックした荷物をほどいていました。私が段ボール箱の中からリチャードの描いた天使の油絵を取り出すと、ランディーはそれを私から取り上げ、大急ぎで父親のところに走っていきました。そして興奮した様子で、こう言ったのです。

「見て、パパ、見て！　これ、僕が描いたの！　これ、ずっと前に僕が描いたんだよ！」

彼はまた、三歳半のときには、私にこんなことまで言ってきました。

「僕は前に、おばあちゃんのおなかの中にいたんだよ。ママのところに行く前にね。そのとき僕は、死んで天国に行って、ジョンおじいちゃんに会ったんだ。でも、僕がいなくておばあちゃんが寂しがってることを、僕はわかってた。だから、もう一度おばあちゃんのそばに来るために、ママのおなかの中に降りてきたんだ」

ジョンは私の父で、リチャードの祖父でした。ランディーにとっては曾祖父に当たります。でも、ランディーは、そのジョンを「おじいちゃん」と呼んだんです。

それから二年後、ランディーが四歳のとき、私たちは家族全員でエプコット・センターに旅をしました。ランディーがそこを訪れたのは、そのときが初めてでした。そして、私たちがそこのレストランに入り、あるテーブルに向かおうとしたときのことです。突然ランディーが父親の手を取り、「違うよ。そっちじゃないよ。前に座ったのはあっちだよ」なんて言い出したんです。彼は壁際のテーブルを指さし、続けました。「前に座ったのは、あのテーブルじゃないか」

私の息子は突然、ランディーの言う通りであることに気づきました。彼らは前回そのレストランに行ったとき、まさしく、そのテーブルに座っていたのです。それは、ランディーがまだ母親のおなかの中にいた頃のことでした。私の息子は驚いてランディーに尋ねました。「どうしてそんなこと知ってるんだ?」

ランディーの答えは私たち全員をたじろがせました。「だって僕、僕が生まれる前にパパやママたちがここに来たとき、パパとママの後をずっとついて回ってたんだもの」

いまでは家族の全員が、ランディーがリチャードの生まれ変わりであることを確信しています。リチャードを事故で失ったとき以来、私はその現実に耐えきれず、彼に戻ってきてと懇願し続けました。子どもを失うことほどにつらいことは、この世に何一つありません。何一つです! それは、人間が手にしうる一番大きな悲しみです。リチャードの命日が訪れる度に、私は彼の墓前に座り、悲嘆の涙を流したものです。

そしてランディーが生まれました。彼は即座に、私の悲しみを追い払ってしまいました。私は彼を見た瞬間、ついに息子が戻ってきたことを知りました。そしてその日以来、私が墓に行く必要はなくなりました。

第16章　小さな体に宿る進歩した魂

我々の誕生は、眠ること、そして忘れることに他ならない。

我々とともに出現する魂、我々のその命の星は、起源を他の場所においている。

そしてそれは遠くからやって来る。

完全には忘れていない状態、そして完全には露わでない状態で、栄光の雲をたなびかせながら、我々は神から、我々のふるさとからやって来る。

天国は幼いときの我々の周りに無造作に転がっている！

――ウィリアム・ワーズワース

前世の記憶を語る子どもたちが存在するという事実を受け入れたときから、私たちは、子どもたち全員に対する見方を変えなくてはならなくなる。そのときから、もはや私たちは、水道の蛇口に手が届かないことや、靴のひもを自分で結べないことなどを理由に、彼らを私たちよりも劣った存在として見ることはできなくなる。

いまや私たちは、子どもたちが、遺伝と環境によってのみ作られている生物学的存在以上のものであることを知っている。彼らは、他のいくつもの人生からの知恵と経験を持ち込んできている霊的存在でもあるのである。

もし私たちが、この見解、すなわち、「子どもたちは小さな肉体に宿る経験豊かな魂たちである」というアイデアを受け入れたならば、そのとき私たちは「子どもたちは、彼ら自身のために、また私たちのために、これまでの私たちの想像をはるかに超えたことを行なうことができる」という認識に自然に至ることになる。

この認識は最初、私たちがこれまで教えられてきた子どもたちに対する見方とは、甚《はなは》だしく異なったものであるために、私たちを激しく動揺させるかもしれない。この認識を手にした瞬間、私たちは、頭を壁に叩きつけられたかのような激しいショックさえ覚えるかもしれない。

シャーロット・スウェンソンが回想するように、私たちがこの新しい認識に慣れるまでには、ある程度の時間が必要だ。

自分の子どもたちがこの種のことを話し始めたとき、私は最初、本当に戸惑いました。すごくショックでした。「うそ、やめて。もう話さないで」という思いでした。「よし、聞かなかったことにしよう」とも考えました。というのも、彼らが話したことは、私に深い思考を強要するものだったからです。もはや私は、浮わついた気分でいい加減に生きることが許されなくなってしまったんです。

それは私を一気に落ち着かない気分にさせました。それはそうです。あんな幼い子どもの口から、あんな言葉が出てくるなんて、誰が考えます？　彼らはまだ四歳だったんです。三十歳や六十歳ではなかったんですからね……。

いま私は、子どもたちは創造のパワーとしっかりとつながっているんだと認識しています。そして、彼らのその経路を開いたままにしてやりたい、流れを持続させてあげたいと考えています。それが彼らのためであり、私のためでもあるからです。

それでいま、私は子どもたちから、私が彼らに教えている以上のことを教わっている、ということも認識しています。彼らは私に、人生とは目に見える範囲をはるかに超えたものである、ということを教えてくれています。いま私は、彼らのおかげで、人生とは、一つの誕生と一つの死に挟まれた時間をはるかに超えたものである、ということをしっかりと自覚できるようになっています。

私たちは、前世の記憶というものが本当に存在するということを信じたときから、自分たちの子どもを、前にも生きたことがあり、今後も延々と生き続ける魂として受け入れ始めることになる。そして彼らは、何らかの明確な目的を持って私たちのところにやって来た。

カーリル・ジブラーンが語っている。

「子どもたちは、あなた方を通じてやって来るが、あなた方から来るのではない」

子どもたちは神が創造するものであり、私たちが創造するものではないのである。彼らは、私たちの創造をはるかに超えた壮大な計画に従って、私たちのもとに生まれてくる。

この事実を認識することで発生する繊細な姿勢の変化、すなわち、新しい妥当な謙虚さが、私たちの親としての役割に微妙な変化をもたらすことになる。子どもたちは、彼らの成長を完全に私たちに委ねているわけではないのである。彼らの成長は、根源的には、彼らが持って生まれてきた個人的な計画、あるいは目的が成就される行程に他ならない。それは、私たちが彼らのために作成するいかなる計画よりも価値があり、真実である。

もちろん、幼い子どもたちを保護し、養うこと、彼らをこの世界に順応させるべく様々な形で導くこと、そして、彼らが自立して生きられるよう手助けしてやることは、なおも私たちの義務である。そして、私たち自身の興味や夢、および、私たちがこれまでに学んできたことを、彼らと共有することは、私たちの喜びであり特権である。しかし私たちは、全知全能の親としての自分たちの役割を考え直し、子どもたちとの新しい関係、互いに敬《うやま》い、学び合う関係の中に進入しなくてはならない。

私たちはときおり、一歩退き、彼らが私たちに分け与えてくれるものを受け取るための時間を取るべきである。やがて私たちは、彼らの独創性に魅せられ、彼らに心の中で「今度は何を教えてくれるの？」と問いかけている自分に気づくことになるだろう。

これが霊的な親子関係作りのレシピであり、それに従っているとき私たちは、自分の人生をより興味深いものに作り替えつつ、子どものユニークな個性に、それが花開くための絶好の機会を提供し続けていることになる。

生まれ変わりとカルマの法則に従い、私たちはどの人生においても、自分たちのカルマ的レッスンを続けるために、以前から知っている人たちと集うことになる。私たちがいま深く関わっている人たちのすべてが、何らかの目的を持って、私たちの人生の中にやって来た。

そして私たちは、常に役割を交換し合っている。いまのあなたの子どもは、かつてはあなたの親だったかもしれない。妻だったかもしれない。兄、教師、迫害者、ライバル、あるいは愛人だったかもしれない。魂レベルでは、あなた方親子はまったく同等であり、唯一の違いは、今回はあなたの方が二十年か三十年先に、ここにやって来たということだけである。

この新しい認識は、親子関係の持つ素晴らしさと意義を確実に上昇させることになる。一度この変化を遂げたならば、子どもたちをこの新しい観点から見始めたならば、そのときから私たちは、「あなたは誰なの？　どうして私のところにやって来たの？」と問いかけながら、彼らを経験豊かな魂たちとして扱うようになる。

この霊的真理に心を開き、子どもたちの声に耳を傾けるとともに、自分自身のフィーリングをも観察し続けたならば、やがて私たちは、この人生における共通の、そしてそれぞれの目的をも、より完璧に理解し始めることになるだろう。

コリーン・ホッケンも、ブレークが彼女のもとに、ある明確な目的を持ってやって来たことを知っている。

最近思い出したんですけど、実は夫の母が、ブレークが生まれたときにこんなことを言っていたんです。

「彼の目を見てごらんなさい。赤ちゃんの体の中にいる古い魂だってことが、よくわかるから」

いまになってようやく、あのとき彼女がすごく大切なことを言っていたんだということがよくわかりました。彼女はもともと霊感が強い人だったらしいんですけど、ちゃんと見ていたんですね。私もいま、子どもたちをまったく新しい観点から見られるようになっています。「この中にいる古い魂は誰なんだろう？　一体何をしに来たんだろう」なんて考えながらね……。

私にとって、ブレークとのこの体験は本当に必要なことだったんです。以前の私は、完全に道を見失っていました。おそらく、私の指導霊、あるいは守護天使たちが、私の目が開くためには、何か強烈な体験が必要だということを知っていたんでしょうね。

あなた自身の子どものみならず、すべての子どもたちが霊的な存在である。そして、もし彼らがあなたの道を横切ったとしたら、それにも理由がある。どこかの子どもとの出会いが、たとえそれが束の間の出来事であっても、ビクトリア・ブラッグが学んだように、もしあなたが充分に心を開いていたならば、あなたの人生を大きく変える出来事になるかもしれない。

四歳のマークとの出会いが、私の理解への扉を開いてくれました。私が自分の人生の中で起こっていることを理解できるようになったのは、あの出来事があったからです。彼に出会う前の私は、霊的に苦闘を続けていました。自分が信じようとしていることに、確信が持てなかったんです。

彼は、人生とは一度限りではないのだということを教えてくれました。人生のより大きな絵を見せてくれることで、私を救ってくれました。彼は、かつて私たちが一緒に暮らしていたということを信じてもいいんだよ、いま一緒にいれないことを寂しがってもいいんだよ、と言ってくれました。そして、もう彼のことを心配しなくてもいいんだよ、と教えてくれました。「僕だよ。わかるだろう？　僕は君と前みたいに一緒に暮らせなくて、すごく寂しい」彼は私にそう言ってくれました。

彼は、私が自分自身の霊的成長をどこで果たそうとしているのかを、わからせてくれました。そして、それを目指し続ける自信を、私に与えてくれました。彼がすべてを統合してくれたんです。私が彼と出会ったのは、このためだったんですね。いろんな教師たちについて学んだ後で、ついに私は、一番素晴らしい教師に出会ったんです。四歳のかけがえのない教師に……。

初心

子どもたちは、天国、死、生まれ変わりといったことについて、彼らのハートから直接語っているとき、大人たちに哲学や宗教、神話などを創造させるに至った、人類を悩ませ続けてきた大きな疑問についてコメントしている。それは誰にとっても、最初は驚くべきことであり、怖《お》じ気《け》づくことでさえある。なんせ、人類が抱えてきた最大の謎に関する深い洞察を、それまでに達成した一番すごいことが、オマルを使えるようになったことや、裏庭に一人で出られるようになったことである子どもたちが、自信に満ちて語るのである。

しかしそれも、「そのとき彼らは、彼らが実際に体験したことをそのままに語っている」ということがわかったとたん、何ら驚くことではなくなってしまう。彼らの霊的領域の記憶は、なおも極めて新鮮な状態に保たれている。神、キリスト、アラー、仏性《ぶっしょう》、エホバ、偉大なる霊、その他何と呼ぼうとも、その無限なる愛と知恵の源泉の、時間も境もない空間内に存在する前世の記憶を、彼らはなおも容易に呼び戻すことができるのである。

子どもたちが前世の体験を思い出すのは、大人の限界や常識による侵害を受けていない心を通じてである。仏教徒たちはそういった心を「初心《しょしん》」と呼んでいるが、その心を通じた子どもたちの霊に関する理解は、なおも直接的で純粋なままである。イエスは、「神の王国に入るには、子どものようにならなくてはならない」と説いたが、それはこのことを言っているのかもしれない。

ただし、子どもたちは何を語るときにも、とても無邪気で自由である。よってあなたは、彼らが語る空想物語と霊的な金塊を注意深く識別しなくてはならない。彼らの声の真剣な響きを聞き分けることだ。霊的エネルギーを知覚する、あなた自身の体のフィーリングに注意を払うことだ。メアリー・フレミングはそうやって、最初は作り話のように聞こえた子どもたちの話が、実は彼らが生まれる前のことを本当に思い出して語っていたものであることを知るに至った。

アランとマイケルが六歳で、二人の姉のコリーンが八歳のときのことです。ある晩、私は自分が運転する車にその三人を乗せていました。そしてあるとき、死んだばかりの金魚のことに話題が移ったんです。

マイケルが言いました。「僕たちのあの金魚、また戻ってきて生きるのかなあ?」

私は言いました。「言っていることが、よくわからないんだけど」

「あの金魚、別の金魚に生まれ変わってきて、また生きるのかなあ、ってこと」

「猫は九回生まれ変わるっていう、あれと同じように?」

マイケルがイライラした様子で言ってきました。「違うよ。人間と同じようにだよ。人間は、死んでもまた生まれ変わって生きるじゃない。だから、金魚も同じように生まれ変わるのかなって思ったの!」

彼のその声は、真剣そのものでした。私は彼を見て尋ねてみました。

「誰からそんなこと聞いたの? 人間が生まれ変わって、また生きるってこと……」

マイケルは自信に満ちて答えました。

「誰からも聞いちゃいないよ。こんなこと、誰にも聞かなくたってわかってることさ」

子どもたちが一斉に頷きました。私はもう、車をぶつけないようにと必死でした!

メアリーは続けた。

思い起こせば、うちの子たちが生まれる前のことを初めて話したのは、コリーンが五歳か六歳で、息子たちが三歳か四歳の頃のことでした。末の子どもはまだ生まれていませんでした。キッチンのテーブルにみんなで座って、ワイワイと話をしていたんですけど、あるとき、なぜか話題が天国のことになったんです。彼らは目をキラキラさせながら、われ先にという感じで生まれる前の話をし始めました。

コリーンは言いました。

「私が天国にいて、生まれるのを待っていたとき、他にもいろんな子たちが一緒にいたの。友達も何人か、一緒に待っていたわ。それで、二人の天使が私たちを見張っていて、泣いている子がいるとさっとそこに行って、その子を連れて行ってしまうの。生まれるのを待つ人の長い列ができていたわ」

マイケルが口を挟んだ。「僕が生まれるために下に下りてくる前に、神様が僕を抱き上げたんだよ！」

私は言いました。「そうなの。それは良かったわね、マイケル。それじゃ、アラン。あなたも生まれてくる前に、神様に抱いてもらったの？」

私がそう言うと、マイケルはしかめっ面《つら》をして言ってきました。

「ママ、神様が抱いたのは僕の方で、アランを抱いたのは女の神様だよ。覚えてないの？」

その瞬間、私はとても奇妙なフィーリングを手にしました。ある種の寒気のようなフィーリングでした。そのときまで私は、子どもたちが作り話をして遊んでいるんだとばかり考えていたんですけど、マイケルのイライラした目つきと、彼らの淡々とした真剣な話し方に接して、これはもしかしたら、と考えたものです。

それから数年して、子どもたちの記憶は薄れ始めた。そしてそのことは、子どもたち自身も気づき始めていた。

四番目の子、アイリーンが生まれたとき以来、子どもたちは、その末の妹が早く話せるようにならないかと待ちきれない様子でした。彼女が天国についてどんな話をするのかを、早く聞きたいと言いながらです。その頃の彼らは、自分たちのその体験を徐々に忘れつつあったからです。

小さな体に宿る進歩した魂

メアリー・フレミングの子どもたちは、彼らの霊的記憶を、思い出した場所や出来事を子どもらしい感覚で描写することによって表現した。しかし、一部の子どもたちは、そういった記憶のみならず、洗練された霊的概念を理解し、それを言葉にして正確に表現する能力まで備えて生まれてくる。リサの娘コートニーは、その種の子どもたちの一人である。

ある日、息子のジョーイが、彼の姉のオーブリーが赤ちゃんだった頃の写真を見ていて、彼女にこんな質問をしました。「この頃、僕はどこにいたの?」

オーブリーは答えました。「あなたは赤ちゃんの天国にいて、生まれるのを待っていたのよ、ジョーイ」

すると、それを聞いたコートニーが、憤然として言うんです。

「そんなんじゃないわよ！　そんなに簡単なことじゃないんだから！」

そう叫んでから、彼女は私たちを前にして、こんな説明を繰り広げました。

「私たちは天国に行くと、まず、ほんの少し休むの。バケーションみたいなものね。でも、その後ですぐに、仕事を始めなくちゃいけないの。次の人生で何を学ぶべきかを考え始めなくてはならないわけ。それから、次の家族を選ぶことも始めなくちゃいけない。次に何を学ぶにしても、私たちがそれを学ぶことを、一番よく助けてくれる家族をね。天国は、私たちがいつまでもブラブラしていられるところじゃないのよ。リラックスして休んでばかりいられるような場所じゃないんだから。私たちは、あそこに行ったら、やることがたくさんあるの」

コートニーは、こんなことをすごく真剣に言うんです。まだ四歳半だったというのにです。どう考えても、天国に関する子どもらしいアイデアではありませんでした。天国とは、私たちが大切な仕事を行なう場所だ。彼女はそう言ったんです。

私は、彼女とほんの少し対決してみようと思い、尋ねました。

「ねえ、コートニー、あなた、天国にいたことがあるのよね？　そのときのこと覚えてる？」

「うん、覚えてる」彼女は言いました。

「だったら、あなたはそこで、神様と会ったはずよね？」

彼女は頷き、会ったと言いました。私は、自分が彼女を追いつめつつあると考えながら、こう尋ねました。

「ママは、神様のこと、よく覚えていないの。彼がどんな姿をしていたのか、教えてくれないかな？」

私は、彼女がハリウッド版の神の姿でも描写してくるものと予想していました。輝かしい光だとか、温かいフィーリングだとか……。

しかし彼女は、私の目をじーっと見つめて、こう言ってきたんです。

「知らないの、ママ？　神様は魂で見るものなのよ？」

彼女を追いつめることなんて、しょせん無理なことであることを、知っておくべきでした。


ときおり子どもたちは、人生というものに関する、彼らの両親を含むほとんどの大人たちよりも深い理解を、示してくることがある。そして、そのようなことが発生したときに私たちにできることは、そのレッスンに心を開き、彼らが私たちに気前よくもたらしてくれる知恵を、ありがたく受け入れることだけである。

リサが続ける。


コートニーはいま六歳になっています。彼女の前世の記憶は、徐々に薄れてきていますが、まだ完全にはなくなっていません。

それで彼女、二ヶ月ほど前に、ものすごく興味深い話を聞かせてくれたんです。私たちはキッチンにいました。コートニーはスパンコールの入ったバレエ衣装を着て、手足をばたつかせながらキッチンに入ってきては、出ていったりを繰り返していました。彼女は表現力の豊かな、とても創造的な子どもなんです。

その彼女が、テレビの前に立ち止まって、私を呼びました。ニュース番組が流れていて、ある女性が泣いている場面でした。彼女は私に、どうしてその女性は泣いているのかと尋ねてきました。私はテレビの音声に耳を傾けて事の次第を理解してから、その女性が泣いているのは、彼女の息子がある罪を犯して死刑になることが決まったからだと教えてやりました。

するとコートニーは、こんなことを言ってきたんです。「ねえ、ママ。この人、わかっていないのよ。だからこんなに悲しんでるんだわ」

私は少しムッとして言いました。「彼女がわかっていないって、どういうこと？」

「あのね……」彼女は答えました。「この男の人みたいに自分の人生をめちゃくちゃにしてしまった人間にとって、死ぬことは本当は罰ではないということを、この女の人はわかっていないの。だって、この男の人は、死ぬことで、最初からやり直すことができるじゃない。しかも、新しい家族に生まれる赤ちゃんとして、この人生で行なった悪いことについては、誰にも知られないで始められるのよ。無駄なエネルギーを使わなくてすむし、彼にとってはその方がずっといいのに。彼は新しくやり直した方が、学ぶべきことをずっと簡単に学ぶことができるわ。この女の人は、そのことがわかっていないのよ、ママ。もしわかってたら、こんなに泣かないもの」

そう言うと彼女は、またもや飛び跳ねながら部屋を出ていきました。私はその後、三時間近くも、その話のことばかり考えていました。六歳の子どもがこんなに深い哲学を語るなんて。私はその事実に、本当に圧倒されてしまいました。私はいまだに、この話をする度に鳥肌が立ちます。

信じてください。私も夫も、このような話は一度もしたことがありませんでした。私たちは長老派教会に通っていて、二人ともかなりのオープンマインドの持ち主であることは認めます。でも、それまで私たちは、こんなこと考えたこともなかったんです。また、彼女がこのアイデアを教会の教義からピックアップしたなんてことも、絶対にあり得ません。教義の中にも、言うまでもなく、こんなアイデアは存在していません。何をどう考えても、この話は彼女が自分一人で持ち出したものなんです。

いま私は、コートニーに対して、彼女の内側にあるものが何であれ、それを順調に育んであげる責任を、とても強く感じています。どうやら私は、自分よりも進んだ魂を子どもにしてしまったようです。あの瞬間、私は自分の方が子どもであるかのような気分になっていました。子どもじみた質問もしてしまいましたし。しかし彼女は、特に私を傷つけることもなく、実にあっさりと、私に身の程をわきまえさせてくれたものです。

チェースとサラ

近頃私は、私の子どもたちの前世体験が、最終的に彼らにどんな影響を及ぼすことになったかと頻繁に尋ねられる。まず第一に、それは彼らにいかなる悪い影響も及ぼしていない。そして私は、彼らがあの体験のおかげで、確実により強い人間へと成長してきたと確信している。

チェースとサラが初めて前世のことを話してから、すでに八年以上が経過し、いまや二人とも躍動するティーン・エイジャーである。来年になるとサラは大学に、チェースは高校に進むことになっている。

サラは、いつも何かを情熱的に行なっている、まさしく行動派。スポーツでメダルを取り続け、演劇もやれば歌も歌い、学校の成績も素晴らしくいい。彼女は、いついかなる場所でも突然ダンスを始める人間として知れ渡ってもいる。学校の廊下も、スーパーマーケットの通路も、彼女にかかるとあっという間に舞台に変えられてしまう。特にわが家のキッチンは常設の舞台で、私たちはいつも彼女に笑わせられている。

チェースはもはや、小さな男の子ではない。一八三センチもある大男だ。彼の将来の夢は作家になることである。ドラマーとしての情熱も上昇の一途を辿り、ロックバンドの一員として、「ライブ・ミュージックはパーティーに不可欠」などという宣伝文句の入った名刺を持ち歩いている。おかげでわが家は、相も変わらず、耳をつんざくような振動音で始終揺さぶられている。彼の持続力と集中力には敬意を表するしかあるまい。

どちらの子どもも創造性が豊かで、まさしく好奇心旺盛。そして私は、その少なくとも一部は、彼らの前世体験に起因していると信じている。彼らは、スティーブと私が、彼らのその常識はずれの体験を、真実として無条件に受け入れていることを知っている。そして、彼らのその認識が、彼らが感じる限界の範囲を広げてきた。私はそう信じている。

そして何よりも、あの体験を通じて、彼らは、自分の直感とインスピレーションを信頼していいのだということを、身をもって学ぶことができた。創造性の源に通じる彼らのチャンネルは、そのおかげで常に開かれたままになっているようである。

私の親としてのいまの仕事は、同じ年頃の子どもを持つほとんどの親たちと同じように、できるだけ離れたところから彼らを見守ることである。最近の二人は、前世体験について語ることはほとんどなくなり、かつては鮮明だった彼らの前世のイメージも、いまではほとんど消え去ってしまっているようだ。

しかしときおり、私に向かい、かつての前世体験の影響を色濃く受けた質問をしてくることはある。例えばこういった質問だ。

「あの友達と僕は、前世で一体どんな関係にあったんだろうな。お互いに考えていることが、不思議なくらい、よくわかるんだよね。どう思う?」

「私たちって、自分たちのカルマをどのくらい次の人生に持ち越すんでしょうね?」

それに対する私のいつもの反応は、「そうね、私にはよくわからないわ。あなたはどう思うの？」である。すると彼らは、じっくりと思いをめぐらし、私が考えうるどんな答えよりも、はるかに興味深い答えを導き出してくる。そうやって私は、いまだに彼らから学んでいるのである。

最近私は、わが家のキッチンであの日に起こったことを頻繁に思い出している。あの日を境に、私の人生は大きく変わり始めた。この本も、私の新しいキャリアも、すべてあの瞬間――ノーマン・イングが私の膝に座ったチェースに目を閉じるよう促した瞬間――から始まったことである。

あの日にチェースとサラが語ったことをもし信じていなかったとしたら、私の人生はどんなに違ったものになっていただろう。あるいは、たとえ信じたとしても、それを誰にも知らせることなく、バービー人形やレゴのセットと一緒に屋根裏の隅にしまい込んでしまっていたとしたら、どうなっていただろう。もしかしたらいまだに、自分の人生に意味を与えるための何かを、必死で探し出そうとしていたかもしれない。

しかし、子どもたちの前世の記憶のパワーを無視することは、おそらく、あのときの私の選択肢には含まれていなかった。いまにして思えば、あの日にわが家のキッチンで起こったことは、より大きな計画の一部として、起こるべくして起こったことのように思えてならない。私が子どもたちの前世の記憶の重要性に気づき、それに関する調査・研究を開始し、こうやって本を書くに至るために、最適の時期、場所、そして状況が用意されていた。おそらくそうである。

そしていま私は、自分の物語を、単なる個人的な話としてではなく、より偉大なパワーに心を開くことで、誰の人生にも起こりうることの実例として眺めている。特に、世の親たちが自分の子どもの話に耳を傾けることで――ハートと魂を用いて本当に真剣に耳を傾けることで――どんなことが起こりうるかの実例として……。

謝辞

以下の方々に心より感謝の意を表します。

私の編集者ベティー・バランタイン……あなたの知恵と忍耐に、そして編集に費やしてくれた長い時間に、深く感謝します。

ノーマン・イング……あなたがすべてをスタートさせてくれました。

バンタム社のエリサ・ペトリーニ……いくつもの断片をひとまとめにしてくれたあなたに、最大の賛辞を送ります。

カイル・キングの魔法に、ジョセフ・スターンの電話に、ジュディス・ウィーロックの努力と洞察に、そして、原稿に目を通して価値ある提言をしてくれたエレン・ノール・ハス、エマ・メロン博士、スーザン・ギャレット、ローズマリー・パスダー、エイミー・マクローリン、ミカエラ・マジョーンにも心からの感謝を送ります。

自分たちの物語を意欲的に分け与えてくれた親たちのすべてに、深く感謝します。

ヘーゼル・デニング博士、ウィリアム・エマーソン博士、デビッド・チェンバレン博士、ウィナフレッド・ブレーク・ルーカス博士、そしてコレッタ・ロング博士……様々な事例を分け与えてくれたことに、また貴重な助言をいただいたことに、心より感謝します。そしてヘンリー・ボルダクの不断の熱意に、ティニク・ノーデガーフとロジャー・ウルガーの傑出した教えにも深く感謝します。

サラとチェース……個人的な物語を私に紹介させてくれたあなた方にも、この上ない感謝と愛を送ります。

そして私の人生の共著者スティーブに、私の永遠の感謝を捧げます。

〈著者紹介〉
キャロル・ボーマン（Carol Bowman）
作家。輪廻転生研究家。セラピスト。カウンセラー。シモンズ大学卒。ビラノバ大学でカウンセリングの修士号を取得。「子どもたちの前世」という新しい研究分野の第一人者として、広く認知されている。1988年、研究者としてではなく、自身の二人の子どもの前世体験を理解したいと願う一人の母親として、前世を自然に思い出した子どもたちの事例を収集し始めた。その調査の集大成が本書（原書・1997年刊）で、子どもたちの前世の記憶を正しく認識し、それに対処するための方法を教える世界で初めての本として、全米で大きな脚光を浴びる。メディアへの登場は出版以前から盛んで、『オプラ・ショー』『グッドモーニング・アメリカ』『フォックス・ネットワークズ・エンカウンター』『アンソルブド・ミステリー』『ディスカバリー・チャンネル』他の人気テレビ番組、さらには『ローラ・リー・ショー』『アート・ベル・ショー』といったラジオの人気トークショーなどに次々と出演。各種雑誌への寄稿、講演活動も精力的に行なう。現在も調査・研究に力を注ぎ、子どもたちの前世の記憶に関する新しい情報を、その多様な活動を通じて、プロのセラピストたち、世の親たち、そして一般大衆に提供し続けている。2001年には、転生して同じ家族の中に生まれてきた子どもたちに焦点を当てた続編『リターン・フロム・ヘブン』も出版。

〈訳者紹介〉
坂本貢一（さかもと　こういち）
1950年生まれ。東京理科大理学部卒。製薬会社勤務、米国留学、薬局チェーン経営を経て、1990年より能力開発関連企業の国際事業部に所属して翻訳活動を開始、主として自己啓発書の翻訳に当たる。精神世界の研究にも携わり、1997年よりフリーの翻訳家、ライターとして活動。精神世界関連雑誌の編集にも携わる。訳書に『十二番目の天使』『ライオンの隠れ家』『今すぐ人生を変える簡単な六つの方法』（以上、求龍堂）、『あなたに成功をもたらす人生の選択』『人生がばら色に変わる50の言葉』（以上、ＰＨＰ研究所）、『考えるヒント 生きるヒント』『考えるヒント 生きるヒントⅡ』『考えるヒント生きるヒントⅢ』『考えるヒント生きるヒントⅣ』『アンデスの封印』『神々の予言』（以上、ごま書房）、『生きる不安への答え』（飛鳥新社）、著書に『秋山眞人の優しい宇宙人』（求龍堂）がある。茨城県桜川村在住。

子どもはみな前世を語る

2002年3月29日　第1版第1刷発行

著　者　キャロル・ボーマン
訳　者　坂本貢一
発行者　江口克彦
発行所　PHP研究所

東京本部　〒102-8331　千代田区三番町3番地10
文芸出版部　☎03-3239-6256
普及一部　☎03-3239-6233
京都本部　〒601-8411　京都市南区西九条北ノ内町11

PHP INTERFACE　http://www.php.co.jp/

制作協力
組　版　PHPエディターズ・グループ
印刷所　株式会社精興社
製本所　株式会社大進堂

ISBN4-569-62084-1